高等医学院校实践实验系列教材

U0882592

标准化病人实用教程

Practical Tutorial for Standardized Patients

主　编　赵海平　乔建梁

副主编　梁　宇　任建军　刘艳阳

北京大学医学出版社

BIAOZHUNHUA BINGREN SHIYONG JIAOCHENG

图书在版编目（CIP）数据

标准化病人实用教程 / 赵海平，乔建梁主编 . —北京：北京大学医学出版社，2024.4
ISBN 978-7-5659-3097-3

Ⅰ. ①标… Ⅱ. ①赵… ②乔… Ⅲ. ①病人 – 标准化管理 – 教材 Ⅳ. ① R197.323.2

中国国家版本馆 CIP 数据核字（2024）第 043814 号

标准化病人实用教程

主　　编： 赵海平　乔建梁
出版发行： 北京大学医学出版社
地　　址：（100191）北京市海淀区学院路 38 号　北京大学医学部院内
电　　话： 发行部 010-82802230；图书邮购 010-82802495
网　　址： http://www.pumpress.com.cn
E-mail： booksale@bjmu.edu.cn
印　　刷： 北京瑞达方舟印务有限公司
经　　销： 新华书店
责任编辑： 王孟通　**责任校对：** 靳新强　**责任印制：** 李　啸
开　　本： 787 mm × 1092 mm　1/16　**印张：** 16.5　**字数：** 418 千字
版　　次： 2024 年 4 月第 1 版　2024 年 4 月第 1 次印刷
书　　号： ISBN 978-7-5659-3097-3
定　　价： 60.00 元
版权所有，违者必究
（凡属质量问题请与本社发行部联系退换）

编委会

主　　编： 赵海平　内蒙古医科大学附属医院
乔建梁　内蒙古医科大学附属医院

副 主 编： 梁　宇　内蒙古医科大学附属医院
任建军　内蒙古医科大学附属医院
刘艳阳　内蒙古医科大学附属医院

编　　委（按姓名汉语拼音排序）

陈　琨　内蒙古医科大学中医学院
陈艳茹　内蒙古医科大学附属医院
顾　岩　内蒙古医科大学附属医院
韩　霞　内蒙古医科大学附属医院
靳君华　内蒙古医科大学附属医院
李　琦　内蒙古医科大学口腔医学院
李晓华　内蒙古自治区精神卫生中心
梁　宇　内蒙古医科大学附属医院
刘补报　内蒙古医科大学附属医院
刘　敏　香港中文大学（深圳）附属第二医院
刘潇婷　内蒙古医科大学附属医院
刘艳阳　内蒙古医科大学附属医院
马　超　内蒙古医科大学附属医院
马　萍　内蒙古医科大学口腔医学院
孟晶莹　内蒙古医科大学附属医院
乔建梁　内蒙古医科大学附属医院
任建军　内蒙古医科大学附属医院
苏日娜　内蒙古医科大学附属医院
田亚敏　内蒙古医科大学口腔医学院
王　丹　内蒙古医科大学附属医院
温　波　内蒙古医科大学附属医院
吴　昊　内蒙古医科大学中医学院
邢国圣　内蒙古医科大学附属医院
杨晓璐　内蒙古医科大学附属医院
伊雅芳　内蒙古医科大学附属医院
张春霞　内蒙古医科大学附属医院
张红梅　内蒙古医科大学附属医院
张　明　内蒙古医科大学附属医院
张彦芬　内蒙古医科大学附属医院
赵海平　内蒙古医科大学附属医院
赵荣伟　内蒙古医科大学附属医院
赵拴枝　内蒙古医科大学附属医院
周晓霞　内蒙古医科大学附属医院
朱智峰　内蒙古医科大学附属医院

编写秘书： 温　波（兼）

绘　　图： 闫思琦

参与本书编写及录制工作的标准化病人及学生名单

李绘林　王　雷　王晓丹　张　雪　张志卫　周昕露　那　拉　项晓惠　康　健
高　颖　毕哲慧　程诗茵　霍　帅　菅春鲜　姜　颖　焦丽萍　梁桂丽　刘晓玲
桑日格格　孙浩平　王文枝　燕　杰　禹　洋　张鹏宇

序言

医学是一门实践科学，临床实践教学是医学教育的重要组成部分，是医学生培养过程中最重要的教学环节。《国务院办公厅关于加快医学教育创新发展的指导意见》（国办发〔2020〕34 号）文件明确指出：“以新内涵强化医学生培养，加强救死扶伤的道术、心中有爱的仁术、知识扎实的学术、本领过硬的技术、方法科学的艺术的教育，培养医德高尚、医术精湛的人民健康守护者。”但在医学实践教学中，以患者为教学“模特”为医学生提供沟通交流和实践操作的机会日益减少，尤其是急危重症以及创伤患者，临床教学资源相对不足的问题日益凸显。

标准化病人是有效解决“真实患者”资源不足的方法之一，可提供标准的、可重复的病例，兼具教学、评估和反馈的功能，并具有缓解医患矛盾、避免法律纠纷等优点，已经逐渐成为医学生培养的一种重要的、不可或缺的教学手段，目前已经被国内医学院校广泛使用，但除少数几所医学院校开展得比较成熟外，其他大多数尚处于起步阶段，共同的难点在于标准化病人的培养、管理维护以及标准化病人培训师的培养。

鉴于此，赵海平教授等主编了这本《标准化病人实用教程》。本书凝集了内蒙古医科大学近年在标准化病人应用方面的智慧与心血，从标准化病人的招募、培训、考核、管理、应用以及案例编写等方面进行了详细介绍，创新性地匹配了症状学思维导图，同时尝试新增医患沟通案例。相较于目前国内出版的十余本关于标准化病人的专著和译著，本书具有很强的实践性和可操作性，为广大医学生提高临床综合能力提供指导，为兄弟院校提供全流程参考。希望标准化病人事业在大家的共同努力之下蒸蒸日上，为医学生的培养乃至医学教育做出更大的贡献。

复旦大学附属华山医院　临床技能中心主任

赖雁妮　教授

赖雁妮

前 言

标准化病人（standardized patient，SP）是经过标准化、系统化培训后能够准确表现病人实际临床症状的健康人或轻症病人，SP 目前已被国内外医学院校广泛应用于临床技能教学、考核以及评估中，并取得了良好的效果。SP 可以为医学生提供标准的、可重复的病例，同时发挥评估和反馈的作用。研究表明 SP 可以有效地缓解临床教学资源不足、减少医患矛盾，已经逐渐成为医学生培养的一种重要的、不可或缺的教学手段。

内蒙古医科大学以 2017 年参加国家执业医师资格考试临床类别分阶段考试实证研究为契机，开始组建 SP 团队，制定 SP 招募流程、培训考核以及管理规定等各项制度，经过近 5 年的发展，现有相对成熟的 SP 45 人，同时打造了一支热爱 SP 教学的培训师团队。SP 目前在我校已被广泛应用于临床基本技能训练课程教学以及各级各类考核和竞赛培训，受到了广大医学生和教师的一致好评。实践证明，医学生的病史采集、医患沟通以及人文关怀能力得到了明显提高。

我们总结近 5 年来在 SP 应用方面取得的经验，编写了这本《标准化病人实用教程》。本书从 SP 的招募、培训、考核、管理以及案例编写等方面进行了详细的介绍，其中案例共 40 项，内容包括内科学、外科学、妇产科学、儿科学、精神医学、中医学以及口腔医学等学科，创新性地匹配症状学思维导图，同时尝试新增了常见的医患沟通案例 6 项，全部案例可扫码观看教学视频，书中全部表格提供扫码下载（扫描封底激活二维码），具有很强的实用性和可操作性。为保护 SP 权益，书中患者姓名皆为化名。希望这本《标准化病人实用教程》为广大医学生，包括本科生、研究生、住院医师规范化培训学员（住培生）以及低年资住院医师，提高病史采集和医患沟通能力提供帮助，为计划开展或已经开展 SP 项目的医学院校提供全流程参考。

本书编写过程中得到了内蒙古医科大学及内蒙古医科大学附属医院各级领导的大力支持。对于临床技能学教研室编写团队的各位老师以及 13 位资深 SP 的辛苦付出，我们在此表示最诚挚的感谢！由于编者水平有限，对于本书中存在的不足之处，我们诚挚地欢迎各位同道提出宝贵意见和建议，并期望和各兄弟院校沟通交流、共同进步。我们真诚地希望在大家的共同努力之下，SP 的应用与研究能够得到长足的进步，进而推动临床医学教育事业不断向前发展。

赵海平　乔建梁

目 录

第一章　标准化病人概述

医学是一门实践科学，临床实践教学是医学生培养过程中最重要的教学环节，其目的是使医学生掌握扎实的临床基本操作技能、良好的医患沟通技巧以及初步的临床思维能力。但随着医疗制度改革的深入，患者维权意识的增强，越来越少的患者同意作为教学“模特”为医学生提供反复沟通交流和实践操作的机会，尤其是急危重症以及创伤患者。临床教学资源不足的问题日益凸显，亟待解决。

标准化病人（standardized patient，SP），又称为模拟病人、病人演员或病人指导者，是指经过标准化、系统化培训后能够准确表现病人实际临床症状的健康人或轻症病人。合格的SP应该同时具备三种职能，既是“病人”（给学生提供病例），又是“评估者”（对学生进行评估和考核），还是“反馈者”（对学生进行反馈和指导）。SP目前已经被国内外医学院校广泛应用于医学生临床实践技能教学，取得了良好的效果，有效地缓解了临床教学资源不足的问题，提高了医学生的学习效率和学习热情，为医学生进入临床实践打下了坚实的基础，有助于实现医学生“早临床、多临床、反复临床”的目标，已经逐渐成为医学生培养的一种重要的、不可或缺的教学手段，在医学教育领域发挥着越来越重要的作用。

一、标准化病人的发展历史

1963年，Howard Barrow博士在心理学教学中首次应用SP训练学生的问诊和体格检查，并由SP对学生的表现进行评估和反馈。

1989年，Paula L. Stillman等调查了美国和加拿大的136所医学院校，发现其中94所（70%）在不同程度地使用SP。

2001年，标准化病人教学管理者协会（Association of Standardized Patient Educators，ASPE）在美国成立，标志着SP迈入了规范化的学术发展轨道。

1991年，Paula L. Stillman将SP首次引入国内。

1992年，浙江医科大学、华西医科大学和九江医学专科学校这三所医学院校招募并培养出了第一批SP。

2003年，美国中华医学基金会资助的国际医学教育组织启动了“学生评估计划项目”，国内共有8所院校参加（中南大学湘雅医学院、四川大学华西医学中心、西安交通大学、中国协和医科大学、中山大学、北京大学医学部、中国医科大学、复旦大学上海医学院）。这些院校各自培训了一批SP并应用于教学和考试。

2016年，国家医学考试中心在北京组织召开SP培训工作研讨会，研究讨论了我国医学考试中 SP 的遴选原则、培养标准、培养方式、管理和使用办法，以及师资培训内容、培训基地建设等问题，并达成一致意见。

2016 年，中国标准化病人实践教学指导委员会成立，主要开展 SP 课题研究、人才培养、标准制定、教材编写、教学基地建设以及国际学术交流等工作。

2019 年，国家医学考试中心出版标准化病人培训系列教材。

二、标准化病人的现状

SP 须要具有奉献精神和一定的责任心，愿意为医学教育事业贡献自己的力量，具备良好的记忆力、一定的医学知识以及表演能力，具有较强的专业性。但由于目前国内 SP 整体需求面窄、应用体量相对较小、没有建立相应的薪酬制度，因此 SP 目前在国内处于半职业化状态。各医学院校主要依靠招募志愿者组建 SP 团队，后期根据工作量给予一定的劳务费或交通餐饮补助。这就导致了 SP 具有水平参差不齐、稳定性差以及工作时间不固定等缺点。

SP 的来源主要包括医学生、教师、医生、护士、社会人以及虚拟 SP 等，不同来源各具优缺点。学生来源 SP 具有招募简单、便于管理、培训容易以及成本低等优点，但也具有年龄范围窄、流动性大、不利于长期团队培养等缺点。教师、医生或护士来源 SP 具有专业性强、标准化程度高、可操作性强、简单培训即可使用等优点，但较强的专业性导致他们在表演上无法逼真地模拟真实患者，容易将教师角色代入到情景中，影响医学生的课程体验。社会人是目前公认的 SP 最适合的来源，具有社会阅历丰富、年龄层次广泛、培养合格后可长期使用等优点，但也具有培养难度大、周期较长以及维护成本高等缺点。虚拟 SP 具有低成本、高效率以及易普及等优点，适合大规模应用，但目前由于技术限制，SP 交流内容及语音语调程式化，比较生硬，真实体验感较差，不能代替现实的 SP。

三、标准化病人的应用情况

SP 经过培训合格后，能准确记忆案例所提供的病情信息，配合病人角色设定面部表情、肢体语言、语音语调、行为动作，将所要模拟的病人角色准确地再现并多次重复，同时能进行及时灵活的调整，教学或考核结束后，能够准确地回忆起和教学考核对象之间互动的细节，并能给予准确的评价和有效的反馈。SP 为医学生提供了真实的、标准的、可重复的“临床病例”，克服了病例来源和典型病例不足的缺点，避免了真实病人接受反复询问或操作引起的医患矛盾；SP 为医学生提供了可交流的、耐心的“临床病例”，避免医学生对临床产生畏惧心理，增强自信心，提高了医学生的医患沟通能力和人文关怀能力；SP 为医学生提供了可反馈的“临床病例”，能及时反馈并纠正医学生的错误，缩短学习曲线，更好地发挥形成性评价的作用；SP 为医学生提供了统一的“临床病例”，保证了医学生临床考核的可靠性和公平性。此外，SP 本身的局限性也不容忽视，比如没有阳性体征，不能直接进行有创操作，以及维护成本较高。

近年来，国内越来越多的医学院校在临床实践教学和考核活动中应用 SP，包括医学生临床技能类课程教学和考核、本科生毕业考核、研究生和规培生入学和结业考核、执业医师资格考试等。SP 可单独使用，也可和案例教学法、情境教学法等相结合，主要用于培养和考核医学生的病史采集（问诊）、体格检查以及医患沟通技能，此外，SP 和各种模拟人或模具相结合应用于有创操作技能的教学和考核，取得了良好的效果。实践证明，医学生的病史采集、医患沟通以及人文关怀能力得到了明显提高。尤其是国家医学考试中心于 2015 年开始了以五年制本科临床医学专业为实证研究对象的临床执业医师两段式考试实证研究，将 SP 纳入技能考核站点，进一步使得 SP 在国内进入全面推广应用阶段。

尽管目前 SP 在医学生临床实践技能教学中发挥了重要的作用，但各医学院校在重视程度、制度、资金保障以及开展范围及水平方面差异较大。因此，探索建立规范的 SP 培养体系，持续完善 SP 的管理、维护以及薪酬制度，不断拓宽 SP 的应用空间，恰当合理地推广应用 SP 是我们共同努力的方向。希望 SP 的应用与研究今后能够得到长足的发展和进步，为医学教育事业做出更大的贡献。

（乔建梁）

第二章　标准化病人招募

一、标准化病人招募流程

标准化病人的招募需要标准化病人培训师及管理人员共同进行。由于标准化病人来源主要为社会人（非医学背景类人员），从发布招募启示开始到最终通过考核签订工作协议，需要较长的时间，可根据不同院校特点进行安排。图 2-1 中所提供的基本招募流程，可供参照使用。

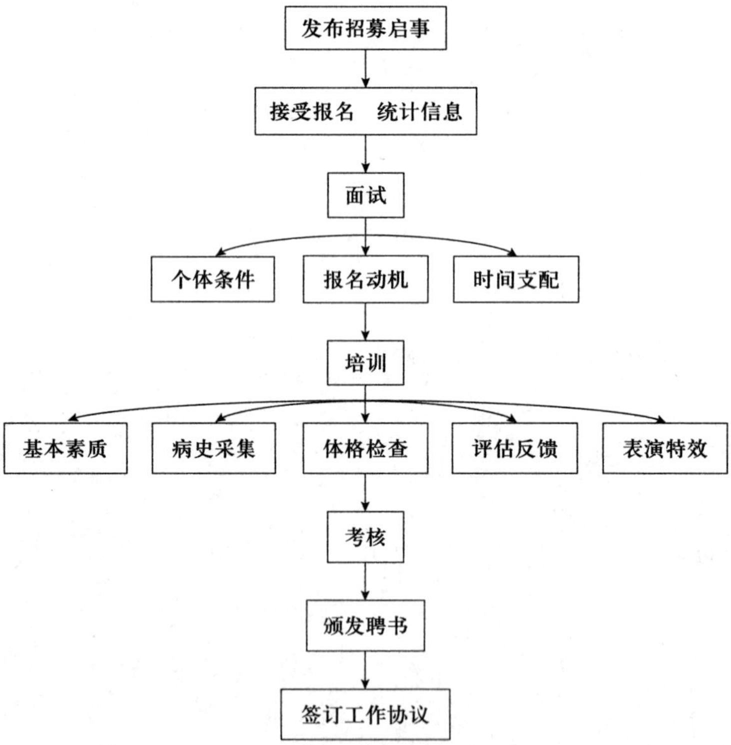

图 2-1　招募流程

二、标准化病人招募通知

招募通知的书写要结合使用需求及使用频率、时间等内容进行编排。要让阅读者了解标准化病人的基本概念及工作要求，明确自身是否符合招募条件，并提供清晰的报名咨询途径，见例 2-1 标准化病人招募通知。

例 2-1

标准化病人招募通知

标准化病人，也称为模拟病人，是指从事非医疗工作的正常人或轻症病人经过培训后能准确表现病人的临床症状、体征和病史而接受临床检查者，目前在国内外医学院校中已被广泛应用于医学生临床技能的培训和考核。________现面向社会公开招募标准化病人____名。

招募条件如下：

1. 对医学感兴趣，并愿意付出部分业余时间为医学教育和医学人才的培养贡献力量；
2. 身体健康，男女不限，年龄 25～65 岁；
3. 具有高中以上学历，非医学专业背景；
4. 具有一定的表演能力，良好的记忆力、语言表达和模仿能力；
5. 能讲普通话，时间充足，具备良好的个人素质；
6. 报名者将经过面试、培训，通过考核合格后成为“________的标准化病人”，签订志愿服务协议，参与相关教学及考核工作，并且将根据工作量得到一定的补贴。报名方式：

报名地址：________________________

电子邮箱：________________________

报名时间：20____年____月____日—20____年____月____日。

联系人：________________________

联系方式：________________________

20____年____月____日

（赵拴枝）

三、标准化病人报名表

在招募通知发布后，有意愿报名人员填写标准化病人报名表（表 2-1）。通过该表可以初步看到报名人员的年龄、性别、文化程度等信息，据此筛选符合条件的报名人员，进入面试环节。通过既往疾病及个人习惯可判断其是否能够胜任长时间授课、考试等工作量较大的任务，同时了解报名人员的报名意图。

表 2-1　标准化病人报名表

<table>
<tr><td>姓名：</td><td>性别：</td><td>年龄：</td><td>民族：</td><td rowspan="6">1
寸
彩
照</td></tr>
<tr><td colspan="4">家庭住址：</td></tr>
<tr><td colspan="2">身份证号：</td><td colspan="2">手机号码：</td></tr>
<tr><td colspan="2">紧急联系人：</td><td colspan="2">手机号码：</td></tr>
<tr><td colspan="2">身高：　　　cm</td><td colspan="2">体重：　　　kg</td></tr>
<tr><td colspan="4">当前或既往职业及工作单位：</td></tr>
<tr><td colspan="3">文化程度：□高中　□大学及以上（□内打“√”）</td><td colspan="2">专业（大学及以上填写）：</td></tr>
<tr><td colspan="3">您有吸烟习惯吗？
□从不　□偶尔　□经常</td><td colspan="2">您有饮酒习惯吗？
□从不　□偶尔饮　□酗酒</td></tr>
<tr><td colspan="5">您是否了解过标准化病人？□是　□否</td></tr>
<tr><td colspan="5">您为什么对标准化病人感兴趣？（可多选）
□为医学教育做贡献　□增加医学知识　□参与教学活动
□劳动获得报酬　□丰富业余生活　□提升自我能力</td></tr>
<tr><td colspan="2">您是否有医院就诊经历？
□是　□否</td><td colspan="3">就诊经历包括？
□门诊　□住院　□手术</td></tr>
<tr><td colspan="5">就诊的医院包括哪些？
□社区（县级）卫生服务中心　□区级医院　□省市级医院</td></tr>
<tr><td colspan="5">您是否因为健康问题或疾病正在接受治疗？请列举。
□是（□冠心病　□脑血管病　□高血压　□糖尿病　□其他）□无</td></tr>
<tr><td colspan="5">您作为标准化病人是否有足够的耐心和精力能够回答多位学生（20～30 人 /4 小时）的反复提问？
□是　□否</td></tr>
<tr><td colspan="5">您哪些时间段可用于培训或考试？请说明。
周一至周五　□上午　□下午
周六、周日　□上午　□下午</td></tr>
<tr><td colspan="5">本校学生中是否有您的直系亲属？□是　□否</td></tr>
<tr><td colspan="5">我申明在本登记表上填写的所有信息都是真实的，并且是按我的知识所能够填写完整的，我理解院方会审核我所填写的信息，同时院方应对我的个人信息保密。

本人签名：　　　　日期：</td></tr>
</table>

四、标准化病人面试评分表

面试时由管理团队维持现场秩序，根据报名人数进行面试分组，各组负责面试的标准化病人培训师不少于 3 人。根据表 2-2 标准化病人面试评分表，按顺序逐项询问报名者的面试动机，通过沟通考察其语言表达能力。通过完成相关指令性任务，观察报名者的基本表现能力。由面试组全体成员确定该报名者是否能够进入培训环节。

表 2-2　标准化病人面试评分表

姓名：　　　　　　　　　　　　　　编号：

要求	观察内容	评价要点	得分
动机愿望（20 分）	1. 选择 SP 的原因	合理：喜欢、业余工作（10 分） 不合理：挣钱、赖以谋生的手段（0 分）	
	2. 是否了解 SP 的工作待遇	了解、待遇很少、只作为业余工作（5 分） 不了解、期望待遇优厚（0 分）	
	3. 是否了解 SP 的工作性质	基本了解（5 分）　不了解（0 分）	
语言表达能力（30 分）（叙述一次生病的经历）	1. 语言表达清晰程度	很清晰（5 分）　基本清晰（2.5 分）　不清晰（0 分）	
	2. 语言表达准确程度	很准确（5 分）　基本准确（2.5 分）　不准确（0 分）	
	3. 语音及语调	绘声绘色、抑扬顿挫（5 分）　平铺直叙（2.5 分）	
	4. 谈话时的姿态、表情	自然从容（5 分）　一般（2.5 分）　木讷呆滞（0 分）	
	5. 合适的肢体语言	恰当、充分（5 分）　一般（2.5 分）　无（0 分）	
	6. 对医疗服务的态度	理解（5 分）　一般（2.5 分）　不满情绪（0 分）	
责任心及纪律性（15 分）	1. 责任心强	能否在教学工作需要时舍弃个人休息时间（5 分）	
	2. 对工作的坚持	如时间允许有无长期工作打算（5 分）	
	3. 时间是否充裕	是（5 分）　不是（0 分）	
个人性格品质（15 分）	1. 无不良的性格（过分狂妄和过分自卑）	5 分 /2.5 分 /0 分（主观评判）	
	2. 无偏激的观点	5 分 /2.5 分 /0 分（主观评判）	
	3. 回答问题认真、诚实	5 分 /2.5 分 /0 分（主观评判）	
表演能力（20 分）	1. 表演头痛	逼真（10 分）　基本逼真（5 分）　很假（2.5 分）	
	2. 表演下腹痛（小肚子疼）	逼真（10 分）　基本逼真（5 分）　很假（2.5 分）	
合计（满分 100 分）			

总体印象：

面试官签名：　　　　　　日期：

（马　超）

五、标准化病人培训考核评分表

在基本素质、病史采集、体格检查、评估反馈、表演特效等培训全部完成之后，需进行考核，考核组标准化病人培训师不少于 3 人，提前为参与考核的培训人员发放考核案例相关资料，抽调学生进行问诊，期间使用表 2-3 进行打分，以评价其综合能力。由考核组全体人员判断是否考核合格。

表 2-3　标准化病人（SP）考核评分表

姓名：　　　　　　　　　　编号：

<table>
<tr><th colspan="2">项目内容</th><th>评价要点</th><th>得分</th></tr>
<tr><td rowspan="12">病史采集
SP
综合能力
评价</td><td>脚本内容记忆</td><td>完全准确（20 分）
遗漏信息点：1～2 个（15 分）3～4 个（10 分）
5～6 个（5 分）＞6 个（0 分）</td><td></td></tr>
<tr><td>问答信息量提供</td><td>回答准确，一问一答（10 分）
个别问题回答过多或过少（5 分）
大多数问题回答过多或过少（0 分）</td><td></td></tr>
<tr><td>语言表达能力</td><td>对答流畅（10 分）基本流畅（5 分）欠流利（0 分）</td><td></td></tr>
<tr><td>处理突发事件（如问诊问题跳跃或脚本未出现问题的处理）</td><td>及时反应且符合逻辑（10 分）
略有停顿或基本符合逻辑（5 分）
反应速度慢或答非所问、不符合生活逻辑（0 分）</td><td></td></tr>
<tr><td>反复提问时对脚本再现的一致性</td><td>完全一致（5 分）基本一致，不影响考核（2.5）
偏差大、影响考核（0 分）</td><td></td></tr>
<tr><td>干扰、指责或使用诱导性语言</td><td>未出现（5 分）出现（0 分）</td><td></td></tr>
<tr><td>使用医学术语</td><td>未使用（5 分）使用（0 分）</td><td></td></tr>
<tr><td>反问问题的提出时机</td><td>及时（5 分）滞后（2.5 分）未提出（0 分）</td><td></td></tr>
<tr><td>姿态表情</td><td>自然且符合疾病状态（5 分）
基本自然且符合疾病状态（2.5 分）
不自然或不符合疾病状态（0 分）</td><td></td></tr>
<tr><td>语音、语调</td><td>符合患者心理状态（5 分）基本符合（2.5 分）
不符合（0 分）</td><td></td></tr>
<tr><td>合适的肢体语言</td><td>动作恰当（5 分）动作基本恰当（2.5 分）
动作不恰当或无动作（0 分）</td><td></td></tr>
<tr><td>SP 评分合理性</td><td>评分客观、准确（5 分）基本准确（2.5 分）
不准确（0 分）</td><td></td></tr>
<tr><td rowspan="3">SP
整体评价</td><td>倦怠情绪或行为</td><td>无（5 分）偶尔出现（2.5 分）频繁出现（0 分）</td><td></td></tr>
<tr><td>紧张程度</td><td>适度紧张（2.5 分）过分紧张（0 分）</td><td></td></tr>
<tr><td>仪容、衣着、行为举止</td><td>符合 SP 要求（2.5 分）不符合（0 分）</td><td></td></tr>
<tr><td colspan="3">总分（满分 100 分）</td><td></td></tr>
<tr><td colspan="4">考官签名：　　　　　　考核日期：</td></tr>
</table>

六、标准化病人聘书

依托所属单位、部门向考核通过的标准化病人发放聘书，聘书可有不同形式，如针对不同专业或不同工作任务发放针对性聘书，见例 2-2～例 2-3。

例 2-2

内蒙古医科大学附属医院标准化病人（SP）聘书

证书编号：NYFY-SP-001

××同志

您于二○一七年五月参加内蒙古医科大学附属医院标准化病人（SP）培训班，考核合格，现予聘任，聘期 3 年。

内蒙古医科大学附属医院
2017 年 5 月

例 2-3

内蒙古医科大学附属医院标准化病人（SP）聘书

证书编号：NYFY-SP-001

××同志

您于二○一七年至二○一九年圆满完成内蒙古医科大学附属医院标准化病人（SP）志愿服务工作，考核合格，现予续聘，聘期 3 年。

内蒙古医科大学附属医院
2019 年 5 月

（苏日娜）

第三章　标准化病人培训

标准化病人以社会来源为主，进行系统培训至关重要。所有培训师遵照一定的流程和培训方法来指导 SP，并统一考核，保证 SP 的同质性。培训内容包括基本素质、病史采集、体格检查和医患沟通（表 3-1）。在培训过程中，依据不同需求可针对性调整培训内容、时长及参训人员。旨在通过培训使 SP 能够胜任“病人”“评估者”以及“反馈者”的工作。

表 3-1　标准化病人培训安排表

培训项目		学时	培训方式
基本素质培训	项目介绍及管理规定	1	理论授课
	基本素质培训	1	理论授课
	医学基本知识	1	理论授课
	表演能力培训	1	理论授课
病史采集培训	基本理论培训	1	理论授课
	案例展示与经验分享	2	小组练习
	分组练习及考核	4	小组练习
体格检查培训	基本理论培训	1	理论授课
	案例展示与经验分享	1	小组练习
	分组练习及考核	4	小组练习
医患沟通培训	基本理论培训	1	理论授课
	案例展示与经验分享	2	小组练习
	分组练习及考核	4	小组练习

一、基本素质培训

SP 作为教学活动和考核评估的重要手段，需要具备一定的基本素质，才能够胜任。通过面试与考核的 SP 继续接受全员培训，并在培训之后进行再次考核以评判培训效果，留用基本素质过关的 SP 投入后续的工作中。其中表现突出的 SP 用于医患沟通、综合场景等较为复杂的项目。

（一）必备素质

1. 乐于奉献　SP 目前属于半职业化，需要投入自己的业余时间及精力完成工作，需要 SP 有足够的奉献精神，乐于为这项事业付出更多。“教师”角色作为 SP 所扮演的三种角色之一，其必将承担作为教师的责任，这意味着合格的 SP 应当具备乐于奉献的精神，尽自己所能完成每一次工作任务，积极与教师合作，共同完成医学生教学与考核评估工作，为医学教育事业贡献自己的一份力量。

2. 认真负责　SP 在工作时要以认真的态度来面对每一个案例的运行前培训、运行与运行后反馈等环节，按照约定时间准时到岗。对培训师指导的内容进行认真思考，在遇到任何问题时及时询问，不能按照自己的生活常识和理解想当然地去演绎脚本内容。本着对每一位同学、每一个案例负责任的态度工作。

3. 沟通能力　SP 在工作过程中需有良好沟通能力，无论是与自己相对熟悉的培训师沟通还是与教师或学生沟通，都能够相互理解，以解决问题为目的进行有效沟通和协调。并且在进行评估反馈活动时，能够运用自己所学习到的反馈方法与学生进行交流，在提高学生学习水平的同时提高其学习积极性、自信心，及时发现课堂中存在的问题，对不善言辞的同学鼓励多询问，进行恰当的引导。

4. 记忆能力　记忆力尤其是短时记忆力对于 SP 来说是一项非常重要的能力。SP 既要牢记脚本，又要在不允许使用纸笔记录的条件下记忆学生的完整表现。培训师无法明显提高 SP 自身的记忆水平，但能够给出一些记忆方法帮助 SP 进行脚本内容的记忆，如：使用“时间轴”标记出整个病史的演变情况，利用时间的发展来记忆内容；使用关键词记忆法，选划关键词；只记忆阳性病史的记忆手段等。另外，培训师组织 SP 进行记忆练习，能够帮助他们找到适合自己快速准确记忆的方法。

5. 应变能力　有时学生提问的内容脚本上没有出现，此时 SP 需要具备良好的应变能力，依据问题内容结合脚本及常识来进行回答。同时，SP 还要面对学生不同类型的提问方式、学生体格检查时的不合理要求等，这些都需要临场应对。

（二）表演能力

表演元素包括五力，即观察力、想象力、感受力、理解力、应变能力；六感，即分寸感、幽默感、信念感、节奏感、形象感、真实感。

表演动作包括外部动作和内部动作。外部动作包括形体、语言和面部表情（主要是眼睛和嘴），人们在自己日常的生活环境中，受到家庭、经历、文化修养等影响所形成的独特性格特征。内部动作（也称心理动作、内心动作）是指以改变人的意识为目的的一种看不见的内在动作。SP 需根据案例提供的信息及培训师解析，确定该案例表演时所需的整体状态。口齿清晰，把握好自己说话的节奏、语速及语调，不能受对方及周围其他人的影响。

对于有条件的单位，可以请表演专业的教师与培训师一同进行表演培训；对于没有条件的单位，可以选派培训师进行表演学习后对 SP 进行培训。其内容主要包括神态、语气、表情、动作等如何围绕不同类型疾病做出展示。如一位患儿母亲，可能出现神情焦急、语速较快、情绪激动、动作幅度较大等。

在整体理论要点讲解之后，可以依据表 3-2 进行练习，帮助 SP 亲身体会内涵，下列内容不是孤立存在的，可能需要同时表演或者分别出现在同一脚本的不同环节中。

表 3-2 表演项目列表

类型	内容	表现要点
整体情绪	焦虑	语速略增快
	激动	动作幅度增大、语调变高，用手指对方
	紧张	双手握拳、身体前倾
	抑郁	语速缓慢、回答问题迟疑
面部表情	疑问	眼神不确定性、使用反问句
	失落	语调降低、眼睑下垂
	难过	可配合叹气、揉眼睛
	生气	语气生硬、皱眉
肢体动作	乏力	坐姿懒散
	咳嗽咳痰	用手捂嘴、用纸接痰液
	恶心呕吐	手扶胸口、干呕
	头晕头痛	闭眼、用手扶住头部、找支撑物
	心悸胸闷	手按左侧胸部、不敢呼吸或呼气变长
	呼吸困难	呼吸频率变快、呼吸程度加深
	腹痛	手按疼痛部位、呼吸变浅、体位固定

（三）医学常识

SP 大多没有医学背景，但在脚本演绎的过程中需要保证疾病表现更为真实，同时为了更好地发挥反馈功能，需要对其进行简单医学知识的普及，比如人体解剖学常识（表 3-3）。并在病史采集、体格检查、医患沟通的具体培训部分结合各自需求培训相关医学知识。

表 3-3 人体解剖学常识

器官结构名称	解剖部位
颜面	为头部前面不被头发遮盖的部分
甲状腺	甲状软骨下方和两侧
气管	位于颈前正中部，食管前方
胸部	颈部以下和腹部以上的区域
肺	位于胸腔内、纵隔两侧，左、右各一
心脏	位于胸腔内，纵隔的前下部。2/3 在正中线左侧，1/3 在正中线右侧
腹部	上起横膈，下至骨盆
胃	大部分位于左季肋区，小部分位于腹上区
阑尾	多数位于右髂窝内

续表

器官结构名称	解剖部位
肝	大部分位于右季肋区和腹上区，小部分位于左季肋区
胆囊	位于肝右叶下面右纵沟前部的胆囊窝内
胰	位于胃的后方，横贴于后腹壁上部
脾	左季肋区深部，胃底的左侧，其长轴与第 10 肋一致。正常时在肋弓下不能触及
肾	位于脊柱两旁，紧贴后腹壁，右肾略低
躯干骨	7 个颈椎、12 个胸椎、5 个腰椎、1 块骶骨、1 块尾骨、12 对肋及 1 块胸骨
上肢骨	锁骨、肩胛骨、肱骨、尺骨、桡骨、手骨
下肢骨	髂骨、髋骨、耻骨、股骨、髌骨、胫骨、腓骨、足部各骨

二、病史采集培训

（一）基本要求

病史采集是 SP 最常见的应用范畴，在前期基本素质培训的基础上，需要增加针对病史采集的专项培训。首先，SP 需要明确自己扮演病例的场景，比如门诊、急诊、病房；其次，自己是扮演患者还是患者家属。SP 需要保证脚本内容的准确呈现，一切以脚本内容为准，不可擅自增加或减少内容。在回答每一位同学问题的过程中都要始终保持一致，按照一问一答、有问必答、不问不答的原则进行。需要按照脚本上所标注的动作，及时表演出“头痛、咳嗽、腹痛”等相关症状的动作，表达对应的情绪。SP 还需要把握恰当的时机，及时抛出脚本设计好的问题让学生回答。

为了达到上述要求，针对诊断学常见症状的问诊要点，选取症状特点、可能需要表现出的动作、患者处于的患病状态等对 SP 进行相对细致的培训。一方面便于 SP 后期记忆脚本，另一方面有利于 SP 进行评价反馈时明确学生问诊是否全面恰当。培训师可以选取几个不同系统的疾病案例，供 SP 记忆后练习。

（二）症状学要点

本部分是 SP 需要了解的与病史采集相关的理论知识。症状是指病人主观感受到不适或痛苦的异常感觉或某些客观病态改变。症状学要点是学生问诊时主要围绕的内容，了解这些内容将帮助 SP 提高演绎脚本的真实性，贴近临床实际情况，同时也有益于 SP 本人医学常识的提高。培训师可根据表 3-4 内容进行讲授。讲解过程中使用通俗易懂的语言进行表述，内容深度不宜过深。一部分症状仅讲解概念，另一部分症状介绍其临床表现涵盖要点即可。

表 3-4　症状学要点

症状	要点
发热	疲乏无力、肌肉酸痛、畏寒或寒战、皮肤发红、出汗减少、体温升高
皮肤黏膜出血	全身或局部皮肤黏膜的红色或暗红色斑
水肿	全身性水肿、局部性水肿
咳嗽咳痰	干性咳嗽：无痰或痰量极少；湿性咳嗽：有痰。咳嗽的时间与规律、音色，痰的性状和痰量
咯血	呼吸道出血，经口咯出，咯血颜色、量、性状
发绀	皮肤和黏膜呈青紫色改变，如口唇、指（趾）、甲床等
呼吸困难	主观感到空气不足、呼吸费力
胸痛	胸痛部位、性质、持续时间、影响因素
心悸	自觉心脏搏动的不适感或心慌感
恶心呕吐	单独或同时出现，恶心：上腹部不适和紧迫欲吐
吞咽困难	食物在咽部、胸骨后或剑突部位的梗阻停滞感觉
呕血	上消化道出血，血液经口腔呕出，与咯血区分
便血	消化道出血，血液由肛门排出，便血颜色可有鲜红、暗红或黑色，隐血
腹痛	腹痛部位、性质、程度、发作时间、与体位的关系
腹泻	排便次数增多，粪质稀薄，或带有黏液、脓血或未消化的食物
便秘	大便次数减少
黄疸	皮肤、黏膜和巩膜发黄
腰背痛	疼痛部位、性质、时间
关节痛	疼痛部位、性质、时间、与活动的关系
血尿	镜下血尿、肉眼血尿
尿频、尿急与尿痛	排尿次数增多；一有尿意迫不及待需要排尿，难以控制；排尿时觉疼痛或烧灼感
少尿、无尿与多尿	根据 24 小时尿量衡量
尿失禁	尿液不自主地流出
排尿困难	排尿时需增加腹压才能排出，或无法排出
肥胖	体内脂肪积聚过多
消瘦	体重低于正常低限
头痛	头痛部位、程度、性质、出现时间、持续时间、加重及缓解因素
眩晕	感到自身或周围环境物体旋转或摇动的一种主观感觉
晕厥	肌张力消失不能保持正常姿势而倒地
抽搐	全身或局部成群骨骼肌非自主抽动或强烈收缩
惊厥	肌群收缩，表现为强直性和阵挛性
意识障碍	人对周围环境及自身状态的识别和觉察能力出现障碍
情感症状	异常的精神活动和行为表现

（三）相关医学术语

SP应当保持对医学术语的敏感性，如果对方表达过程中使用医学术语，一般情况下应表示自己无法理解。下面罗列了一些常出现的医学术语供使用（表3-5），上文中已经提及的症状名词，不再重复。

表3-5　医学术语及其通俗解释

医学术语	通俗解释
寒战	肌肉不自主抽动
呃逆	打嗝
黑矇	眼睛不能看到或看清物体，而且眼前发黑
里急后重	肛门坠胀感，感觉排便未净，排便频繁，但每次排便量甚少，且排便后未感轻松
牵涉痛	身体表面一定区域产生疼痛感觉
晨僵	晨起关节出现较长时间僵硬

三、体格检查培训

（一）基本要求

体格检查SP绝大多数为男性，较标准体检者而言，除了需要具备较为标准的体形并依照学生要求完成动作外，体格检查SP还要能够按照案例设计，表演对应体征或做出相关反应。这要求SP准确记忆扮演案例所包含的全部特殊动作，与对方按照何种顺序进行体格检查无关。

培训师结合指定案例要求，明确体格检查过程中出现的异常体征，逐项告知SP并讲解如何表现。如某部位触痛、压痛或叩击痛，在学生操作时SP回复“疼”，酌情配合躲避动作；如某侧肢体力量减弱或消失，在学生下达动作指令时，SP不做出任何动作或动作不充分。由于体征是一种客观存在的表现，绝大部分体征无法通过主观意识支配，所以能够由SP进行表现的异常体征并不多，部分体征可以尝试使用特效化妆的形式来展现。使用SP进行体格检查主要应用于考核中，在日常学习过程中可使用标准体检者或SP结合具备异常体征的模型或高端模拟人进行演练。

如果学生在查体过程中使用医学术语进行表达，那么SP可表现出疑惑并不进行任何动作演示，等待进一步解释后做出相应动作。或者即使SP熟知动作要领，也需要在学生指导之后再做动作。

（二）体征要点

体重要点见表3-6。

表3-6　体征要点

体征	要点	体征	要点
肋脊角叩击痛	左手掌平放在其肋脊角处（肾区），右手握拳叩击左手背	胆囊触痛	左手掌平放于右胸下部，以拇指指腹勾压于右肋下胆囊点处，嘱缓慢深吸气

续表

体征	要点	体征	要点
墨菲征	因剧烈疼痛而吸气终止	桡骨膜反射	屈肘，前臂旋前
肱二头肌反射	前臂快速屈曲	膝反射	小腿伸展
肱三头肌反射	前臂伸展	跟腱反射	足向跖面屈曲

（梁　宇　伊雅芳）

四、医患沟通培训

（一）合理安排培训计划

SP 大多数是从社会上招募的没有经过专门医学教育和表演训练的人员，需要经过反复的培训、练习、再培训的过程，才能做到表演真实、评估准确，给学生良好的反馈和指导。因此，SP 培训开始前需要制订详细的培训计划，保证 SP 投入教学前有充足的培训时间，最后连续 2～3 次培训与参与教学时间相衔接，起到“趁热打铁”的效果，保证教学质量。

（二）仔细推敲脚本

在脚本培训前 1～2 周向 SP 发放脚本，并嘱 SP 提前阅读熟悉脚本，记录发现的问题。培训时由培训老师科普脚本中疾病的临床表现、药名、辅助检查等，让 SP 能读懂脚本。培训老师可与 SP 一起分析、探讨脚本中患者和（或）家属常见的心理特点、患者和（或）家属的行为特征、SP 的表演方向、SP 的模仿要点等。明确剧本中不可变动的关键核心点及允许 SP 发挥的范围，并针对 SP 的问题进行讨论和解答。

（三）反复进行脚本演练

第一阶段剧本演练的目的是 SP 在保持“病人”身份的同时熟记脚本内容。练习时可以采用培训老师与 SP、SP 与 SP 的方式，保证对剧本内容不遗漏。在此基础上，如条件允许可安排 SP 去医院观摩真实患者和（或）家属，去学习真实患者和（或）家属的情绪和表情的变化、肢体动作等。运用逆向思维法揣摩患者心中所想，分析病人的担忧、需求和期望。第二阶段脚本演练在保证剧本内容不遗漏的情况下升华剧本内容，将固化的文字转化为说话时的语音、语调、面部表情、肢体动作等，赋予剧本鲜活的生命。在此过程中可邀请培训老师、其他 SP 观摩，提出改进意见。

（张彦芬）

五、评估和反馈培训

评估与反馈是SP的重要功能，要求SP在评价学生水平的同时能够明确指出学生存在的不足。如在考试结束后，SP应当客观公正地在规定时间内完成评分，准确评估学生表现。而在教学过程中SP需使用评估-反馈表对学生进行评价，之后应立即当场为学生进行反馈，及时帮助学生掌握自身情况，以最大程度地让学生获益。反馈内容一部分按照表中提示的共性内容进行，另一部分依据案例特点，反馈练习过程中学生所遗漏的项目。

在反馈的过程中，SP应当本着鼓励学生、肯定学生的态度进行反馈，不得出现让学生难堪的语言或者行为动作。可建议SP在交流过程中使用一些反馈方法，如“三明治反馈法”“引导性反馈”等。既不打消学生学习积极性，又能够指出学生存在的不足。①三明治反馈方法简介：第一层，认同。在反馈之前一定先说优点。第二层，建议。也就是同学有待提升的地方。光说不足的地方还不够，还要提供解决办法。第三层，鼓励。无论同学现状如何，最后表达对学生的信心。②引导性反馈方法简介：第一部分，反省。由参与者陈述自身表现，观察者陈述观察到的事实。无论表现好坏都必须尽量客观地去描述，不带任何批判的眼光。第二部分，分析。对客观信息背后的行为、思维及情感进行分析，研究练习目的达成或未达成的原因。第三部分，总结。对结果进行分析、总结，提出改进意见和临床实践意见。

SP使用的评估-反馈表是所有同类型案例可以通用的，在SP进行打分以及教师、学生、SP三方进行互评反馈过程中使用（表3-7，表3-8，表3-9）。

表3-7　标准化病人病史采集通用评估-反馈表（SP用）

项目	细则	分值	得分
病史采集过程	病史采集内容是否全面	1	
	病史采集过程是否流畅	1	
	是否针对同一问题反复提问（否为正确）	1	
	是否出现连续性提问	1	
	病史采集过程中过渡性语言使用是否恰当	1	
	病史采集过程中是否停顿以给予SP回答问题的时间	1	
人文关怀	是否与“患者”有非语言交流	1	
	是否对“患者”表现出的不适表示关切	1	
	语气、语调是否过度生硬（否为正确）	1	
	对“患者”提问的回答是否满意	1	
合计		10	

表 3-8　标准化病人体格检查通用评估 - 反馈表（SP 用）

项目	细则	分值	得分
体格检查过程	体格检查内容是否全面	1	
	体格检查过程是否流畅	1	
	是否针对同一体征进行反复操作	1	
	手法是否粗暴（否为正确）	1	
	下达动作指令是否过快（否为正确）	1	
	是否合理遮盖其他部位	1	
人文关怀	是否与“患者”有非语言交流	1	
	是否对“患者”表现出的不适表示关切	1	
	语气、语调是否过度生硬（否为正确）	1	
	对“患者”提问的回答是否满意	1	
合计		10	

表 3-9　标准化病人医患沟通通用评估 - 反馈表（SP 用）

项目	细则	分值	得分
医患沟通过程	沟通要点是否全面	1	
	沟通过程是否流畅	1	
	是否给予充分交流时间	1	
	使用医学术语并未予解释（否为正确）	1	
	语速、语音、语调恰当，使人舒适	1	
	沟通过程中应变能力强	1	
人文关怀	是否与“患者”有非语言交流	1	
	是否对“患者”表现出的不适表示关切	1	
	感受到医生表达的共情	1	
	对“患者”提问的回答是否满意	1	
合计		10	

（温　波）

第四章　标准化病人管理与考核

一、标准化病人管理

当前中国的 SP 事业正处于应用推广阶段，SP 需求量逐渐增大，但现阶段 SP 尚未职业化与行业化，还是以社会招募志愿者为主，部分医学院校请教师或学生临时充当 SP 开展临床教学。

在这种以兼职志愿者模式为主的背景下，国内 SP 群体具有流动性较大、平均年龄大、工作时间相对局限以及人群同质性低等显著特点，培养单位需要耗费大量的人力、时间、经济成本才能培养出一名合格的 SP。所以 SP 队伍规范、持续、稳定发展至关重要，这就需要培养单位从管理机构、管理措施以及考评机制等方面制定一系列制度。

（一）管理机构

培养单位可依托临床技能学教研室，成立 SP 管理机构，确定成员并明确责任分工。管理机构负责 SP 招募、管理、培训、考核和日常维护等工作，同时负责对接学校、医院各级管理部门以及各教研室，统筹协调 SP 使用。SP 预约流程见图 4-1。

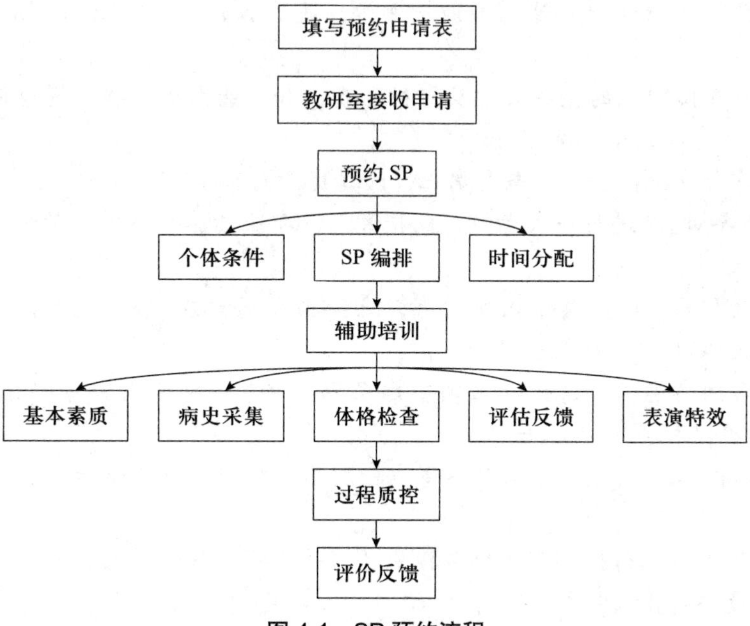

图 4-1　SP 预约流程

表 4-1 标准化病人预约申请表

<table>
<tr><td>申请部门：</td><td>时间段：　　年　月　日—　　年　月　日</td></tr>
<tr><td colspan="2">应用范围：病史采集（　　）体格检查（　　）医患沟通（　　）其他（　　）</td></tr>
<tr><td colspan="2">项目名称：</td></tr>
<tr><td colspan="2">项目类型：考试（　　）授课（　　）工作坊（　　）其他（　　）</td></tr>
<tr><td colspan="2">标准化病人需求人数：　　人，其中男性：　　人，年龄范围：
女性：　　人，年龄范围：</td></tr>
<tr><td>联系人姓名：</td><td>联系方式：</td></tr>
<tr><td>申请部门主任签字：</td><td>临床技能学教研室主任签字：</td></tr>
</table>

注：在对应括号内画√。

（二）管理措施

1. 建立完整的 SP 档案，妥善保存并注意 SP 个人信息的严格保密。
2. SP 培训、考核记录存档。
3. 依据《标准化病人（SP）管理规定》执行各项规章制度。

附：

标准化病人（SP）管理规定

为规范标准化病人（SP）的管理，更好地为学校和医院提供稳定优质的教学资源，特制定本管理规定，具体细则如下：

1. SP 自愿参加标准化病人（SP）志愿服务工作；
2. SP 必须经过医院组织面试、培训及考核，通过后颁发 SP 聘任证书，方可参加教学及考核活动；
3. SP 应参加医院组织的相关教学及考核活动，如不能参加，务必提前请假，如因个人原因导致迟到、早退或缺席，医院将不再续聘；
4. SP 需遵守劳动纪律，工作态度端正，认真负责；
5. 医院每 3 年对 SP 进行一次考核，包括考勤、职业素养及教学质量考核，如考核未通过，医院将不再续聘；
6. 所有病例等资料等均属于医院所有，未经书面同意或授权，SP 不得擅自使用或外传，否则医院将追究其相关责任；
7. SP 参加各级各类医学考试前必须签订保密协议，不得泄露和考试有关的任何信息，否则医院将有权追究相关法律责任；
8. 未经医院书面同意或授权，SP 不得以医院名义从事任何教学活动，违规者医院将不再续聘；
9. 医院根据 SP 的工作时间和工作量提供适当的交通和餐饮补助；
10. 本协议最终解释权归医院所有。

（三）考评机制

由各教研室定期对SP进行评估，通过填写工作情况调查表或评价表，分别收集培训师、教师以及学生对SP的意见和建议，便于及时纠正SP存在的问题，不断提高他们的综合素质（表4-2、表4-3）。各教研室相关负责人也定期和SP座谈、发放问卷调查，收集SP在目前工作过程中发现的问题及相关建议（表4-4）。

表4-2 标准化病人工作情况调查表（培训师/教师用）

（请在对应空格内画√）

项目	差	较差	一般	较好	好
你认为这位SP老师的工作是否称职?					
SP表达能力如何?					
SP非语言表现是否恰如其分?					
SP对于脚本演绎的准确性与稳定性如何?					
SP处理突发情况的能力如何?					
SP对于学生的反馈是否全面?					
SP反馈的问题效果如何?					
SP的工作责任心如何?					
SP回答是否遵照有问有答，不问不答的原则?					
SP的学习能力如何?					

其他意见和建议：

表4-3 标准化病人评价表（学生用）

（请在对应空格内画√）

项目	差	较差	一般	较好	好
你认为这位SP老师的工作是否称职?					
你觉得SP扮演的真实感强吗?					
SP语言表达能力如何?					
SP能否准确、全面地指出你遗漏的项目?					
你能否接受SP给你的反馈建议?					
SP在与你沟通反馈的过程中，给予你积极的肯定了吗?					
练习结束之后，你觉得自己该项技能的水平有提高吗?					
在课程结束之后，你对SP教学方式的感受如何?					

其他意见和建议：

表 4-4　标准化病人问卷调查表（SP 用）

（请在对应空格内画√）

项目	差	较差	一般	较好	好
您是否能够适应目前的工作？					
您能否在短时间内记忆脚本内容？					
您的体力精力能否完成工作任务？					
在学生完成项目后您能否进行准确全面的反馈指导？					
学生考核结束后能否准确客观地进行评分？					
您认为我院 SP 管理服务效果如何？					
您认为对您的医学专业知识培训是否能够满足需要？					

其他意见和建议：

二、标准化病人日常维护

SP 利用个人时间为医学教育做出贡献，但目前没有建立相应的薪酬制度，为了更好地维护 SP 团队长期稳定，表达对其志愿服务的谢意，SP 管理团队应积极主动提高 SP 地位，通过举办各种活动，增强 SP 团队成员存在感、凝聚力，提高责任心，并不断提高其专业能力。

（一）观念上重视标准化病人

在教学活动过程当中，要使 SP 能够充分发挥“病人”“评估者”及“反馈者”的作用，就要让教师及学生从内心尊重和重视 SP，将 SP 尊称为“老师”，授课教师和 SP 平等地进行交流，相互学习经验，学生虚心接受 SP 老师的反馈指导。

（二）加强标准化病人继续教育

定期开展讲座等不同形式的培训交流活动，实现 SP 综合能力的全面发展。通过调研及时发现 SP 目前的问题，无论是在专业知识方面还是脚本表演等方面，随时总结随时完善培训。另外，也尽可能争取 SP 参加培训，进一步学习提高。

（三）注重人文关怀

将团队文化建设与日常 SP 业务培训相结合，增强 SP 志愿者之间、SP 与 SP 培训教师之间的情感凝聚力与交流，从而营造出积极的团队文化，提高工作效率。教学单位所属的医疗机构要从实际上优化 SP 的待遇，例如，在 SP 家属进行就医的过程当中，要尽可能为其提供优质的临床服务，建立便捷通道。

教学单位在节假日适当为SP提供一些福利，例如节假日问候、组织素质拓展活动、团拜会等，有利于提高SP志愿者的归属感与主人翁精神。定期召开SP沟通会，相互交流脚本演绎过程中的经验，与SP培训师沟通解决存在的问题。

三、标准化病人培训师培养

SP培训师是建设SP团队的前提和保障，所以SP培训师的遴选、培养及保障制度的建设至关重要。

（一）标准化病人培训师遴选及培养

1. 热爱临床实践教学且教学经验丰富。
2. 具备一定的组织管理能力，能够有效协调SP开展工作。
3. 接受过规范的标准化病人师资培训。

为不断扩大SP培训师队伍，提高培训师能力，在初步遴选后，可开展以工作坊形式为主的培训项目，规范培训师行为，使其掌握SP知识框架，能够按照教学和考试要求制订SP培训计划，为不同层次学生、考核学员的特点有针对性地调整培训重点。

表4-5　标准化病人培训师安排表

培训项目	学时安排	培训方式
SP发展历程及实践	1	理论授课
标准化病人选聘（招募、面试、考核）	2	理论授课
标准化病人团队管理及日常维护	1	理论授课
病史采集案例编写	4	小组讨论
病史采集案例实践反馈	2	小组讨论
体格检查培训要点	2	小组讨论
医患沟通案例编写	4	小组讨论
医患沟通案例实践反馈	2	小组讨论

（二）标准化病人培训师保障措施

1. 在职称评聘、教师培训、评优报奖、考核等方面予以支持。
2. 承担培养任务的教师工作量按课时工作量计算。
3. SP项目给予专项经费支持，用于教学改革、学习考察、教学资料整理、课程整合、教材建设等方面。
4. 积极组织对外交流学习，邀请国内外知名专家学者授课指导。

（任建军　温　波）

第五章　病史采集的方法与技巧

病史采集是医生通过与患者的问答，了解疾病或健康问题的发生、发展情况，以及患者需求等信息的过程，是医学生需要掌握的重要基本技能。在病史采集过程中，一方面要具备充足的理论知识作为基础，另一方面要通过反复练习掌握一些必备的方法与技巧，才能做到事半功倍。

一、病史采集内容

医学生可以通过下面罗列的内容结合诊断学的理论知识明确病史采集要点。医学生应注意全面病史采集与重点病史采集的区别，重点病史采集常用在急诊、门诊的临床情况中，要求医生具备更全面的素质。SP 也可以通过此部分明确自己需要记忆的内容。

一般项目：患者全名、性别、年龄、职业等。

主诉：为病人感受最主要的痛苦或最明显的症状或（和）体征，也就是本次就诊最主要的原因及其持续时间。

现病史：起病情况与患病时间、主要症状的特点、病因与诱因、病情的发展与演变、伴随症状、诊治经过、病程中的一般情况。

既往史：疾病史、传染病史、手术及外伤史、输血史、药物过敏史、预防接种史。

个人史：出生旅居史，疫区、疫情、疫水接触史，特殊地区居住史，工业毒物、粉尘、放射性物质接触史，吸毒史，吸烟史，饮酒史，冶游史。

婚育史：婚姻状况、生育史（性别不同有所区别、成人儿童有所区别）。

月经史：月经初潮年龄、经期、周期、末次月经时间、月经量、颜色、血块、痛经与否，白带量、色、异味。

家族史：家族相关遗传病史。

二、方法与技巧

病史采集是每一位临床医生必须掌握的基本技能，全面、深入、细致的问诊有助于明确诊治疾病，同时也是进行医患沟通、建立良好医患关系的重要时机。正确的问诊方法、良好的问诊技巧，可以达到医患和谐共处、建立信任关系、进行健康教育等目的。只有将理论知识结合实践反复练习、体会，不断发现自身问题并做出调整，才能够充分掌握方法与技巧，从而灵活运用。

（一）问诊环境

医生需要营造一种宽松和谐的问诊环境，有利于患者或患者家属更准确、充分地表达出自己的不适症状。同时，医生也要明确告知患者会尊重其隐私并做到保密。

（二）问诊态度

医生一定要保持自己职业角色的整体仪态，在问诊过程中以严肃认真、举止友善的态度来对待患者，这样能够更好地与患者建立相互信任的关系。在问答过程中，医生不得随意打断患者叙述，仅在患者陈述无关内容时，可巧妙引导其回到病情叙述中。

（三）提问原则

医生在询问过程中遵循一问一答的原则，保证患者能够准确回复答案以获取详细资料。医生提问思路要清晰，合理运用不同类型的提问方法，由一般提问（或称开放式提问）到直接提问，避免诱导性提问或暗示性提问，掌控问诊全局。在不同问诊内容之间使用过渡性语言，使问诊过程更加流畅。如果患者向医生提出问题，医生要正面回答并安抚患者的情绪，恰当进行赞扬鼓励，倡导健康生活方式，达到共情。

在提问的过程中，医生要避免使用医学术语。如使用，应及时做出解释，使患者理解术语含义。及时引证核实患者提供的信息。

（四）沟通交流

在语言沟通无法完全表达含义时，医生可结合模型、绘图、视频等手段为患者讲解。在问诊过程中除了必要的语言交流外，还应使用非语言交流，如眼神交流，增加医患双方互动。在沟通交流过程中切勿使用批评或责难性语言。

（五）人文关怀

问诊过程中，如果患者表现出不适，医生应当及时表达关心，并准确评估患者是否可以继续问诊。

三、病史采集思维导图

病史采集要求医学生在掌握问诊内容的基础上，对于不同症状具备对应的问诊思路。本章提供诊断学全部症状现病史的病史采集思维导图，帮助医学生形成病史采集基本思路，有益于后期临床思维的构建。使用时可结合本书具体案例灵活增减项目内容，体会病史采集中的变与不变。

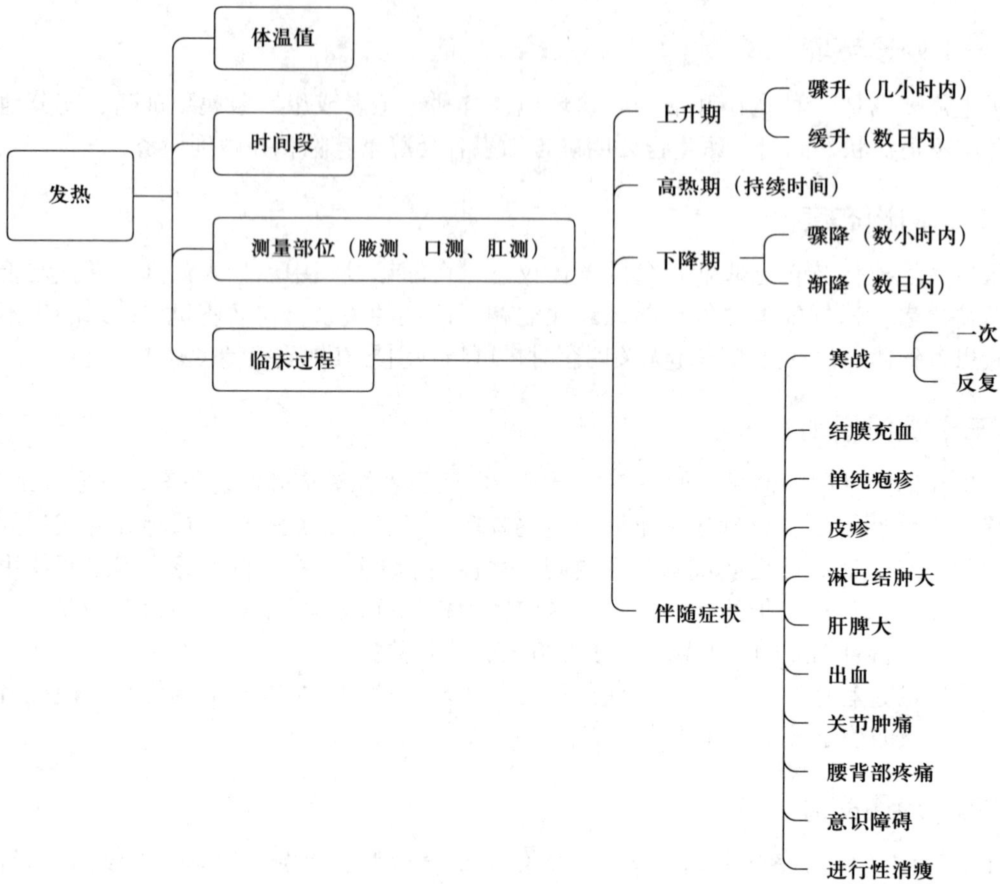
发热
体温值
时间段
测量部位（腋测、口测、肛测）
临床过程
上升期
骤升（几小时内）
缓升（数日内）
高热期（持续时间）
下降期
骤降（数小时内）
渐降（数日内）
伴随症状
寒战
一次
反复
结膜充血
单纯疱疹
皮疹
淋巴结肿大
肝脾大
出血
关节肿痛
腰背部疼痛
意识障碍
进行性消瘦

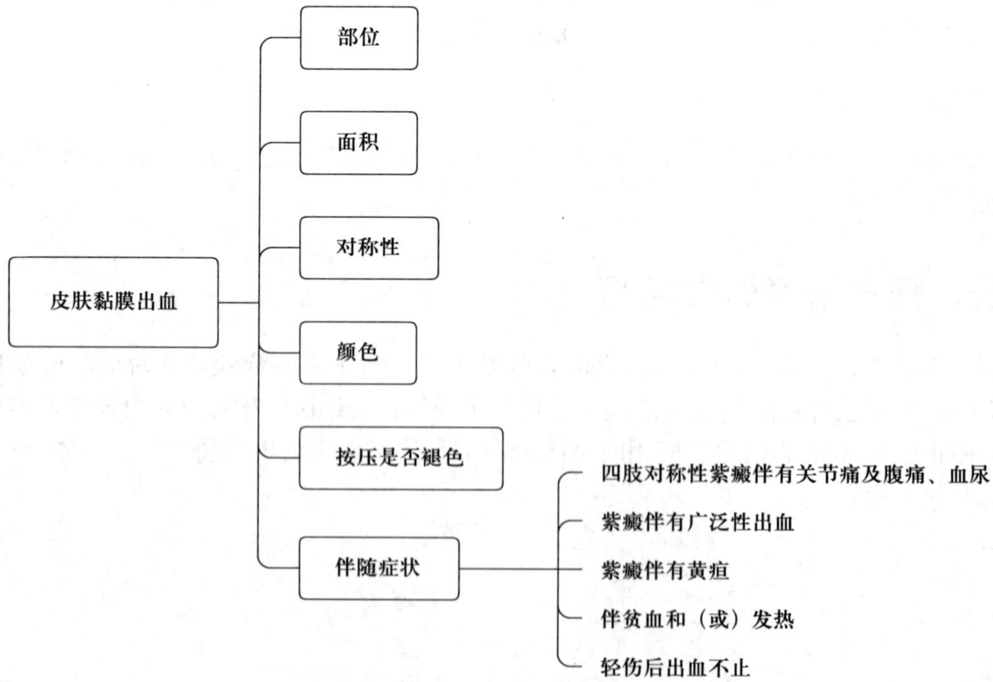
皮肤黏膜出血
部位
面积
对称性
颜色
按压是否褪色
伴随症状
四肢对称性紫癜伴有关节痛及腹痛、血尿
紫癜伴有广泛性出血
紫癜伴有黄疸
伴贫血和（或）发热
轻伤后出血不止

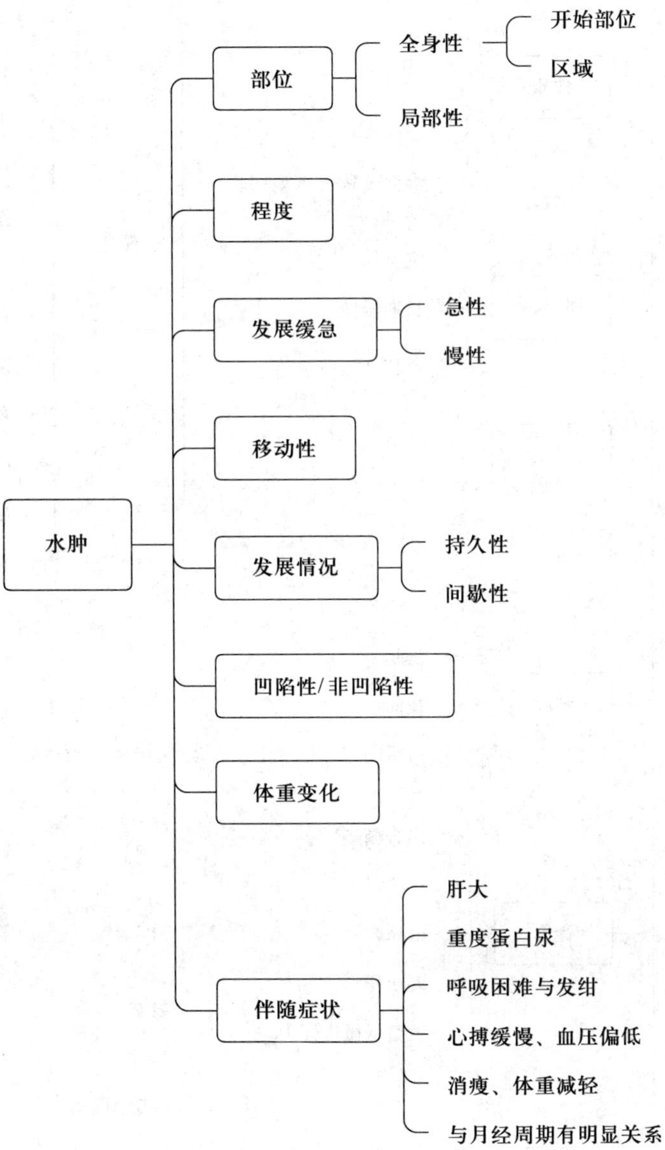
水肿
部位
全身性
开始部位
区域
局部性
程度
发展缓急
急性
慢性
移动性
发展情况
持久性
间歇性
凹陷性/非凹陷性
体重变化
伴随症状
肝大
重度蛋白尿
呼吸困难与发绀
心搏缓慢、血压偏低
消瘦、体重减轻
与月经周期有明显关系

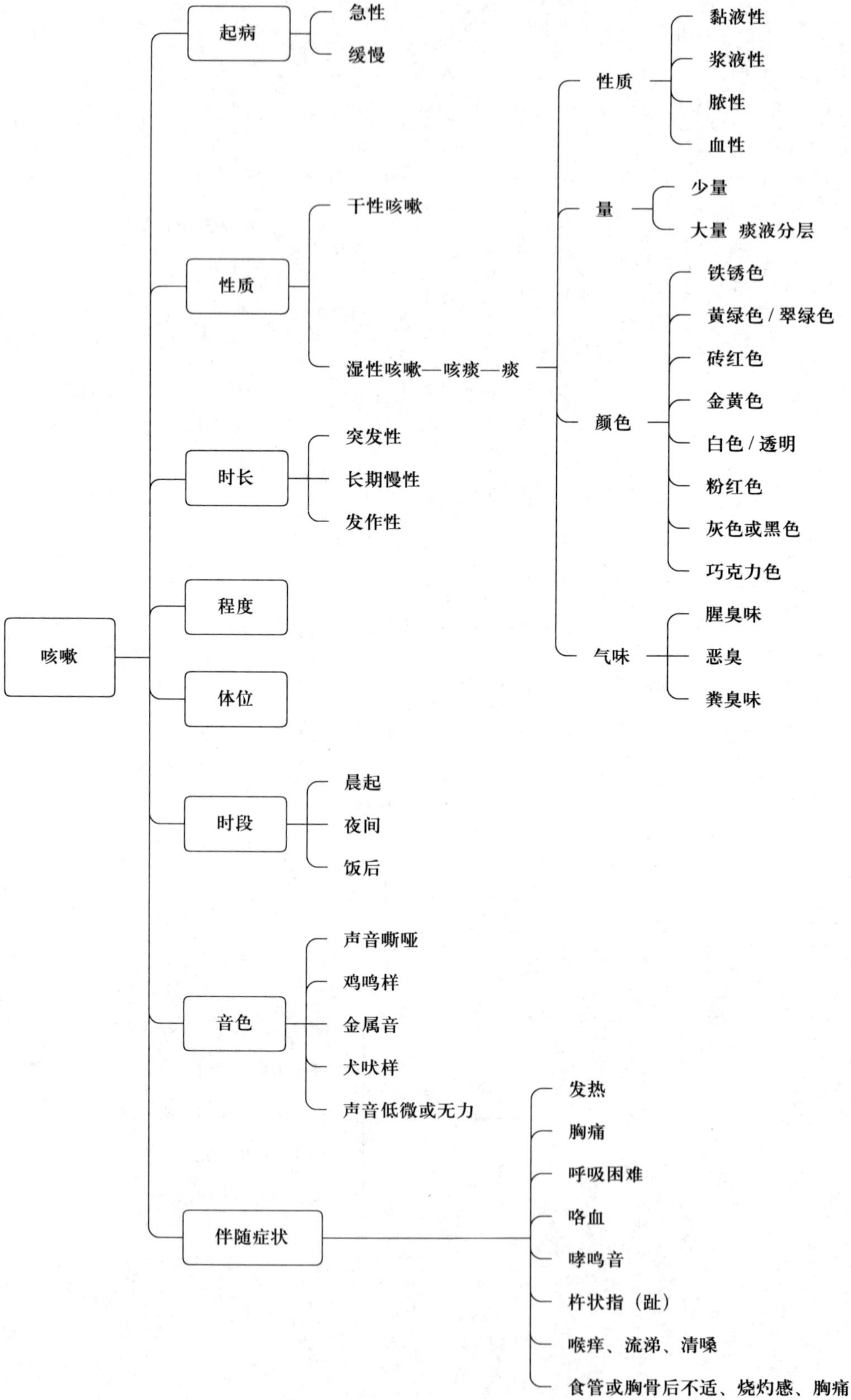

咳嗽
起病
急性
缓慢
性质
干性咳嗽
湿性咳嗽—咳痰—痰
性质
黏液性
浆液性
脓性
血性
量
少量
大量 痰液分层
颜色
铁锈色
黄绿色 / 翠绿色
砖红色
金黄色
白色 / 透明
粉红色
灰色或黑色
巧克力色
气味
腥臭味
恶臭
粪臭味
时长
突发性
长期慢性
发作性
程度
体位
时段
晨起
夜间
饭后
音色
声音嘶哑
鸡鸣样
金属音
犬吠样
声音低微或无力
伴随症状
发热
胸痛
呼吸困难
咯血
哮鸣音
杵状指（趾）
喉痒、流涕、清嗓
食管或胸骨后不适、烧灼感、胸痛

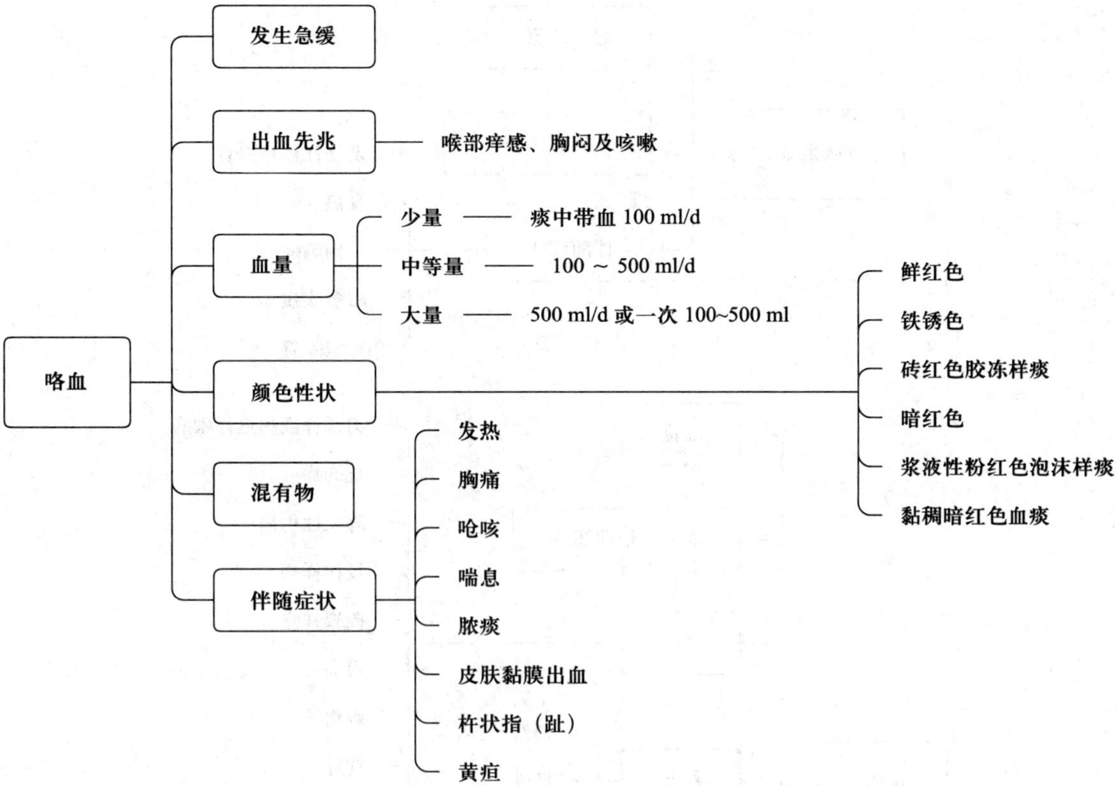
咯血
发生急缓
出血先兆
喉部痒感、胸闷及咳嗽
血量
少量
痰中带血 100 ml/d
中等量
100 ~ 500 ml/d
大量
500 ml/d 或一次 100~500 ml
颜色性状
鲜红色
铁锈色
砖红色胶冻样痰
暗红色
浆液性粉红色泡沫样痰
黏稠暗红色血痰
混有物
伴随症状
发热
胸痛
呛咳
喘息
脓痰
皮肤黏膜出血
杵状指（趾）
黄疸

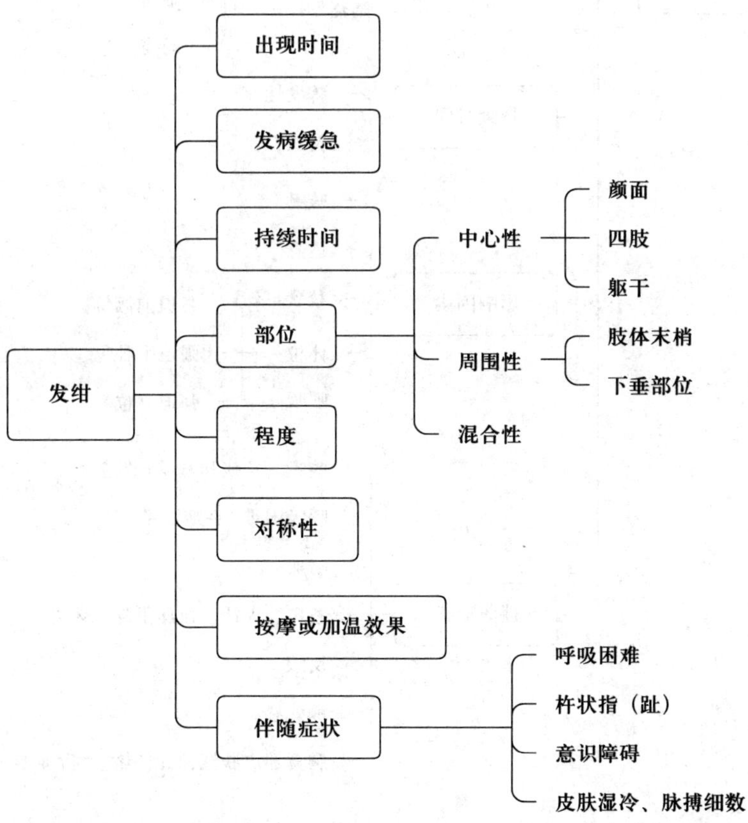
发绀
出现时间
发病缓急
持续时间
部位
中心性
颜面
四肢
躯干
周围性
肢体末梢
下垂部位
混合性
程度
对称性
按摩或加温效果
伴随症状
呼吸困难
杵状指（趾）
意识障碍
皮肤湿冷、脉搏细数

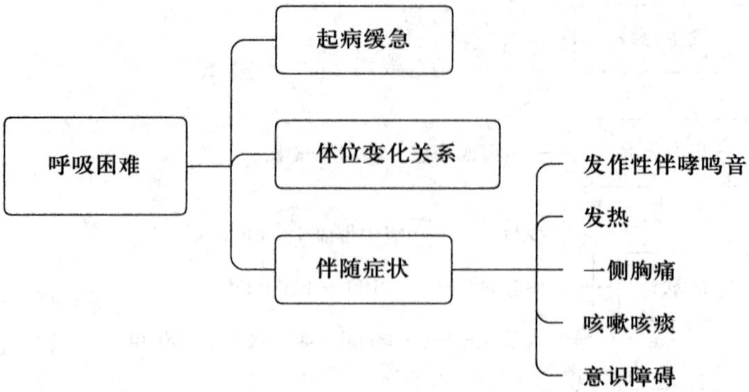
呼吸困难
起病缓急
体位变化关系
伴随症状
发作性伴哮鸣音
发热
一侧胸痛
咳嗽咳痰
意识障碍

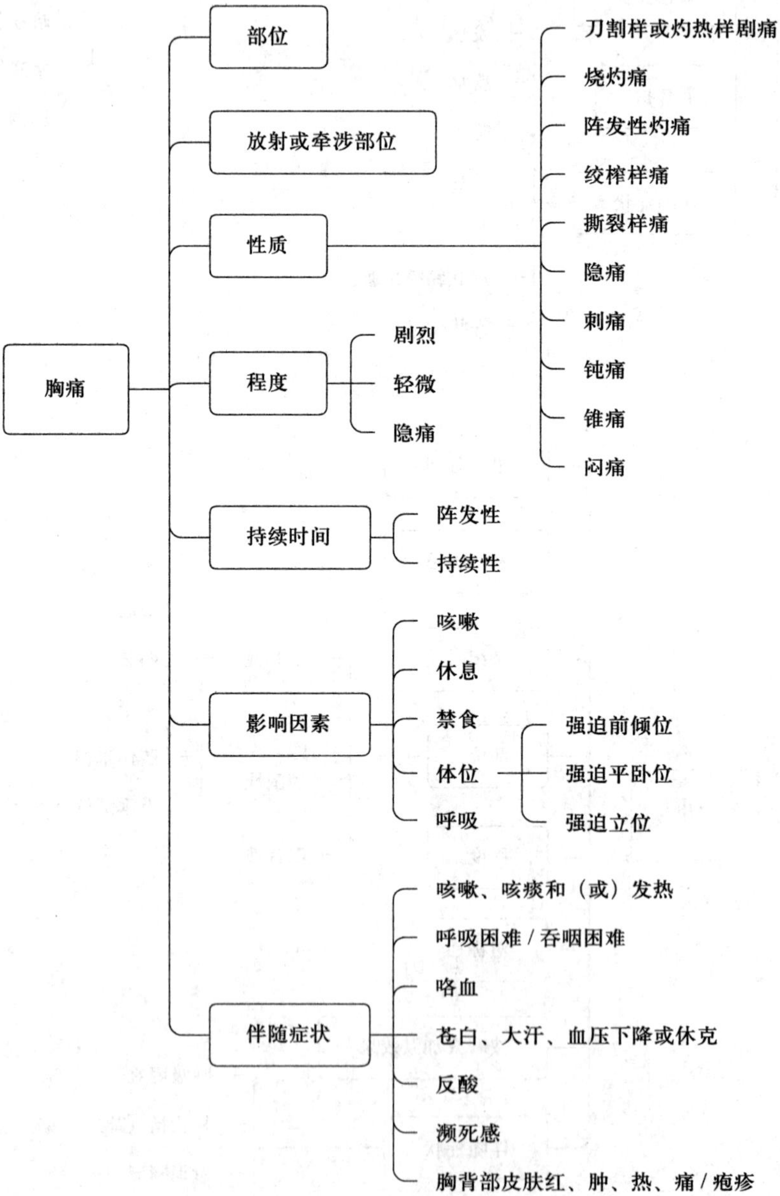
胸痛
部位
放射或牵涉部位
性质
刀割样或灼热样剧痛
烧灼痛
阵发性灼痛
绞榨样痛
撕裂样痛
隐痛
刺痛
钝痛
锥痛
闷痛
程度
剧烈
轻微
隐痛
持续时间
阵发性
持续性
影响因素
咳嗽
休息
禁食
体位
呼吸
强迫前倾位
强迫平卧位
强迫立位
伴随症状
咳嗽、咳痰和（或）发热
呼吸困难/吞咽困难
咯血
苍白、大汗、血压下降或休克
反酸
濒死感
胸背部皮肤红、肿、热、痛/疱疹

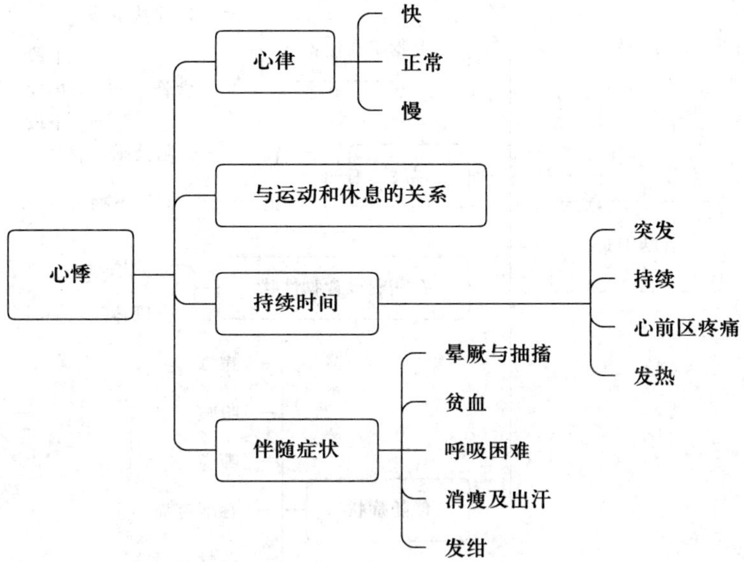
心悸
心律
快
正常
慢
与运动和休息的关系
持续时间
突发
持续
心前区疼痛
发热
伴随症状
晕厥与抽搐
贫血
呼吸困难
消瘦及出汗
发绀

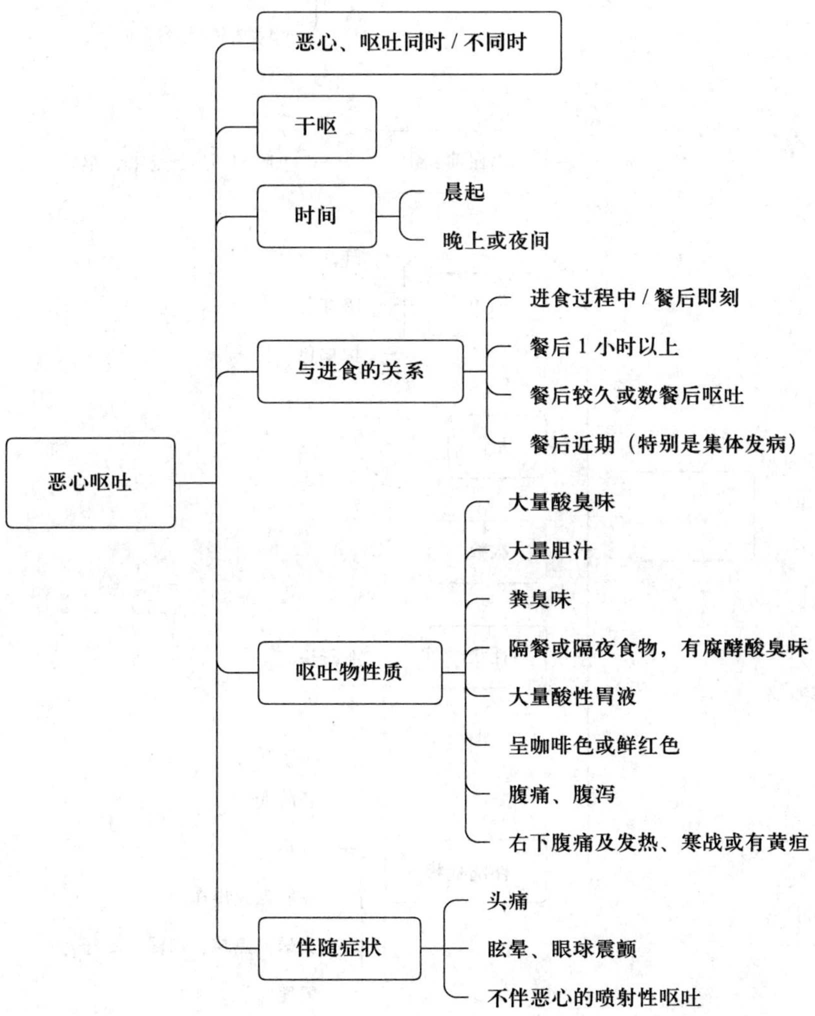
恶心呕吐
恶心、呕吐同时 / 不同时
干呕
时间
晨起
晚上或夜间
与进食的关系
进食过程中 / 餐后即刻
餐后 1 小时以上
餐后较久或数餐后呕吐
餐后近期（特别是集体发病）
呕吐物性质
大量酸臭味
大量胆汁
粪臭味
隔餐或隔夜食物，有腐酵酸臭味
大量酸性胃液
呈咖啡色或鲜红色
腹痛、腹泻
右下腹痛及发热、寒战或有黄疸
伴随症状
头痛
眩晕、眼球震颤
不伴恶心的喷射性呕吐

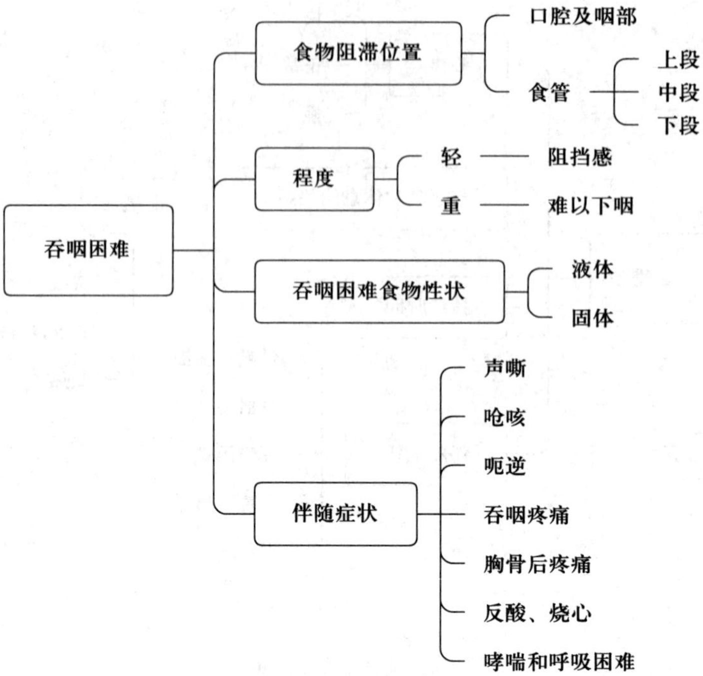
吞咽困难
食物阻滞位置
口腔及咽部
食管
上段
中段
下段
程度
轻
阻挡感
重
难以下咽
吞咽困难食物性状
液体
固体
伴随症状
声嘶
呛咳
呃逆
吞咽疼痛
胸骨后疼痛
反酸、烧心
哮喘和呼吸困难

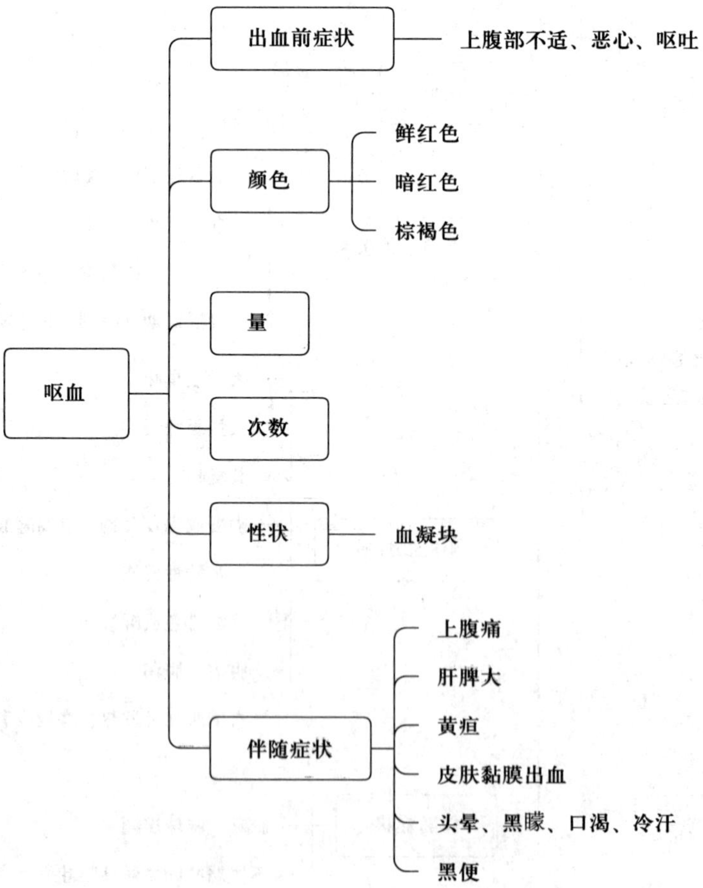
呕血
出血前症状
上腹部不适、恶心、呕吐
颜色
鲜红色
暗红色
棕褐色
量
次数
性状
血凝块
伴随症状
上腹痛
肝脾大
黄疸
皮肤黏膜出血
头晕、黑朦、口渴、冷汗
黑便

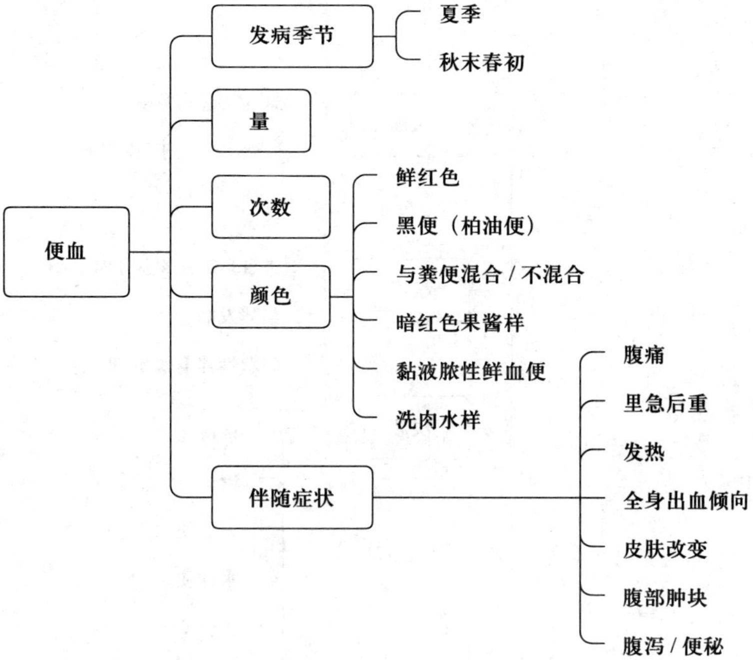
便血
发病季节
夏季
秋末春初
量
次数
颜色
鲜红色
黑便（柏油便）
与粪便混合 / 不混合
暗红色果酱样
黏液脓性鲜血便
洗肉水样
伴随症状
腹痛
里急后重
发热
全身出血倾向
皮肤改变
腹部肿块
腹泻 / 便秘

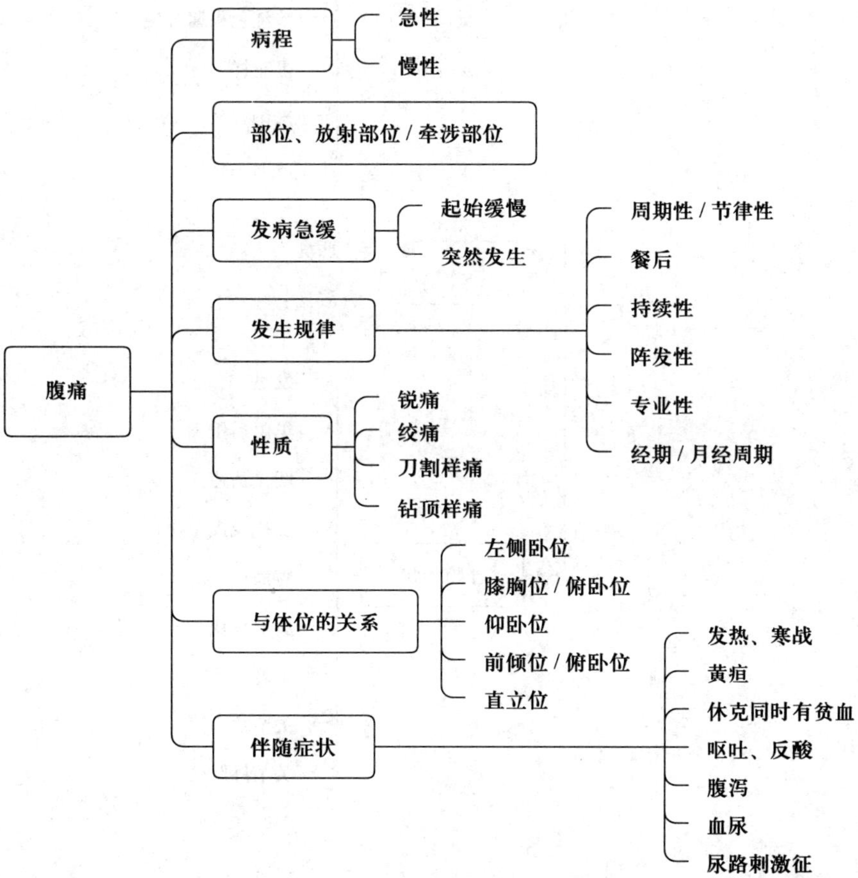
腹痛
病程
急性
慢性
部位、放射部位 / 牵涉部位
发病急缓
起始缓慢
突然发生
发生规律
周期性 / 节律性
餐后
持续性
阵发性
专业性
经期 / 月经周期
性质
锐痛
绞痛
刀割样痛
钻顶样痛
与体位的关系
左侧卧位
膝胸位 / 俯卧位
仰卧位
前倾位 / 俯卧位
直立位
伴随症状
发热、寒战
黄疸
休克同时有贫血
呕吐、反酸
腹泻
血尿
尿路刺激征

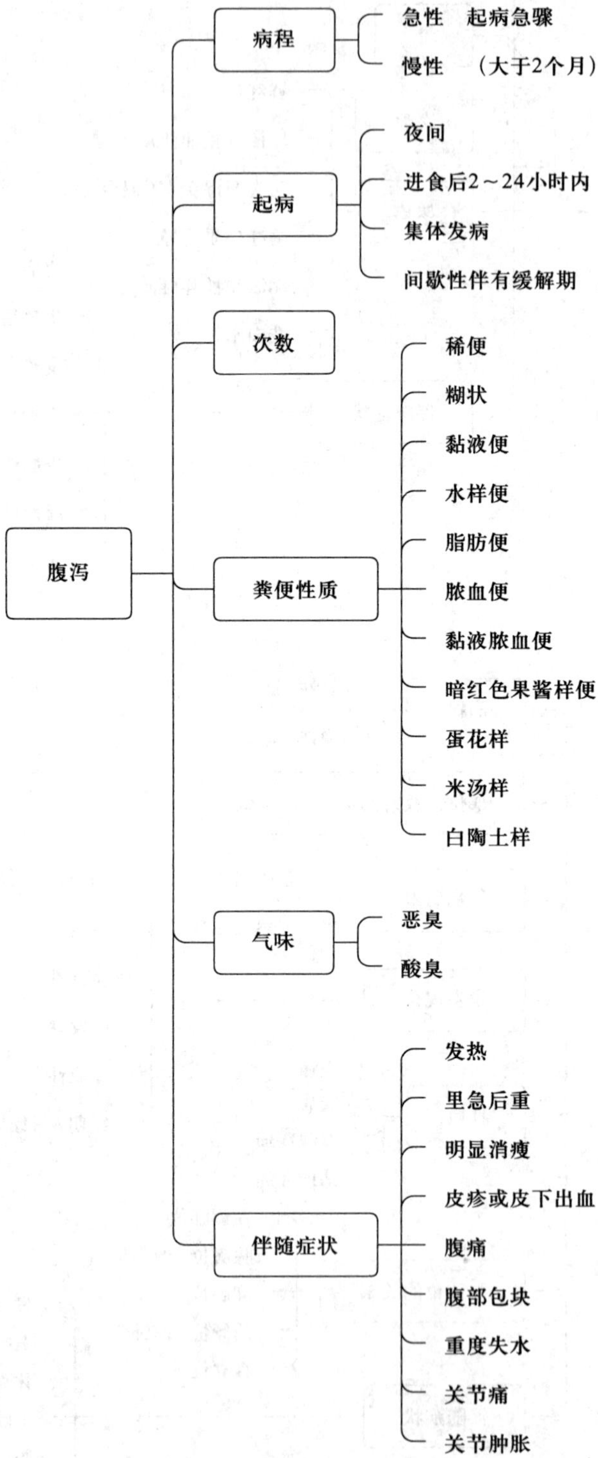
腹泻
病程
急性　起病急骤
慢性　（大于2个月）
起病
夜间
进食后2～24小时内
集体发病
间歇性伴有缓解期
次数
粪便性质
稀便
糊状
黏液便
水样便
脂肪便
脓血便
黏液脓血便
暗红色果酱样便
蛋花样
米汤样
白陶土样
气味
恶臭
酸臭
伴随症状
发热
里急后重
明显消瘦
皮疹或皮下出血
腹痛
腹部包块
重度失水
关节痛
关节肿胀

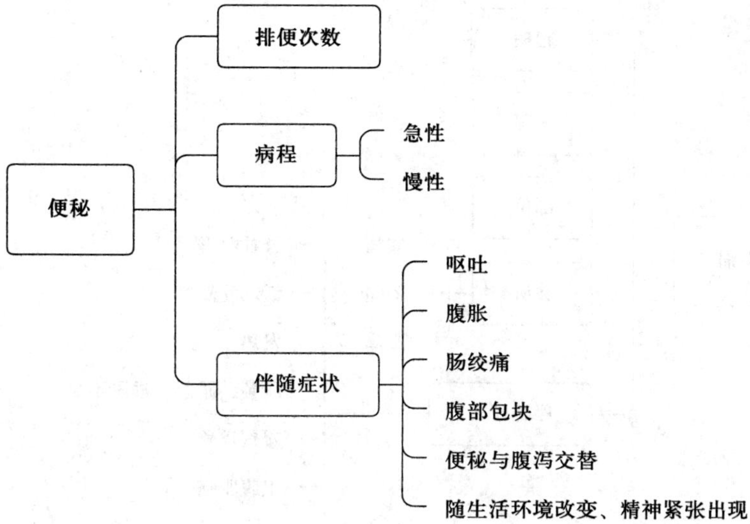
便秘
排便次数
病程
急性
慢性
伴随症状
呕吐
腹胀
肠绞痛
腹部包块
便秘与腹泻交替
随生活环境改变、精神紧张出现

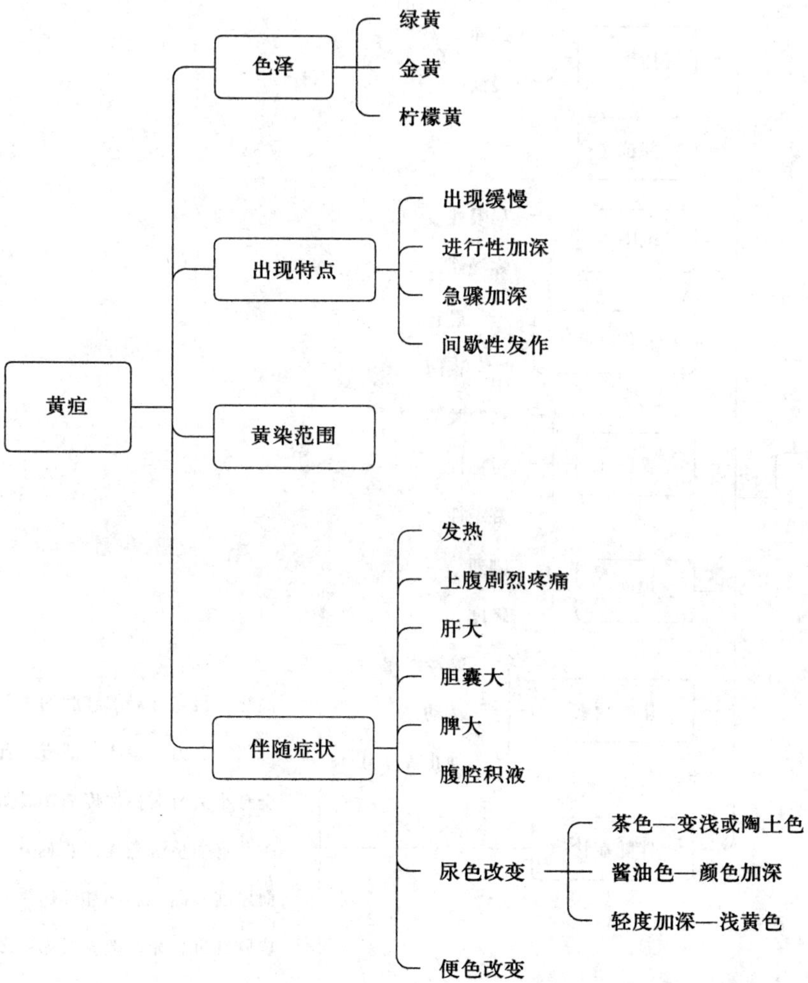
黄疸
色泽
绿黄
金黄
柠檬黄
出现特点
出现缓慢
进行性加深
急骤加深
间歇性发作
黄染范围
伴随症状
发热
上腹剧烈疼痛
肝大
胆囊大
脾大
腹腔积液
尿色改变
茶色—变浅或陶土色
酱油色—颜色加深
轻度加深—浅黄色
便色改变

- 腰背痛
  - 起病
    - 急
    - 缓
  - 病程
  - 部位
  - 性质
    - 酸痛
    - 闷痛
    - 胀痛
  - 伴随症状
    - 脊柱畸形
    - 活动受限
    - 发热
    - 尿频、尿急、排尿不尽
    - 嗳气反酸
    - 上腹胀痛
    - 腹泻或便秘
    - 下腹痛伴月经异常、痛经、白带过多

- 关节痛
  - 病程
    - 急性
    - 慢性
  - 部位
  - 范围
    - 局限性
    - 弥漫性
  - 发作时间
    - 晨起
    - 夜间
  - 表现
    - 初发关节
    - 对称性
    - 游走性
  - 程度
    - 剧烈
    - 轻度
  - 影响因素
    - 寒冷潮湿
    - 活动
    - 静止或休息
  - 伴随症状
    - 高热、畏寒、局部红肿灼热
    - 低热、乏力、盗汗、消瘦、食欲下降
    - 全身小关节对称性疼痛伴晨僵和关节畸形
    - 关节疼痛呈游走性伴心肌炎、舞蹈病
    - 血尿酸升高、局部红肿灼热
    - 皮肤红斑、光过敏、低热、多器官损害
    - 皮肤紫癜、腹痛、腹泻

- 血尿
  - 颜色
    - 洗肉水色
    - 鲜红色
    - 暗红色
    - 酱油色
    - 棕红色
    - 葡萄酒色
  - 分段异常
    - 起始段血尿
    - 中段血尿
    - 终末段血尿
    - 全程血尿
  - 时间
    - 间歇性
    - 持续性
  - 血凝块性状
    - 片状
    - 块状
    - 条索状
  - 伴随症状
    - 肾绞痛
    - 尿流中断
    - 尿流细和排尿困难
    - 尿频、尿急、尿痛
    - 水肿、高血压、蛋白尿
    - 肾肿块（单侧双侧）
    - 皮肤黏膜及其他部位出血
    - 合并乳糜尿
    - 低热、盗汗、乏力

- 尿频、尿急、尿痛
  - 尿频
    - 尿量
      - 多
      - 正常
      - 少
  - 尿急
  - 尿痛
    - 部位
      - 耻骨上区
      - 会阴部
      - 尿道内
  - 疼痛出现时间
    - 排尿开始时
    - 终末性尿痛
  - 伴随症状
    - 尿频伴尿急、尿痛
    - 尿频、尿急伴血尿、午后低热、乏力、盗汗
    - 尿频伴多饮、多尿和口渴但不伴尿急、尿痛
    - 尿频、尿急伴无痛性血尿
    - 老年男性尿频伴尿线细，进行性排尿困难
    - 尿频、尿急、尿痛伴有尿流突然中断

- 少尿、无尿、多尿
  - 平均每日摄入量
  - 近 24 ～ 48 小时摄入量
  - 最后一次排尿时间及尿量
  - 少尿
    - 小于 400 ml/24 h 或小于 17 ml/h
  - 无尿
    - 小于 100 ml/24 h
    - 12 h 完全无尿
  - 多尿
    - 2500 ml/24 h
  - 时间
    - 暂时性
    - 持续性
  - 尿量
  - 颜色
  - 气味
  - 伴随症状
    - 肾绞痛
    - 心悸、气促、胸闷、不能平卧
    - 大量蛋白尿、水肿、高脂血症和低蛋白血症
    - 乏力、食欲减退、腹腔积液和皮肤黄染
    - 血尿、蛋白尿、高血压和水肿
    - 发热、腰痛、尿频、尿急、尿痛
    - 排尿困难
    - 烦渴、多饮、排低比重尿
    - 高血压、低血钾和周期性瘫痪
    - 酸中毒、骨痛和肌麻痹
    - 少尿数天后出现多尿
    - 神经症状

- 尿失禁
  - 病程
    - 暂时
    - 长期
  - 程度
    - 轻：打喷嚏、拾重物
    - 中：走路、站立、轻度用力
    - 重：无论直立或卧位
  - 表现形式、持续时间
    - 持续性
    - 间歇性
    - 急迫性
    - 压力性
  - 伴随症状
    - 膀胱刺激征
    - 脓尿
    - 排便功能紊乱
    - 上运动神经元病变症状
      - 肢体瘫痪
        - 单瘫
        - 偏瘫
        - 截瘫
      - 肌张力增高
      - 腱反射亢进
      - 有病理反射
    - 慢性咳嗽、气促
    - 多饮、多尿、消瘦

- 排尿困难
  - 起病
    - 急性尿潴留
    - 慢性尿潴留
  - 伴随症状
    - 尿频、尿急、排尿踌躇、射尿无力、尿流变细、排尿中断，甚至尿失禁
    - 下腹部绞痛并向大腿、会阴方向放射
    - 血尿
    - 运动和感觉障碍，甚至截瘫、尿潴留
    - 血糖、尿糖升高

- 肥胖
  - 身高体重
  - 生活方式
    - 饮食过量
    - 进食行为
    - 运动过少
    - 饮酒
    - 药物
  - 伴随症状
    - 家族史或营养过度
    - 饮水、进食、睡眠及智力精神异常
    - 食欲波动、血压易变、性功能减退及尿崩症
    - 溢乳、闭经
    - 满月脸、多血质外貌的向心性肥胖
    - 颜面、下肢黏液性水肿
    - 性功能丧失、闭经不育

- 消瘦
  - 身高体重
  - 吞咽困难
  - 进食减少、限制饮食
  - 运动量增加
  - 伴随症状
    - 吞咽困难
    - 上 / 下腹部不适、疼痛
    - 上腹痛、呕血
    - 黄疸
    - 腹泻
    - 便血
    - 咯血
    - 发热
    - 多尿、多饮、多食
    - 畏热多汗、心悸、震颤多动
    - 皮肤黏膜色素沉着、低血压
    - 情绪低落、自卑、食欲缺乏

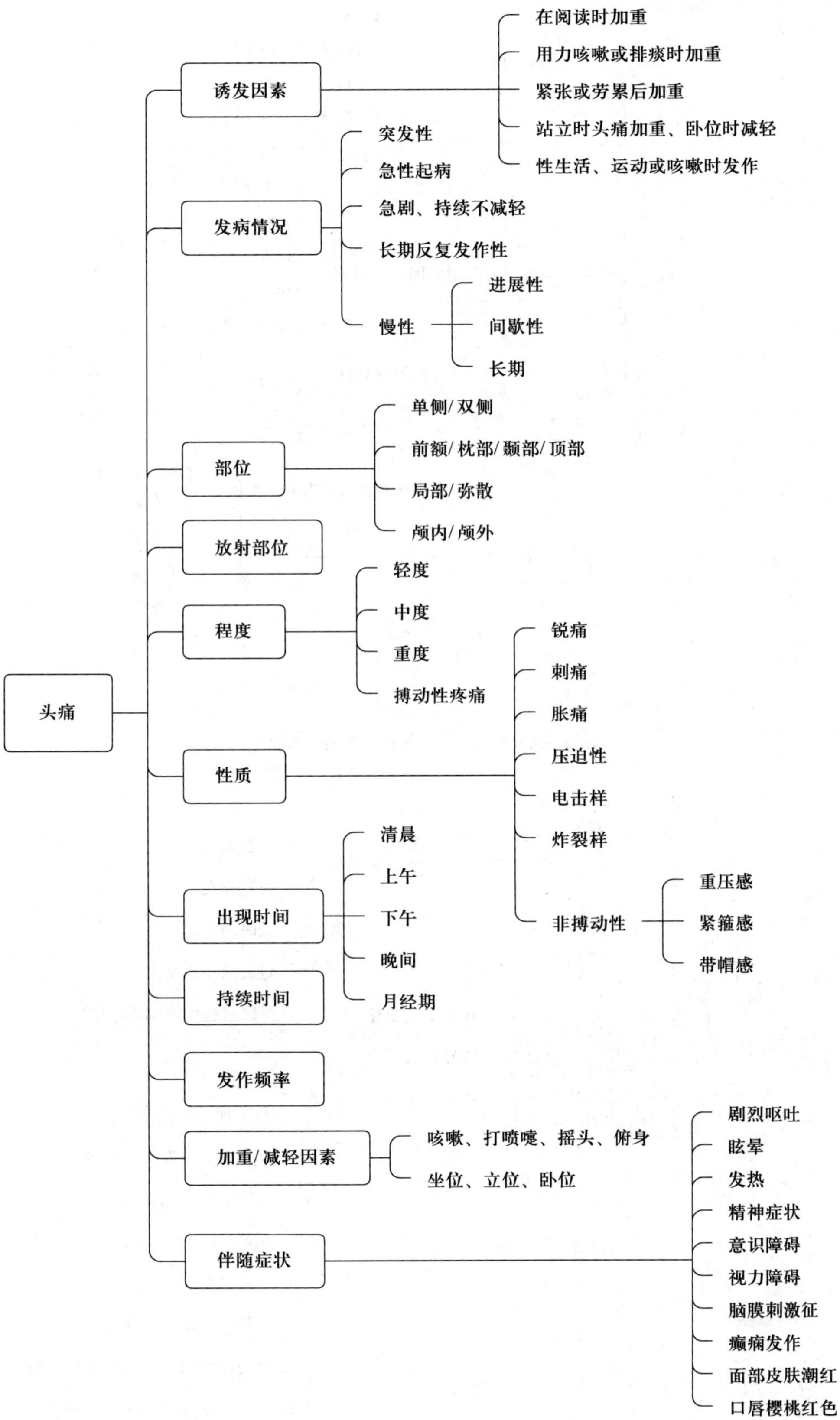
头痛
诱发因素
在阅读时加重
用力咳嗽或排痰时加重
紧张或劳累后加重
站立时头痛加重、卧位时减轻
性生活、运动或咳嗽时发作
发病情况
突发性
急性起病
急剧、持续不减轻
长期反复发作性
慢性
进展性
间歇性
长期
部位
单侧/双侧
前额/枕部/颞部/顶部
局部/弥散
颅内/颅外
放射部位
程度
轻度
中度
重度
搏动性疼痛
性质
锐痛
刺痛
胀痛
压迫性
电击样
炸裂样
非搏动性
重压感
紧箍感
带帽感
出现时间
清晨
上午
下午
晚间
月经期
持续时间
发作频率
加重/减轻因素
咳嗽、打喷嚏、摇头、俯身
坐位、立位、卧位
伴随症状
剧烈呕吐
眩晕
发热
精神症状
意识障碍
视力障碍
脑膜刺激征
癫痫发作
面部皮肤潮红
口唇樱桃红色

- 眩晕
  - 发作时间
    - 持续数秒
    - 持续数分钟或数小时
    - 持续数小时至数天
    - 持续数周到数月
  - 主观感觉
    - 旋转感、摇晃感、移动感
    - 头晕、头胀、头重脚轻、眼花
  - 诱发/加重/缓解因素
    - 空腹
    - 转颈
    - 情绪变化
    - 剧烈活动
  - 频率
    - 单次
    - 反复发作性
    - 持续性
  - 体位
    - 无关
    - 因体位改变而加重
  - 伴随症状
    - 耳鸣、听力下降
    - 恶心、呕吐
    - 共济失调
    - 眼球震颤
    - 面色苍白
    - 心悸

- 晕厥
  - 概念：肌张力消失不能保持正常姿势而倒地
  - 意识丧失持续时间
  - 发作时间
    - 突然发现
    - 特殊先兆后
    - 长时间空腹
    - 进食后 1 小时内
    - 排尿过程中或刚排空尿后
  - 诱因
    - 体位突然变化
    - 突然转头
    - 劳累、剧烈运动
    - 饥饿
    - 疼痛
  - 伴随症状
    - 自主神经功能障碍
    - 面色苍白、发绀、呼吸困难
    - 心率和心律明显改变
    - 头痛、呕吐、视听障碍
    - 运动感觉障碍
    - 发热、水肿、杵状指
    - 呼吸深而快、手足发麻、抽搐
    - 心悸、乏力、出汗、饥饿感

- 抽搐（惊厥）
  - 诱发因素
    - 饥饿时
    - 情绪波动时
    - 光、声刺激
    - 过度疲劳
    - 大量饮酒
    - 妊娠
    - 缺氧
    - 外伤
  - 持续时间
    - 数秒
    - 数分钟
    - 超过 30 分钟
    - 抽搐时间不固定
  - 发作频率
  - 表现形式
    - 全身性
    - 局限性—最先开始发生部位
    - 发热
    - 血压增高/下降
  - 伴随症状
    - 脑膜刺激征
    - 瞳孔扩大与舌咬伤
    - 剧烈头痛
    - 意识丧失

- 意识障碍
  - 程度
    - 嗜睡
    - 意识模糊
    - 昏睡
    - 谵妄
    - 昏迷
      - 轻度
      - 中度
      - 深度
  - 发生时间
  - 特点
  - 持续时间及过程
  - 是否为首发表现
    - 是
    - 否—首发症状
  - 伴随症状
    - 发热
    - 呼吸缓慢
    - 瞳孔散大
    - 瞳孔缩小
    - 心动过缓
    - 高血压
    - 低血压
    - 皮肤黏膜改变
    - 脑膜刺激征
    - 瘫痪

本章内容仅涉及症状的主要特点和伴随症状问诊内容，在整个诊断思路的培养中还需逐步增加病因诱因、服药情况、既往疾病等等，获取信息越充足，后期拟定初步诊断时指向性越明确。

（梁　宇）

第六章　病史采集案例

一、临床医学专业

案例 1：肺炎链球菌肺炎（社区获得性肺炎）

1. 问诊内容

【一般项目】患者陈峰，男，35 岁，公务员。

【主诉】发热伴咳嗽、咳痰 5 天。

【现病史】患者于 5 天前受凉后出现发热，伴畏寒、寒战，体温最高 40 ℃，下午体温升高明显，自行口服“布洛芬”，后体温较前稍下降，但不能降至正常，体温上升后反复服药。伴咳嗽，呈阵发性，无特殊音色，伴咳铁锈色黏痰，每日痰量约 10 ml，无特殊气味，不易咳出，自行口服“止咳化痰片”2 片 / 次，3 次 / 日，共 4 日，咳嗽、咳痰缓解不明显。遂就诊于当地医院门诊行胸部 CT 示：右肺下叶多发斑片状实变及磨玻璃影。血常规：白细胞 14.10×10^9/L、中性粒细胞计数 8.36×10^9/L，考虑诊断“右肺炎”，为进一步诊治，遂就诊于我院门诊，门诊以“右肺炎”收入我科。患者病程中无头晕、头痛，无心悸，无心前区疼痛，无胸痛，无呼吸困难，无恶心、呕吐，无反酸、烧心，无腹痛、腹胀，无四肢关节疼痛，精神一般，饮食欠佳，睡眠尚可，大小便如常，近期体重无明显变化。

【既往史】疾病史：否认高血压、糖尿病、冠心病等慢性病史。传染病史：否认肝炎、结核病等传染病史。手术外伤史：无。输血史：无。药物过敏史：否认。预防接种史：不详。

【个人史】出生并久居于内蒙古呼和浩特市，无疫区、疫情、疫水接触史。无特殊地区居住史。无工业毒物、粉尘、放射性物质接触史。无吸毒史。吸烟：无。饮酒：10 年，偶有饮酒，每次 50～100 ml。无冶游史。

【婚育史】婚姻状况：已婚。结婚年龄：25 岁。配偶健康情况：健康。生育史：育有 1 女，体健。

【家族史】否认家族遗传病史。

2. 脚本

医生	患者
您好！请问您叫什么名字？	您好！我叫陈峰。

医生	患者
我是您的接诊医生。我需要了解您生病的情况，如果涉及您的隐私，我会保密，希望您能配合。	好的。
我先问一下您的基本信息，您多大年龄？	我 35 岁。
平时做什么工作？	公务员。
您觉得怎么不舒服？	发烧、咳嗽、咳痰。
有多长时间了？	5 天了。
之前有没有一样的情况？	没有呀。
当时觉得有什么原因引起您不舒服吗？比如受凉、淋雨、喝醉酒。	受凉了。
5 天前刚开始时是怎么难受的？	发烧。
有没有觉得身上冷、抖，不舒服？	有。
当时测体温了吗？	测了。
最高体温多少？	40 ℃。
一天中什么时间体温升高明显？	下午。
体温不处理能下降至正常吗？	不能。
那您喝什么药了吗？	布洛芬。
口服布洛芬的剂量还记得吗？	不记得了。
体温有好转吗？	体温比之前稍下降一点，但还是不能降到正常体温（SP 咳嗽）。
什么时候出现的咳嗽呢？	发热期间出现的。
咳嗽是什么样的？持续的还是间断的？（一声一声的还是一阵一阵的？）	一阵一阵的。
咳嗽有痰吗？	有。
痰是什么颜色的？	铁锈色的。
痰是泡沫状的还是黏的？	黏稠的。
每天痰量大约是多少？	每次一元硬币大小，大概十几口吧。
痰有特殊气味吗？	没有。
痰好不好咳出呀？	不好咳出。
您自己吃药了吗？	吃了，吃的止咳化痰片。
口服的药物剂量您还记得吗？	止咳化痰片，一天 3 次，一次两片。
咳嗽、咳痰有加重或者缓解吗？	没有。
目前体温有好转吗？	体温还是高。
那您去医院了吗？	去了当地医院（SP 出现剧烈咳嗽）。

医生	患者
您怎么样？是否需要休息或用点药？还能继续询问您的病史吗？	没事，继续问吧。
做了什么检查？	拍了个肺 CT，化验了血常规。
检查结果怎么样？	（出示肺 CT 和血常规报告单。）
当时医院医生诊断是什么病呢？	右肺炎。
给您开什么药了吗？	没有，我就直接来咱们医院了。（SP 焦虑）大夫，我这个病怎么治呀？
结合您目前的病情和辅助检查结果，考虑肺炎的可能性比较大，需要使用抗生素，等咱们询问完病史，进行查体之后再给您详细解释。	好的。
好的，那我还想继续问您一些问题。	好的。
觉得头晕、头痛吗？	没有。
心慌吗？	不慌。
胸脯疼吗？	不疼。
您觉得气短吗？	没有。
恶心、呕吐吗？	没有。
有没有反酸、烧心？	没有。
有腹痛、腹胀吗？	没有。
有没有四肢关节疼痛？	没有。
您精神状态怎么样？	一般。
吃得怎么样？	没有食欲。
睡得好吗？	还行。
大便怎么样？	正常。
小便呢？	正常。
最近体重有什么变化吗？	没有。
好的，您的情况我基本了解了，我和您叙述一下，您看我说的和您的情况是否一致（叙述上述病史情况）。	一致。
您平常有呼吸相关疾病吗？	没有。
有高血压吗？	没有。
有糖尿病吗？	没有。
有心脏方面的疾病吗？	没有。
得过肝炎、结核病或者其他传染病吗？	没有。
接触过上面说的这些传染病的患者吗？	没有。
做过手术吗？	没有。
受过外伤吗？	没有。
输过血吗？	没有。

医生	患者
有过敏的药物或食物吗？	没有。
您小时候的疫苗都接种了吗？	记不清了（SP 咳嗽）。
您吸烟吗？	没有。
您喝酒吗？	偶尔。
您喝酒多少年了？	10 年了。
喝酒量多少？	每次 1～2 两。
接触过有害物质、特殊理化毒物吗（比如家周围有化工厂）？	没有。
您有没有接触过毒品？	没有。
您结婚了吗？	结婚了。
多大年龄结婚的？	25 岁。
您爱人身体状况怎么样？	挺好的。
您有几个孩子？	1 个。
男孩、女孩？	1 个女孩。
您的孩子身体状况怎么样？	挺好。
您的父母或者兄弟姐妹有患什么疾病吗？	没有。
好的，我要问的就是这些，下面会给您安排检查。	好的，谢谢。

3. 评分表（表 6-1）

表 6-1　肺炎链球菌肺炎患者问诊评分表

项目	评分细则		分值	得分
一般情况	考生是否进行自我介绍		1	
	是否核对患者基本信息		1	
现病史	患者起病情况		2	
	患病时间（发热、咳嗽各 2 分）		4	
	主要症状的特点	发热（热型、最高温度、畏寒、寒战、治疗效果各 1 分）	5	
		咳嗽（性质、时间、规律、音色各 1 分）	4	
		咳痰（颜色、气味、量、是否易咳出、是否有血各 1 分）	5	
	病因与诱因（过敏原、受凉感冒等各 2 分）		4	
	病情发展与演变（发热相关、咳嗽咳痰相关各 3 分）		6	
	伴随症状（头晕及头痛、胸痛、心慌及气短、恶心、呕吐、腹痛及腹泻、四肢关节疼痛各 1 分）		7	
	诊治经过（检查化验结果 2 分，诊断 2 分，治疗方案 2 分，疗效 1 分）		7	
	病程中的一般情况（睡眠、饮食、精神、体重、大小便各 1 分）		5	

续表

项目	评分细则	分值	得分
系统回顾	未回顾0分，部分回顾2分，回顾全面4分	4	
既往史	疾病史（重点强调呼吸系统疾病，未提到不得分）	1	
	基础疾病史（高血压、糖尿病、心脏相关疾病各1分）	3	
	传染病史（肝炎、结核病、其他各1分）	3	
	药物过敏史（药物过敏2分，食物过敏1分）	3	
	手术外伤史	1	
	输血史	1	
	预防接种史	1	
个人史	有害物质接触史、特殊理化毒物接触史、吸毒史各1分	3	
	吸烟史	1	
	饮酒史（饮酒史1分，劝导戒酒1分）	2	
婚育史	婚姻状况、配偶身体情况、子女数量、身体情况各1分	4	
家族史	家庭成员患病情况	2	
问诊技巧	问诊顺序是否合理	2	
	问诊内容是否偏离主诉	2	
	是否进行归纳小结	2	
	是否使用了过渡性语言	2	
	是否使用了医学术语（否为正确）	2	
	问诊时间把握是否合理	2	
	是否存在诱导性提问	2	
人文关怀沟通能力	考生对SP的提问是否做出正面回应	2	
	考生对SP的表现是否有人文关怀	2	
	问诊语速、语气、语调是否恰当	2	
总分		100	

总体评价：

评分人签名：

年　　月　　日

4．小贴士

（1）本案例主要针对“发热、咳嗽、咳痰”症状进行问诊要点的练习。

（2）针对饮酒史部分进行问诊要点的练习。

（3）使用道具：肺CT、血常规报告单。

（杨晓璐）

案例 2：支气管扩张症

1. 问诊内容

【一般项目】患者孙浩平，男，58 岁，农民。

【主诉】咳嗽、咳痰 20 余年，加重伴痰中带血 3 天。

【现病史】患者于 20 余年前无明显诱因出现咳嗽，呈阵发性，与季节及接触刺激性气味无关，无特殊音色，伴咳痰，咳黄绿色黏液脓痰，每日咳痰量约为 50 ml，未留意痰液分层情况，无特殊气味，无痰中带血，就诊于当地医院行胸部 CT 示：双肺纹理增强紊乱，双肺支气管呈囊状扩张。考虑诊断“支气管扩张合并感染”，给予抗感染治疗（具体药物及剂量不详），自觉咳嗽、咳痰较前好转，但每年反复因上述症状加重 2～3 次，需住院治疗。3 天前受凉后出现上述症状加重，咳嗽较前频繁，黄绿色黏痰增多，痰液不易咳出，间断反复出现痰中带血，暗红色，每日 2～3 口血痰，总血量约 6 ml，无气短，无胸痛，就诊于我院急诊，行胸部 CT 示：双肺下支气管扩张合并感染。急诊诊断“支气管扩张合并感染”，给予“左氧氟沙星”每天 0.4 g 静脉滴注、“美罗培南”每次 1.0 g 间隔 8 小时静脉滴注 1 次、“氨基己酸”每天 2.0 g 静脉滴注（治疗共 3 天），痰中带血量减少，今为进一步诊治收入我科。病程中无发热，无头晕、头痛，无心悸，无心前区疼痛，无恶心、呕吐，无反酸、烧心，无腹痛、腹胀，无四肢关节疼痛，精神一般，饮食、睡眠尚可，大小便如常，近期体重无明显变化。

【既往史】疾病史：否认呼吸系统疾病史、高血压、糖尿病、冠心病等慢性病史。传染病史：否认肝炎、结核、麻疹等传染病。手术外伤史：无。输血史：无。药物过敏史：否认。预防接种史：不详。

【个人史】出生并久居于内蒙古呼和浩特市，无疫区、疫情、疫水接触史。无特殊地区居住史。无工业毒物、粉尘、放射性物质接触史。无吸毒史。吸烟：有，20 支 / 日，吸烟 10 余年，戒烟 20 余年。饮酒：无。无冶游史。

【婚育史】婚姻状况：已婚，结婚年龄：23 岁。配偶健康情况：健康。生育史：育有 1 子，体健。

【家族史】否认家族遗传病史。

2. 脚本

医生	患者
您好！请问您叫什么名字？	我叫孙浩平。
我是您的接诊医生。我需要了解您生病的情况，如果涉及您的隐私，我会保密，希望您能配合。	好的。
我先问一下您的基本信息，您多大年龄？	我 58 岁。
平时做什么工作？	农民。
您觉得怎么不舒服？	咳嗽、咳痰，最近痰里带血了（SP 略显焦虑）。
有多长时间了？	3 天了。
之前有没有一样的情况？	有呢，20 多年前开始有点咳嗽、咳痰。
当时这些症状和什么有关吗？比如着凉或者受累之类。	没觉得。

医生	患者
20 年前咳嗽是什么样的？持续的还是间断的？	间断的。
咳嗽跟季节有关系吗？	没有关系。
咳嗽与接触刺激性气味有关系吗？	没有。
痰是什么颜色的？	黄绿色的。
痰是泡沫状的还是黏的？	黏稠的。
每天痰量多少？	差不多一小酒杯。
痰有臭味吗？	没有。
您咳出来的痰分层吗？	没注意过（SP 咳嗽）。
当时的痰里有血吗？	没有。
您当时在哪儿看过吗？	在我家附近医院看过。
做了什么检查吗？	拍了个肺 CT。
检查结果怎么样？	SP 提供胸部 CT 及报告单（支气管扩张合并感染）。
说您这是什么病？	就这报告上写的病，没别的了。
当时给您输液还是口服药物了？	输液了。
您还记得用什么药了吗？	不记得了。
输液后您觉得好些了吗？	咳嗽、咳痰比之前有好转。
咳嗽、咳痰再有反复加重吗？	每年都有。
每年加重几次？	2～3 次吧。
每次加重时治疗过吗？	在诊所输液治疗。
哦，好的。那您最近出现痰中带血是从什么时候开始的？	3 天前。
您觉得什么原因导致您不舒服加重的？	受凉了（SP 剧烈咳嗽，咳 1 口血痰，紧张焦虑）。
我看看您咳的痰液，不要紧张，需要询问清楚您的病情，及时给您治疗啊。	好的。
这次咳嗽加重了吗？	咳嗽比之前频繁了。
有痰吗？	有痰。
痰是什么颜色的？	还是黄绿色的。
痰液黏稠吗？	黏稠。
痰量增多了吗？	比之前多，而且还不好咳，间断有痰里带血。
痰中带的血什么颜色的？	暗红色的。
每天有几次痰中带血？	2～3 次。
血量 1 天大约有多少？	一小酒杯的杯底吧。
痰中带血时您觉得气短吗？	没有。
有没有觉得胸痛？	没有。

医生	患者
那您去哪儿看了吗？	我着急直接来的咱们医院急诊。
做啥检查了吗？	SP 提供胸部 CT 及报告。
给您诊断什么病吗？	支气管扩张合并感染。
给您怎么治疗的？	输液了，这是药方，由 SP 提供给接诊医生（SP 提供用药处方：左氧氟沙星 0.4 g QD 静点、美罗培南 1.0 g Q8H 静点、氨基己酸 2.0 g QD 静点）。
输了几天液？	大概有 3 天吧。
您觉得有好转吗？	痰中带血量比之前减少了。
好的，那我还想继续问您一些问题。	好的。
有没有发烧？	没有。
觉得头晕、头痛吗？	没有。
心慌吗？	不慌。
胸口疼吗？（可配合手势动作明确位置）	没有。
恶心、呕吐吗？	没有。
有没有反酸、烧心？	没有。
您腹痛、腹胀吗？	没有。
有没有四肢关节疼痛？	没什么感觉（SP 咳嗽）。
您精神状态怎么样？	一般。
吃得怎么样？	还可以。
睡得好吗？	还行。
大便怎么样？	正常。
小便呢？	正常。
最近体重有什么变化吗？	没有。
好的，您的情况我基本了解了，我和您叙述一下，您看我说的和您的情况是否一致（叙述上述病史情况）。	一致。
您平常有呼吸相关疾病吗？	没有。
有高血压吗？	没有。
有糖尿病吗？	没有。
有心脏方面的疾病吗？	没有。
得过肝炎、结核或者其他传染病吗？	没有。
接触过上面说的这些传染病的患者吗？	没有。
年幼时得过麻疹吗？	没有。
做过手术吗？	没有。

医生	患者
受过外伤吗？	没有。
输过血吗？	没有。
有过敏的药物、食物吗？	没有。
您小时候的疫苗都接种了吗？	记不清了。
您吸烟吗？	已经戒烟了。
戒烟多长时间了？	20 多年吧。
抽烟有多长时间？	10 多年吧。
每天抽多少支？	1 包吧。
您喝酒吗？	不喝。
接触过有害物质、特殊理化毒物吗（比如家周围有化工厂）？	没有。
您有没有接触过毒品？	没有。
您多大年龄结婚的？	23 岁。
您爱人身体状况怎么样？	挺好的。
你们有几个孩子？	1 个。
男孩、女孩？	1 个男孩。
孩子身体状况怎么样？	挺好。
您的父母或者兄弟姐妹身体怎么样？	挺好。
好的，我要问的就是这些，下面会给您安排检查。	好的，谢谢。

3. 评分表（表 6-2）

表 6-2　支气管扩张症患者问诊评分表

项目	评分细则		分值	得分
一般情况	考生是否进行自我介绍		1	
	是否核对患者基本信息		1	
现病史	患者起病情况		1	
	患病时间（20 余年前、3 天前变化各 2 分）		4	
	主要症状的特点	咳嗽（性质、时间和规律、音色各 1 分）	3	
		咳痰（颜色、气味、量、是否易咳出、是否分层各 1 分）	5	
		咯血（性状、量、颜色、出血方式各 1 分）	4	
	病因与诱因（劳累、受凉感冒等各 2 分）		4	
	病情发展与演变（咳嗽咳痰相关、咯血相关各 2 分）		4	
	伴随症状（发热、胸痛、头晕头痛、心慌气短、恶心呕吐、腹痛腹泻、关节疼痛等各 1 分）		7	

续表

项目	评分细则	分值	得分
现病史	诊治经过（检查化验结果、诊断、治疗方案、疗效各 2 分）	8	
	病程中的一般情况（睡眠、饮食、精神、体重、大小便等各 1 分）	5	
系统回顾	未回顾 0 分，部分回顾 2 分，回顾全面 4 分	4	
既往史	疾病史（重点强调呼吸系统疾病，未提到不得分）	3	
	基础疾病史（高血压、糖尿病、心脏相关疾病各 1 分）	3	
	传染病史（肝炎、结核、麻疹及其他各 1 分）	4	
	药物过敏史（药物过敏 1 分、食物过敏 1 分）	2	
	手术外伤史	1	
	输血史	1	
	预防接种史	1	
个人史	有害物质接触史、特殊理化毒物接触史、吸毒史各 1 分	3	
	吸烟史（吸烟史 1 分；对戒烟表示鼓励或劝导戒烟 1 分）	2	
	饮酒史	1	
婚育史	婚姻状况、配偶身体情况、子女数、身体情况各 1 分	4	
家族史	家庭成员患病情况	2	
问诊技巧	问诊顺序是否合理	2	
	问诊内容是否偏离主诉	2	
	是否进行归纳小结	2	
	是否使用了过渡性语言	2	
	是否使用了医学术语（否为正确）	2	
	是否针对同一问题反复提问	2	
	问诊时间把握是否合理	2	
	是否存在诱导性提问	2	
人文关怀沟通能力	考生对 SP 的提问是否做出正面回应	2	
	考生对 SP 的表现是否有人文关怀	2	
	问诊语速、语气、语调是否恰当	2	
总分		100	

总体评价：

评分人签名：

年　　月　　日

4. 小贴士

（1）本案例主要针对“咯血”症状进行问诊要点的练习。

（2）针对吸烟史部分进行问诊要点的练习，注意与“呕血”的鉴别。

（3）使用道具：肺 CT 及报告单、输液处方。

（杨晓璐）

案例 3：慢性阻塞性肺疾病急性加重期

1. 问诊内容

【一般项目】患者王伟，男，64 岁，农民。

【主诉】间断咳嗽咳痰 6 年、呼吸困难 2 年，加重 2 天。

【现病史】患者 6 年前多于秋末冬初时出现咳嗽，阵发性，伴咳痰，为少量白色泡沫状痰，较易咳出，每日咳痰量约为 10 ml，无特殊气味，无痰中带血，以夜间及晨起为著，每年出现 2～3 次，每次发作持续 7～10 天。遂就诊于当地医院，查胸部 CT 示：双肺纹理增强紊乱。支气管舒张试验提示阴性。考虑诊断“慢性阻塞性肺疾病”，不规律使用“布地奈德福莫特罗、多索茶碱片”，效果尚可。2 年前无诱因逐渐出现呼吸困难，开始为体力活动时感气短，逐渐感日常活动受限，间断加重住院治疗后好转出院。2 天前受凉后出现频繁咳嗽，伴咳黄色黏痰，量多，不易咳出，呼吸困难加重，静坐状态下感气短，为进一步诊治就诊于我院门诊，门诊以“慢性阻塞性肺疾病急性加重”收入我科。病程中无发热，无头晕头痛，偶伴心悸，无心前区疼痛，无恶心呕吐，无反酸烧心，无腹痛腹胀，无四肢关节疼痛，精神、饮食、睡眠尚可，大小便如常，近期体重无明显变化。

【既往史】疾病史：否认高血压、糖尿病，冠心病等慢性病史。传染病史：否认肝炎、结核等传染病。手术外伤史：无。输血史：无。药物过敏史：否认。预防接种史：不详。

【个人史】生于并久居于内蒙古呼和浩特市，无疫区、疫情、疫水接触史。无特殊地区居住史。无工业毒物、粉尘、放射性物质接触史。无吸毒史。吸烟：有，30 年，每日 20 支，未戒烟。饮酒：无。无冶游史。

【婚育史】婚姻状况：已婚，结婚年龄 22 岁。配偶健康情况：健康。生育史：1 子 1 女，体健。

【家族史】否认特殊遗传病史。

2. 脚本

医生	患者
您好！请问是王伟的家属吗？	您好！是的。
您和病人是什么关系？	我是他女儿。
我是您父亲的接诊医生。我需要了解病人生病的情况，如果涉及病人的隐私，我会保密，希望您能配合。	好的。
您父亲多大年龄？	64 岁。
平时做什么工作？	农民。
他当时觉得怎么不舒服？	说是觉得咳嗽咳痰、呼吸困难。
有多长时间了？	2 天了。

医生	患者
之前有没有一样的情况?	有呢，6年前开始有点咳嗽，有痰。
当时觉得有什么原因引起他不舒服吗?比如接触冷空气或者打扫卫生之类。	秋末冬初，天气冷时明显。
咳嗽是持续的还是间断的?	咳起来就咳一阵儿。
痰是什么颜色的?	白色的。
痰是泡沫状的还是黏的?	泡沫状的。
痰量多少?	每次就一两口，一天3~5次。
痰有什么特殊气味吗?	没有。
痰中有血吗?	没有。
咳嗽、咳痰一天里什么时间明显?	早晨起来和晚上睡觉时候。
每年发作几次?	2~3次。
每次大约几天?	7~10天。
这中间在哪儿看过吗?	当时在我家附近医院看过。
做了什么检查吗?	拍了个肺CT、做了个支气管舒张试验。
检查结果怎么样?	(出示肺CT和支气管舒张试验报告单。)
当时医院医生诊断是什么病吗?	说是叫慢阻肺，名字挺长我也总说不清楚。
给您父亲开什么药了吗?	开了吸的布地奈德、福莫特罗和口服的多索茶碱。
您带药了吗?	带了(SP出示药物)。
那这些药怎么使用?	他就难受时候用几天。
效果怎么样?	还可以。
那您父亲这6年之中病情有什么变化吗?加重了还是减轻了?	药物控制着咳嗽咳痰差不多就这样，但近2年觉得喘气费劲儿。
这气短是突然发生的还是逐渐加重的?	逐渐加重，开始体力劳动的时候感觉气短，后来日常活动感觉气短。
每年都需要住院治疗吗?	近2年每年一次住院。
每次治疗都能缓解症状吗?	住院后症状可以好转，回家用药可控制。
您父亲这次厉害有2天了，您觉得什么原因导致不舒服加重的?	受凉了。
当时怎么不舒服?	咳嗽、气短的特别厉害，(SP焦虑)大夫，你说我爸他这次是不是很严重了?受苦了一辈子，自己省吃俭用连药也不舍得买。
您先别着急，听您描述的症状确实比之前重，等把您父亲的情况问完，咱们尽快安排一些检查明确一下现在病情的程度，再和您进一步详细解释。	好的。

医生	患者
这次咳嗽有痰吗?	有痰，痰多还咳不出来。
痰是什么颜色的?	黄色的。
是黏痰还是泡沫样的?	黏的。
喘得严重吗?	喘得感觉比之前厉害，我感觉他坐着都上不来气。
有没有发烧?	没有。
觉得头晕头痛吗?	没有。
心慌吗?	偶尔有点。
胸疼吗?	不疼。
恶心呕吐吗?	没有。
有没有反酸烧心?	没有。
您父亲觉得腹痛腹胀吗?	没有。
精神状态怎么样?	平常不难受挺好的。
吃得怎么样?	挺好的。
睡得好吗?	还行。
大便怎么样?	正常。
小便呢?	正常。
最近体重有什么变化吗?	没有。
好的，病人的情况我基本了解了，我和您叙述一下，您看我说的和他的情况是否一致（叙述上述病史情况）。	一致。
他平常有其他呼吸相关疾病吗?	没有。
有高血压吗?	没有。
有糖尿病吗?	没有。
有心脏方面的疾病吗?	没有。
得过肝炎、结核或者其他传染病吗?	没有。
接触过上面说的这些传染病的患者吗?	没有。
做过手术吗？	没有。
受过外伤吗?	没有。
输过血吗?	没有。
有过敏的药物、食物吗?	没有。
您父亲小时候的疫苗都接种了吗?	我不太清楚。
他吸烟吗?	吸烟。
吸烟多久了?	30 年了。

医生	患者
每天吸烟几支？	每天一包烟。
吸烟对身体不好，咱们之后一起劝导您父亲戒烟吧。	好的，谢谢大夫。
他喝酒吗？	不喝。
接触过有害物质、特殊理化毒物吗？（比如家周围有化工厂）	没有。
有没有接触过毒品？	没有。
多大年龄结婚的？	22 岁。
您母亲身体状况怎么样？	挺好的。
您有几个兄弟姐妹？	我还有个哥哥。
您两位身体状况怎么样？	都挺好。
您父亲的直系亲属有患什么疾病吗？	没有。
好的，我要问的就是这些，下面会给他进行体格检查、做检查化验，安排治疗等等。	好的，谢谢。

3. 评分表（表 6-3）

表 6-3　慢性阻塞性肺疾病急性加重期患者问诊评分表

项目	评分细则		分值	得分
一般项目	考生是否进行自我介绍		1	
	是否核对患者基本信息		1	
现病史	患者起病情况		3	
	患病时间（6 年前 1 分、2 天前变化 1 分）		2	
	主要症状的特点	咳嗽（性质、时间和规律、音色、是否有痰各 2 分）	8	
		咳痰（颜色、气味、量、是否易咳出各 1 分）	4	
		喘息（发作时间、频率、程度各 2 分）	6	
	病因与诱因（季节等）		3	
	病情发展与演变（咳嗽咳痰相关 2 分；喘息相关 2 分）		4	
	伴随症状（发热、心悸、心前区疼痛、关节疼痛等各 1 分）		4	
	诊治经过（检查化验结果、诊断、治疗方案、疗效各 2 分）		8	
	病程中的一般情况（睡眠、饮食、精神、体重、大小便各 1 分）		5	
系统回顾	未回顾 0 分，部分回顾 2 分，回顾全面 4 分		4	
既往史	疾病史（重点强调呼吸系统疾病，未提到不得分）		3	
	基础疾病史（高血压、糖尿病、心脏相关疾病各 1 分）		3	
	传染病史（肝炎、结核、其他各 1 分）		3	

续表

项目	评分细则	分值	得分
既往史	药物过敏史（药物过敏 2 分。食物过敏 1 分）	3	
	手术外伤史	1	
	输血史	1	
	预防接种史	1	
个人史	有害物质接触史、特殊理化毒物接触史、吸毒史各 1 分	2	
	吸烟史（吸烟史 2 分，对戒烟表示鼓励或劝导戒烟 1 分）	3	
	饮酒史	1	
婚育史	婚姻状况、配偶身体情况、子女数、身体情况各 1 分	4	
家族史	家庭成员患病情况	2	
问诊技巧	问诊顺序是否合理	2	
	问诊内容是否偏离主诉	2	
	是否进行归纳小结	2	
	是否使用了过渡性语言	2	
	是否使用了医学术语（否为正确）	2	
	问诊时间把握是否合理	2	
	是否存在诱导性提问	2	
人文关怀沟通能力	考生对 SP 的提问是否做出正面回应	2	
	考生对 SP 的表现是否有人文关怀	2	
	问诊语速、语气、语调是否恰当	2	
总分		100	

总体评价：

评分人签名：

年　　月　　日

4. 小贴士

（1）本案例主要针对“咳嗽咳痰、呼吸困难”症状进行问诊要点的练习。

（2）针对吸烟史部分进行问诊要点的练习。

（3）使用道具：肺 CT、支气管舒张试验报告单、两种药品外包装。

（顾　岩）

案例 4：肺恶性肿瘤

1. 问诊内容

【一般项目】患者张丽，女，68 岁，退休。

【主诉】咳嗽咳痰 1 年、痰中带血 1 个月，加重 4 天。

【现病史】患者于 1 年前无明显诱因出现间断性咳嗽，伴咳少量白色泡沫状痰，晨起为著，痰易咳出，自行服用“甘草片”（剂量与用法不详）后上述症状可缓解，未系统诊治。1 月前无明显诱因出现晨起痰中带血丝，为鲜红色，每日 1 次，患者仍未重视。4 天前上述症状加重，痰中血量增多，为鲜红色，每次咳出血量约 1 元硬币大小，每天咯血 1～2 次，无喘息，无晕厥，无心悸胸痛，遂就诊于当地医院，查胸部 CT 示：右肺下叶团块影，右肺门增大并阻塞性肺炎，纵隔淋巴结增大。当地医院诊断为：“右肺占位、阻塞性肺炎”，遂住院治疗，给予静脉滴注“头孢呋辛”2.0 g，每日 2 次，口服“云南白药胶囊”2 粒，每日 3 次，治疗 3 天后痰血及咳嗽无明显改善。现为进一步诊治就诊于我科，病程中无发热，无乏力盗汗，无头晕头痛，无光过敏，无口干眼干，无口腔溃疡，无猖獗齿，无恶心呕吐，无反酸烧心，无腹痛腹胀，无四肢关节疼痛，无雷诺现象，精神、饮食、睡眠尚可，大小便如常，近半年体重下降约 5 kg。

【既往史】疾病史：否认高血压、糖尿病，冠心病等慢性病史。传染病史：否认肝炎、结核等传染病。手术外伤史：无。输血史：无。药物过敏史：否认。预防接种史：不详。

【个人史】生于并久居于内蒙古呼和浩特市，无疫区、疫情、疫水接触史。无特殊地区居住史。无工业毒物、粉尘、放射性物质接触史。无吸毒史。吸烟：无。饮酒：无。无冶游史。

【婚育史】婚姻状况：已婚，结婚年龄 22 岁。配偶健康情况：健康。生育史：2-0-0-2，足月顺产 1 子 1 女，均体健。

【月经史】14 岁 $\frac{5\sim6\text{天}}{28\sim30\text{天}}$ 50 岁，月经量正常，颜色正常，无血块，无痛经，经期规律，白带量少，色白，无异味。

【家族史】父亲患有肺癌，72 岁时去世。

2. 脚本

医生	患者
您好！请问您叫什么名字？	您好！我叫张丽（SP 虚弱）。
我是您的接诊医生。我需要了解您生病的情况，如果涉及您的隐私，我会保密，希望您能配合。	好的。
我先问一下您的基本信息，您多大年龄？	我 68 岁。
平时做什么工作？	之前是警察，现在已经退休了。
您觉得怎么不舒服？	我觉得咳嗽、痰中有血。
有多长时间了？	咳嗽有 1 年多了，痰里带血有 1 个月，最近几天加重了。
1 年前您觉得有什么原因引起您不舒服吗？比如接触冷空气或者打扫卫生之类。	没觉得有什么原因，可能自己也没有注意。
咳嗽是什么样的？持续的还是间断的？	间断的。
咳嗽什么时间明显？	早晨起来比较明显。
痰是什么颜色的？	白色的。

医生	患者
是泡沫样的还是黏的？	泡沫的吧。
痰量多吗？	不太多。
在这期间去哪看过吗？	没有，自己吃点甘草片就好了。
甘草片怎么服用的？	记不清了。
那您这1年中病情有什么变化吗？加重了还是减轻了？	咳嗽咳痰没有变化，最近这1个月出现痰中带血了。
这1个月出现痰中带血有什么原因吗？	没有呀。
那您咳出来是血丝？血块？	血丝。
血丝的颜色是鲜红色？暗红色？	鲜红色。
每天能咳几次？	1次。
那您去哪看过吗？	没有。
您说这几天又加重了，是什么时候开始的？	4天前。
那我再问您一下这4天的情况。	好的。（SP焦虑）大夫，你说我这次是不是很严重了？
您先别着急，听您描述的症状确实比之前重，等把您的情况问完，咱们尽快安排一些检查明确一下现在病情的程度，再和您进一步详细解释。	好的。
这次痰中带血是什么颜色的？	鲜红色的。
痰中血量多少？	约1元硬币大小。
一天能咳几次？	每天一两次吧。
这几天有没有喘息？	没有。
有没有突然晕倒过？	没有。
有没有胸痛？	没有。
有没有心慌？	没有。
这几天在哪儿看过吗？	当时在我家附近医院看过。（SP剧烈咳嗽无法回答问话，缓解后继续回答）
您需要先休息一下吗？	不用，谢谢。
做了什么检查吗？	拍了个肺CT。
检查结果怎么样？	（SP出示肺CT片。）
当时医院医生诊断是什么吗？	大夫没具体说，就让我先住院治疗看看。
用的药物是什么？	输液3天，头孢呋辛和云南白药胶囊。
那您这些药怎么使用？	大夫这是用药的清单（SP出示用药清单）。
治疗后有好转吗？	没有改善，所以我想来咱们医院进一步看看。
好的，那我还想继续问您一些问题。	好的。
有没有发烧？	没有。

医生	患者
有没有身上没有力气？	没有。
有没有睡觉出汗的情况？	没有。
觉得头晕、头痛吗？	没有。
有没有对光过敏的情况？	没有。
感觉眼干口干吗？	没有。
嘴里经常有口腔溃疡吗？	没有过。
有没有牙齿一块一块掉的情况？	没有。
有恶心、呕吐吗？	没有。
有没有反酸、烧心？	没有。
有没有腹痛、腹胀？	没有。
有没有四肢关节疼痛？	没有。
双手有没有遇冷水后变白的现象？	没有。
您精神状态怎么样？	平常不难受挺好的。
吃得怎么样？	挺好的。
睡得好吗？	还行。
大便怎么样？	正常。
小便呢？	正常。
最近体重有什么变化吗？	近半年瘦了 10 斤差不多。
好的，您的情况我基本了解了，我和您叙述一下，您看我说的和您的情况是否一致（叙述上述病史情况）。	一致。
您平常有呼吸相关疾病吗？	没有。
有高血压吗？	没有。
有糖尿病吗？	没有。
有心脏方面的疾病吗？	没有。
得过肝炎、结核或者其他传染病吗？	没有。
接触过上面说的这些传染病的患者吗？	没有。
做过手术吗？	没有。
受过外伤吗？	没有。
输过血吗？	没有。
有过敏的药物、食物吗？	没有。
您小时候的疫苗都接种了的吗？	记不清了。
您吸烟吗？	不吸。
您喝酒吗？	不喝。
接触过有害物质、特殊理化毒物吗？（比如家周围有化工厂）	没有。

医生	患者
您有没有接触过毒品？	没有。
多大年龄结婚的？	22 岁。
您爱人身体状况怎么样？	挺好的。
您有几个孩子？	2 个。
姑娘、儿子？	1 个儿子，1 个姑娘。
都是足月吗？	是的。
有过早产的情况吗？	没有。
有过流产吗？	没有。
您的孩子们身体状况怎么样？	都挺好。
您绝经了吗？	绝经了。
多大年龄绝的经？	50 岁吧。
您第一次来月经是什么时候？	14 岁。
每次持续几天？	4～5 天。
多长时间来一次？	将近 1 个月吧。
之前来月经的时候经血和白带的情况都怎么样？	正常。
您的父母或者兄弟姐妹有患什么疾病吗？	我父亲是肺癌，72 岁时候就去世了。
好的，我要问的就是这些，下面会给您进行体格检查、做检查化验，安排治疗等等。	好的，谢谢。

3. 评分表（表 6-4）

表 6-4　肺恶性肿瘤患者问诊评分表

项目	评分细则		分值	得分
一般项目	考生是否进行自我介绍		1	
	是否核对患者基本信息		1	
现病史	患者起病情况		3	
	患病时间（咳嗽咳痰、咯血各 1 分）		2	
	主要症状的特点	咳嗽（性质、时间和规律、音色各 1 分）	3	
		咳痰（颜色、气味、量、是否易咳出各 1 分）	4	
		咯血（性质、量、颜色、出血方式各 1 分）	4	
	病因与诱因（过敏原、受凉感冒等各 1 分）		2	
	病情发展与演变（咳嗽咳痰相关、咯血相关各 2 分）		4	
	伴随症状（喘息、晕厥、胸痛心悸、发热、乏力、盗汗、头晕头痛、光过敏、口干眼干、口腔溃疡、猖獗齿、恶心呕吐、腹痛腹泻各 1 分）		13	

续表

项目	评分细则	分值	得分
现病史	诊治经过（检查化验结果、诊断、治疗方案、疗效各 2 分）	8	
	病程中的一般情况（睡眠、饮食、精神、体重、大小便各 1 分）	5	
系统回顾	未回顾 0 分，部分回顾 2 分，回顾全面 4 分	4	
既往史	疾病史（重点强调呼吸系统疾病，未提到不得分）	1	
	基础疾病史（高血压、糖尿病、心脏相关疾病各 1 分）	3	
	传染病史（肝炎、结核、其他各 1 分）	3	
	手术外伤史	1	
	输血史	1	
	药物过敏史（药物过敏 2 分；食物过敏 1 分）	3	
	预防接种史	1	
个人史	有害物质接触史、特殊理化毒物接触史、吸毒史各 1 分	3	
	吸烟史（吸烟史 0.5 分；对戒烟表示鼓励或劝导戒烟 0.5 分）	1	
	饮酒史	1	
婚育史	婚姻状况、配偶身体情况、子女数、身体情况各 1 分	4	
月经史	询问月经初潮，月经周期及持续时间，末次月经时间	2	
家族史	家庭成员患病情况	2	
问诊技巧	问诊顺序是否合理	2	
	问诊内容是否偏离主诉	2	
	是否进行归纳小结	2	
	是否使用了过渡性语言	2	
	是否使用了医学术语（否为正确）	2	
	问诊时间把握是否合理	2	
	是否存在诱导性提问	2	
人文关怀沟通能力	考生对 SP 的提问是否做出正面回应	2	
	考生对 SP 的表现是否有人文关怀	2	
	问诊语速、语气、语调是否恰当	2	
总分		100	

总体评价：

评分人签名：

年　　月　　日

4. 小贴士

这是一个恶性肿瘤患者的病史，在设计的过程中考虑到现实病例患者可能出现的心理因素，问诊过程中并不明确自己疾病的诊断。在问诊可疑或明确诊断为难治性疾病的患者时，问诊人更应该注意措辞及语气等。

（1）本案例主要针对“咳嗽咳痰”症状进行问诊要点的练习；案例 1～4 均涉及“咳嗽咳痰”的问诊，同学们可以尝试总结归纳异同。

（2）针对家族史部分进行问诊要点的练习。

（3）使用道具：肺 CT、用药清单。

（顾　岩）

案例 5：不稳定型心绞痛

1. 问诊内容

【一般项目】患者李铁柱，男，56 岁，自由职业。

【主诉】间断胸痛 2 年，频繁发作 1 个月，加重 1 小时。

【现病史】患者 2 年前开始偶于逆风骑车上坡时出现胸痛，为胸骨后闷痛，程度可耐受，伴颈部紧缩感、气短，感乏力，无肩背部放射痛、出汗，下车休息即缓解，未重视。近 1 月患者上述症状发作频繁，每于骑车上坡时均出现，程度及性质同前，曾就诊于某私立医院，做心电图、胸部 X 线片、血化验未见异常，为明确诊断，建议上级医院进一步诊治，患者未重视，未继续就诊。1 小时前患者无诱因餐后休息状态下再次出现胸痛，部位、性质同前，程度较前加重，伴大汗、气短，家人予含服 10 粒“救心丸”后约 10 分钟症状缓解，急就诊于我院急诊。病程中，无发热、咳嗽，无心悸，无头晕、头痛，无反酸、烧心，无恶心、呕吐，无腹痛、腹胀，精神、饮食、睡眠尚可，大小便如常，近期体重无明显变化。

【既往史】疾病史：否认高血压、糖尿病、冠心病等慢性病史。传染病史：否认肝炎、结核等传染病。手术外伤史：无。输血史：无。药物过敏史：否认。预防接种史：不详。

【个人史】生于并久居于内蒙古自治区呼和浩特市，无疫区、疫情、疫水接触史。无特殊地区居住史。无工业毒物、粉尘、放射性物质接触史。无吸毒史。吸烟：30 年，每天 1 包。饮酒：无。无冶游史。

【婚育史】婚姻状况：已婚，结婚年龄 20 岁。配偶健康情况：健康。生育史：育有 1 子 1 女，均体健。

【家族史】父亲有高血压病史。

2. 脚本

医生	患者
您好！请问您叫什么名字？	李铁柱。
我是您的接诊医生。我需要了解您生病的情况，如果涉及到隐私，我会保密，希望您能配合。	好的。
我先问一下您的基本信息，您多大年龄？	我 56 岁。
平时做什么工作？	我是自由职业。
您觉得怎么不舒服？	我胸脯这疼（SP 手指胸部）。

医生	患者
有多长时间了？	1 小时前开始疼的。
现在还疼吗？	不疼了。
当时感觉怎么疼？	就觉得憋闷得疼。
还有哪里疼？脖子？后背？肩膀？胳膊疼吗？	都不疼，就是觉得脖子这里发紧，像被掐住了。
还有其他症状吗？	您是指？
出汗吗？	出汗挺多。
气短吗？	气短呢。
乏力吗？	没有。
胸脯疼的时候您正在干什么？	啥也没干，刚吃完饭，看电视呢。
胸脯疼了多长时间？	大概 10 分钟吧。
怎么缓解的？	家人给我含了 10 粒救心丸，大概 10 分钟以后就不疼了。
您以前有过类似的症状吗？	有，这 1 个月就两三回了，不过没这么严重。
这两三次胸疼是在什么情况下发生的？	我每个星期去看我母亲，路上有个坡，我骑车子上坡的时候就觉得胸脯憋闷，脖子这紧（SP 手指胸部、颈部）。
和这次疼的感觉一样吗？	一样的。
这几次有出汗吗？	没有。
有气短吗？	有点。
有乏力吗？	有点乏。
那出现胸疼后您怎么办了？	我当时就从车子上下来了，停了一两分钟就不疼了，后来我就慢慢推着车子走，过了那个坡又能骑车子走了。
您这个月当中看过医生吗？	看过。
在哪里看的？	就在我们家附近的一个医院，叫什么医院我记不清了，应该是个私立医院。
做了什么检查吗？	做了心电图、胸片，还抽了血。
检查结果怎么样？您带来了吗？	我走得着急，没带，不过当时医生说都正常。
当时医生诊断是什么病了吗？	他也没说出是什么病，建议我到咱们医院再看看，我觉得检查都正常，应该没事，就没看，没想到今天又疼了。您说我是不是耽搁了（SP 表现紧张）。
您先别着急，听起来病情确实是有进展，我再详细了解一下您的情况，然后咱们尽快做一些检查明确一下现在的病情，好吧？	好的。

医生	患者
您胸痛就是近 1 个月出现的吗？再以前有没有疼过？	现在想来以前也有，大概从两年前开始，就是去我母亲家上那个坡的时候，主要是刮风天，迎着风骑车上坡，觉得挺费劲，胸脯这就有点憋，脖子这也紧，不过下来走上就没事了。
那个时候和现在的疼有区别吗？	那时候没现在厉害，我觉得可以忍受。
那时候胸痛的时候出汗吗？	没有。
气短吗？	气短。
乏力吗？	乏，当时骑得挺费劲么。
好的，有过发烧吗？	没有。
有没有咳嗽？	没有。
觉得头晕吗？	没有。
头痛吗？	没有。
心慌吗？	不慌。
恶心吗？	没有。
吐过吗？	没有。
有没有反酸？	没有。
有没有烧心？	没有。
您肚子疼吗？	没有。
肚子胀吗？	没有。
您精神状态怎么样？	挺好的。
吃饭怎么样？	挺好的。
睡眠好吗？	一般。
大便怎么样？	正常。
小便呢？	正常。
最近体重有什么变化吗？	没有。
好的，您的情况我基本了解了，我和您叙述一下，您看我说的和您的情况是否一致（叙述上述病史情况）。	一致。
您还有其他心脏方面的疾病吗？	没有。
您有高血压吗？	没有。
有糖尿病吗？	没有。
得过肝炎、结核或者其他传染病吗？	没有。
接触过上面说的这些传染病的患者吗？	没有。
做过手术吗？	没有。
受过外伤吗？	没有。

医生	患者
输过血吗？	没有。
有过敏的药物、食物吗？	没有。
您小时候的疫苗都接种了吗？	记不清了。
您吸烟吗？	吸。
吸烟多少年了？	30年了。
每天吸多少？	1包吧。
抽烟对您的身体不好，建议您以后不能再抽烟了。	好的。
您喝酒吗？	不喝。
接触过有害物质、特殊理化毒物吗，比如周围有化工厂吗？	没有。
您有没有接触过毒品？	没有。
多大年龄结婚的？	20岁。
您爱人身体状况怎么样？	挺好的。
有几个孩子？	2个。
姑娘、儿子？	1个姑娘，1个儿子。
孩子们身体状况怎么样？	都挺好。
您的父母或者兄弟姐妹有患什么疾病吗？	我父亲有高血压。
好的，我要问的就是这些，下面会给您进行体格检查、做检查化验，安排治疗等等。	好的，谢谢。

3. 评分表（表6-5）

表6-5　不稳定型心绞痛患者问诊评分表

项目	评分细则		分值	得分
一般项目	考生是否进行自我介绍		1	
	是否核对患者基本信息		1	
现病史	患者起病情况		1	
	患病时间（2年、1月、1小时各1分）		3	
	主要症状的特点	胸痛部位（胸骨后疼痛、无颈部放射痛各3分）	6	
		胸痛性质（憋闷感、咽部紧缩感各3分）	6	
		胸痛持续时间及缓解方式（休息、含药各3分）	6	
	病因与诱因（骑车上坡）		3	
	病情发展与演变（近1月发作频繁，加重1小时）		3	
	伴随症状（气短、乏力、出汗各2分）		6	

续表

项目	评分细则	分值	得分
现病史	诊治经过（检查化验结果、诊断、治疗方案、疗效各 2 分）	8	
	病程中的一般情况（睡眠、饮食、精神、体重、大小便各 1 分）	5	
系统回顾	未回顾 0 分，部分回顾 2 分，回顾全面 4 分	4	
既往史	疾病史（针对所患疾病的系统询问）	3	
	基础疾病史（高血压、糖尿病各 1 分）	2	
	传染病史（肝炎、结核、其他各 1 分）	3	
	药物过敏史（药物过敏 2 分，食物过敏 1 分）	3	
	手术外伤史	1	
	输血史	1	
	预防接种史	1	
个人史	有害物质接触史、特殊理化毒物接触史、吸毒史各 1 分	3	
	吸烟史（吸烟史 2 分，对戒烟表示鼓励或劝导戒烟 1 分）	3	
	饮酒史	1	
婚育史	婚姻状况、配偶身体情况、子女数，身体情况各 1 分	4	
家族史	家庭成员患病情况（父亲患有高血压）	2	
问诊技巧	问诊顺序是否合理	2	
	问诊内容是否偏离主诉	2	
	是否进行归纳小结	2	
	是否使用了过渡性语言	2	
	是否使用了医学术语（否为正确）	2	
	问诊时间把握是否合理	2	
	是否存在诱导性提问	2	
人文关怀沟通能力	考生对 SP 的提问是否做出正面回应	2	
	考生对 SP 的表现是否有人文关怀	2	
	问诊语速、语气、语调是否恰当	2	
总分		100	

总体评价：

评分人签名：

年　　月　　日

4. 小贴士

（1）本案例主要针对“胸痛”症状进行问诊要点的练习。

（2）针对吸烟史部分进行问诊要点的练习。

（3）使用道具：无。

（张红梅）

案例 6：阵发性室上性心动过速

1. 问诊内容

【一般项目】患者王晓丽，女，32 岁，公司职员。

【主诉】发作性心悸 3 年，加重 3 小时。

【现病史】患者于 3 年前开始无明显诱因出现心悸，自觉心率快，呈突发突止，每次持续 3～5 分钟可自行缓解，每年发生 1～2 次，不伴胸痛、呼吸困难，无头晕、晕厥，未重视。3 小时前无明显诱因再次出现上述症状，持续 1 小时未缓解，急来我院急诊门诊，做心电图提示：阵发性室上性心动过速。行物理治疗未能缓解，遂静脉应用药物（具体不详）后症状缓解，为行射频消融治疗收住我科。病程中，患者无发热，无恶心、呕吐，无腹痛、腹泻，无意识障碍、抽搐，无消瘦、出汗，精神、饮食、睡眠良好，大小便如常，体重无明显变化。

【既往史】疾病史：否认高血压、糖尿病、冠心病等慢性病史。传染病史：否认肝炎、结核等传染病。手术外伤史：无。输血史：无。药物过敏史：否认。预防接种史：不详。

【个人史】生于并久居于内蒙古自治区呼和浩特市，无疫区、疫情、疫水接触史。无特殊地区居住史。无工业毒物、粉尘、放射性物质接触史。无吸毒史。吸烟：无。饮酒：无。无冶游史。

【婚育史】婚姻状况：已婚，结婚年龄 28 岁。配偶健康情况：健康。生育史：1-0-0-1，足月顺产 1 子，体健。

【月经史】14 岁 $\frac{4\sim5\text{天}}{28\text{天}}$ 2022-07-11，月经量正常，颜色正常，无血块，无痛经，经期规律，白带量少，色白，无异味。

家族史：否认家族遗传病史。

2. 脚本

医生	患者
您好！请问您叫什么名字？	您好！我叫王晓丽。
我是您的接诊医生。我需要了解您生病的情况，如果涉及到隐私，我会保密，希望您能配合。	好的。
我先问一下您的基本信息，您多大年龄？	我 32 岁。
平时做什么工作？	我是公司职员。
您觉得怎么不舒服？	心慌。
有多长时间了？	3 小时左右。
之前有没有一样的情况？	有。
那最早是从什么时候出现的？	大约 3 年前。
您觉得 3 年间的心慌和什么情况有关系？比如说情绪激动或者劳累？	没觉得有什么原因。
心慌是突然间出现的还是逐渐明显的？	突然出现的。
心慌能持续多长时间？	3～5 分钟吧。

医生	患者
怎样缓解？	自己就没事了。
是一下就好了还是逐渐缓解的？	一下就好了。
您觉得心慌的时候心跳有变化吗？	有，觉得跳得很快。
心慌的时候有没有摸过自己的脉搏？一分钟能跳多少次？	没有摸过。
这个症状发作频繁吗？多长时间发作一次？	不频繁，一年有 1～2 次吧。
每次发作持续的时间和感觉都一样吗？	差不多。
除了心慌还有别的感觉吗？	您是指？
有胸痛吗？	没有。
有呼吸困难吗？	没有。
有头晕吗？	没有。
有晕过去，啥也不知道了的情况吗？	没有。
3 年当中您在哪儿看过吗？	没看过，几分钟就过去了，我也没当回事。
这 3 年病情有进展吗？	基本没什么变化。
这次心慌为什么来医院看了？	这次感觉比以前严重了。
严重是指什么方面，比如说持续时间比以前长了或者心跳得快？	我觉得持续的时间长了，这次 1 个小时也没好，我就赶紧来急诊了。
这次有头晕吗？	没有。
有晕厥吗？	没有。
有胸痛吗？	没有。
感觉呼吸困难吗？	也没有。
您在急诊做了什么检查？	做了心电图（SP 拿出心电图），还化验了血，一会家人就能带来。
急诊诊断什么？	说是室上速？
怎么治疗的？	医生先让我做了好多个动作，先用力吸气，屏住气，再用力呼气，按摩脖子（SP 做相关动作），捅嗓子，我都觉得恶心了，反复做了好几次（SP 表示不耐烦）。
急诊大夫让您做的这些都是治疗这个病的物理方法，有的人症状可以缓解的。	原来是这样，但是我没觉得有效果。
那后来怎么治疗的？	后来输了点液。
输上这个液体心慌有缓解吗？	有呢，输了十几分钟吧，一下就觉得没事了。
您知道用的什么药吗？	不太清楚。
症状缓解以后医生有没有给您提供进一步的治疗方案？	建议我住院做个手术，什么消融？医生，您说这个手术危险不危险啊（SP 表示焦虑）？
您先别着急，根据您的描述，我考虑您是阵发性室上性心动过速，有一些类型可能需要做射频消融术，这是个微创手术，对这个病是比较好的治疗方法。我再了解一些您的其他情况，稍后再给您详细解释。	好的。

医生	患者
有没有发烧?	没有。
恶心吗?	没有。
吐过吗?	没有。
有肚子疼吗?	没有。
有拉肚子吗?	没有。
体重有明显变化吗?	没有。
您精神状态怎么样?	挺好的。
吃饭好吗?	挺好。
睡得怎么样?	挺好。
大便怎么样?	正常。
小便呢?	正常。
好的，您的情况我基本了解了，我和您叙述一下，您看我说的和您的情况是否一致（叙述上述病史情况）。	一致。
您有其他心脏方面的疾病吗?	没有。
有高血压吗?	没有。
有糖尿病吗?	没有。
得过肝炎、结核或者其他传染病吗?	没有。
接触过上面说的这些传染病的患者吗?	没有。
做过手术吗 ?	没有。
受过外伤吗?	没有。
输过血吗?	没有。
有过敏的药物、食物吗?	没有。
您小时候的疫苗都接种了吗?	记不清了。
您吸烟吗?	不吸。
您喝酒吗?	不喝。
接触过有害物质、特殊毒物，比如家周围有化工厂等等?	没有。
您有没有接触过毒品?	没有。
您结婚了吗?	结婚了。
多大年龄结婚的?	28 岁。
您爱人身体状况怎么样?	挺好的。
您有几个孩子?	1 个。
男孩、女孩?	男孩。
是足月吗?	是的。

医生	患者
有过流产或者死胎的情况吗？	没有。
您的孩子身体状况怎么样？	挺好。
您第一次来月经时多大年龄？	14 岁。
每次月经持续多长时间？	4～5 天。
多长时间来一次？	28 天。
末次月经什么时候？	1 周前。
之前来月经的时候经血和白带的情况都怎么样？	正常。
您的父母或者兄弟姐妹有患什么疾病吗？	没有。
好的，我要问的就是这些，下面会给您进行体格检查、做检查化验，安排治疗等等。	好的，谢谢。

3. 评分表（表 6-6）

表 6-6　阵发性室上性心动过速患者问诊评分表

项目	评分细则	分值	得分
一般项目	考生是否进行自我介绍	1	
	是否核对患者基本信息	1	
现病史	患病时间（问出 3 年 1 分，3 小时 1 分）	2	
	主要症状的特点 心悸（持续时间、频次、发病时心率、发病及终止特点各 3 分）	12	
	病因与诱因	2	
	病情发展与演变（持续时间延长 3 分，头晕、晕厥、胸痛、呼吸困难各 1 分）	7	
	伴随症状（胸痛、头晕、晕厥、呼吸困难各 2 分）	8	
	诊治经过（3 年间诊治经过 1 分，检查化验结果 3 分，诊断、治疗方案、疗效各 2 分）	10	
	病程中的一般情况（睡眠、饮食、精神、体重、大小便各 1 分）	5	
系统回顾	未回顾 0 分，部分回顾 2 分，回顾全面 4 分	4	
既往史	疾病史（针对所患疾病的系统询问）	3	
	基础疾病史（高血压、糖尿病各 1 分）	2	
	传染病史（肝炎、结核、其他各 1 分）	3	
	药物过敏史（药物过敏 2 分，食物过敏 1 分）	3	
	手术外伤史	1	
	输血史	1	
	预防接种史	1	

续表

项目	评分细则	分值	得分
个人史	有害物质接触史、特殊理化毒物接触史、吸毒史各 1 分	3	
	吸烟史	1	
	饮酒史	1	
婚育史	婚姻状况、配偶身体情况、子女数、身体情况各 1 分	4	
月经史	询问月经初潮、月经周期、持续时间、末次月经时间、经血、白带情况各 0.5 分	3	
家族史	家庭成员患病情况	2	
问诊技巧	问诊顺序是否合理	2	
	问诊内容是否偏离主诉	2	
	是否进行归纳小结	2	
	是否使用了过渡性语言	2	
	是否使用了医学术语（否为正确）	2	
	问诊时间把握是否合理	2	
	是否存在诱导性提问	2	
人文关怀沟通能力	考生对 SP 的提问是否做出正面回应	2	
	考生对 SP 的表现是否有人文关怀	2	
	问诊语速、语气、语调是否恰当	2	
总分		100	

总体评价：

评分人签名：

年　　月　　日

4. 小贴士

（1）本案例主要针对“心悸”症状进行问诊要点的练习。

（2）本案例患者对前期诊疗经历有困惑，需做出针对性解释。

（3）使用道具：心电图。

（张红梅）

案例 7：慢性心力衰竭

1. 问诊内容

【一般项目】患者刘二平，男，66 岁，个体经营者。

【主诉】间断呼吸困难 6 年，加重 3 天。

【现病史】患者 6 年前开始常于体力劳动时出现呼吸困难，伴心悸，无胸痛，无咳嗽、咯血，休息可缓解，未重视。后活动耐力逐渐减低，近 2 年于一般活动时即出现呼吸困难，有时伴双下肢凹陷性水肿，曾多次住院，诊断为：扩张型心肌病、心力衰竭。抗心衰（具体用药不详）治疗后好转出院。于院外长期口服“螺内酯”20 mg，每日 2 次，“地高辛片”0.125 mg 每日 1 次，“酒石酸美托洛尔片”12.5 mg 每日 1 次，上述病情控制平稳。患者 3 天前受凉后出现呼吸困难加重，平静状态下感呼吸费力，间断出现夜间阵发性呼吸困难，伴咳嗽，咳白色泡沫痰，伴乏力、心悸，双下肢水肿程度较前加重，无发热、寒战，自行口服抗心衰药物症状未见好转。遂于昨日就诊于我院门诊，行心脏彩超：全心增大。胸部 CT：未见活动性病变。血常规：WBC：13.23×10^9/L；HGB：150 g/l。脑钠肽：3965 pg/ml。诊断：扩张型心肌病、心力衰竭。为系统诊治收住我科。病程中，患者无头晕、头痛，无黑矇、意识障碍，偶伴腹胀，无腹痛，无恶心、呕吐，无反酸、烧心，精神一般，睡眠、饮食欠佳，大便如常，近 3 日小便减少，近期体重无明显变化。

【既往史】疾病史：否认高血压、糖尿病等慢性病史。传染病史：否认肝炎、结核等传染病。手术外伤史：无。输血史：无。药物过敏史：否认。预防接种史：不详。

【个人史】生于并久居于内蒙古自治区呼和浩特市，无疫区、疫情、疫水接触史。无特殊地区居住史。无工业毒物、粉尘、放射性物质接触史。无吸毒史。曾吸烟 20 余年，每天 1 包，已戒烟 10 年。饮酒：无。无冶游史。

【婚育史】婚姻状况：已婚，结婚年龄 21 岁。配偶健康情况：健康。生育史：有 1 子 1 女，均体健。

【家族史】否认家族遗传病史。

2. 脚本

医生	患者
您好！请问是刘二平的家属吗？	您好，是的。
您和病人是什么关系？	我是他儿子。
我是您父亲的接诊医生。我需要了解病人生病的情况，如果涉及隐私，我会保密，希望您能配合。	好的。
您父亲多大年龄？	66 岁。
平时做什么工作？	是个体户。
他觉得怎么不舒服？	感觉呼吸困难，喘不上气。
有多长时间了？	以前就有不舒服，这 3 天感觉严重了。
最早是什么时候开始不舒服的？	大约 6 年前。
6 年前刚开始时是什么情况下难受？	是这样的，我爸开了个卖米面粮油的店，有时候需要给送货，就是扛一袋米或者面，比如 20 斤的，上楼到 2 楼或 3 楼就觉得喘气费劲了。
那他的症状持续多长时间能缓解？	休息几分钟就好了。
当时还有别的不舒服吗？比如心慌？	有点心慌。
胸口疼吗？	没有。
咳嗽吗？	没有。

医生	患者
有没有咯血？	没有。
当时看过病吗？	没有。
那后来病情有变化吗？	我觉得越来越严重了吧。
您说的严重是指什么症状严重了？	越来越干不了活了，走得快、走得多就呼吸困难，擦个地都喘，啥也干不了了。
您觉得严重了有多长时间？	有两年了。
这两年有咳嗽、咳痰吗？	那会没有。
有咯血吗？	没有。
有没有水肿的情况？	有时候腿肿。
一条腿肿还是两条腿肿？	两条腿都肿。
眼睛和脸有水肿的情况吗？	没有。
您父亲这期间在哪儿看过吗？	可多看了，住院也住了 3～4 次了。
在哪里看过？	基本就是在咱们医院。
住过什么科？	在心内科住过，在急诊科也住过。
医生诊断是什么病？	每次都说是心衰。
有没有诊断具体是什么心脏病？	说是……扩张型心肌病。
有没有查过冠脉？做过冠脉造影或者冠脉 CT 吗？	做过造影。
您知道造影结果怎么样吗？血管有没有狭窄？	说是问题不大，具体我也不太清楚。
那您父亲在院外长期吃药吗？	吃呢，可不少吃。
具体都有什么药？能给我看看吗？	什么利尿药、强心药，好几种呢，都在这了（SP 拿出药盒）。
好的，您觉得吃这些药管用吗？	管用，不吃更不行。
那这次来医院是又加重了吗？	嗯，气短得厉害了。
您感觉是什么原因引起加重的？	我估计是那天凉着了。
这次气短加重有几天了？	有 3 天了吧。
这次加重跟以前一样吗？具体有什么表现？	感觉比以前更严重了，坐在这喘气都费劲（SP 焦虑），大夫，您说我爸这次是不是很严重了？
您先别着急，听您描述的症状确实比之前重，等把您父亲的情况问完，咱们尽快安排一些检查，评估一下现在的病情，再和您进一步详细解释。	好的。
您父亲现在坐着的时候都觉得喘，那晚上睡觉好吗？能躺平吗？	睡不好，躺平睡一会就憋醒了。
晚上睡觉被憋醒一晚上能持续多久？	时间不长，起来坐一会就好了。
这次咳嗽吗？	咳嗽呢。

医生	患者
有痰吗？	有痰。
痰是什么颜色的？	白色的。
是黏痰还是泡沫痰？	泡沫痰。
痰多吗？	不太多。
身上乏吗？	乏，一点劲儿也没有。
心慌吗？	心慌。
腿肿吗？	肿。
和之前腿肿的时候比呢？	我觉得肿得更厉害。
有没有发烧？	没有。
有没有怕冷、打哆嗦？	没有。
觉得头晕吗？	没有。
还有什么不舒服吗？	别的好像没有。
那出现这些症状以后怎么做的？	自己吃了点药。
他吃的什么药？	还吃的以前的药。
吃这些药有效果吗？	好像也不管用，然后就来医院了。
什么时候来的医院？	昨天下午去了急诊。
做检查了吗？	做了，心脏彩超、胸部CT，还化验了血，都在急诊呢。
好的，一会儿我跟急诊联系一下看看您父亲的结果。	好的。
急诊医生诊断什么？	说还是心衰。
给他在急诊用了些什么药？	应该有利尿剂吧，隔一会就尿。其他的我也不知道。
用上药以后有好一些吗？	有，没那么气短了。
这几天有过恶心吗？	没有。
吐过吗？	没有。
有没有反酸？	没有。
有没有烧心？	没有。
他有肚子疼吗？	没有。
肚子胀吗？	偶尔有。
有过大便发黑或者发红吗？	没有，大便挺正常的。
有过眼前发黑，甚至什么也不知道的时候吗？	没有。
这几天精神状态怎么样？	不难受的时候还可以。
吃得好吗？	就这几天不行。

医生	患者
睡得怎么样?	不太好。
小便呢?	这几天尿量有点少。
吃着利尿剂吗?有没有停药或是减量?	吃着呢，一直按大夫嘱咐的吃着呢。
最近体重有什么变化吗?	没量过。应该变化不大。
好的，您父亲的情况我基本了解了，我和您叙述一下，您看我说的和您的情况是否一致（叙述上述病史情况）。	一致。
您父亲还诊断过其他心脏方面的疾病吗?	没有。
血压高吗?	不高。
血糖高吗?	不高。
得过肝炎、结核或者其他传染病吗?	没有。
接触过上面说的这些传染病的患者吗?	没有。
做过手术吗？	没有。
受过外伤吗?	没有。
输过血吗?	没有。
有过敏的药物、食物吗?	没有。
您父亲小时候的疫苗都接种了吗?	这个我不知道。
您父亲吸烟吗?	吸过 20 多年，之前每天一包，已经戒了 10 年了。
戒烟对您父亲的身体有好处，要继续保持。	好的。
他喝酒吗?	不喝。
接触过有害物质、特殊理化毒物吗（比如家周围有化工厂等）?	没有。
他有没有接触过毒品?	没有。
多大年龄结婚的?	21 岁。
您母亲身体状况怎么样?	挺好的。
您还有兄弟姐妹吗?	我还有个妹妹。
您两个人身体状况怎么样?	都挺好。
您父亲的父母或者兄弟姐妹有患什么疾病吗?	好像没有。
好的，我要问的就是这些，下面会给您父亲进行体格检查、做检查化验，安排治疗等等。	好的，谢谢。

3. 评分表（表 6-7）

表 6-7　慢性心力衰竭患者问诊评分表

项目	评分细则	分值	得分
一般项目	考生是否进行自我介绍	1	
	是否核对患者基本信息	1	
现病史	患者起病情况	1	
	患病时间（6 年、2 年、3 天各 1 分）	3	
	主要症状的特点（劳力性呼吸困难）	4	
	病因与诱因（体力劳动、感冒各 2 分）	4	
	病情发展与演变（一般活动即有症状、平静状态下即有症状、夜间端坐呼吸各 2 分）	6	
	伴随症状（心悸、咳嗽、咳痰、双下肢水肿各 3 分）	12	
	诊治经过（检查化验结果、冠脉相关检查、诊断扩心病、心衰、治疗方案、疗效各 2 分）	12	
	病程中的一般情况（睡眠、饮食、精神、体重、大小便、利尿剂用量各 1 分）	6	
系统回顾	未回顾 0 分，部分回顾 2 分，回顾全面 4 分	4	
既往史	心脏相关疾病史	3	
	基础疾病史（高血压、糖尿病各 1 分）	2	
	传染病史（肝炎、结核、其他各 1 分）	3	
	药物过敏史（药物过敏 2 分，食物过敏 1 分）	3	
	手术外伤史	1	
	输血史	1	
	预防接种史	1	
个人史	有害物质接触史、特殊理化毒物接触史、吸毒史各 1 分	3	
	吸烟史（吸烟史、对戒烟表示鼓励各 1 分）	2	
	饮酒史	1	
婚育史	婚姻状况、配偶身体情况、子女数、身体情况各 1 分	4	
家族史	家庭成员患病情况	2	
问诊技巧	问诊顺序是否合理	2	
	问诊内容是否偏离主诉	2	
	是否进行归纳小结	2	
	是否使用了过渡性语言	2	
	是否使用了医学术语（否为正确）	2	
	问诊时间把握是否合理	2	
	是否存在诱导性提问	2	

续表

项目	评分细则	分值	得分
人文关怀沟通能力	考生对 SP 的提问是否做出正面回应	2	
	考生对 SP 的表现是否有人文关怀	2	
	问诊语速、语气、语调是否恰当	2	
总分		100	

总体评价：

评分人签名：

年　　月　　日

4. 小贴士

（1）本案例主要针对“呼吸困难”症状进行问诊要点的练习，与案例 3 进行比较学习。

（2）针对吸烟史部分进行问诊要点的练习。

（3）使用道具：药盒。

（张红梅）

案例 8：胃溃疡

1. 问诊内容

【一般情况】患者王花花，女，50 岁，工人。

【主诉】上腹部疼痛 3 年，加重伴黑便 1 周。

【现病史】患者于 3 年前多于饱餐后出现上腹部疼痛，为间歇性胀痛，每次疼痛数小时后可自行缓解，无饥饿痛及夜间痛，无肩背部放射痛，无恶心呕吐，无反酸嗳气，无呕血黑便，无腹泻，未系统治疗。1 周前，食用辛辣刺激食物后再次出现上腹部痛，以灼痛为主，不能自行缓解，伴反酸嗳气，伴恶心，并伴有黑便 3 次，呈糊状，每次约 250 g 左右，无里急后重感。3 天前就诊于当地诊所，服用“奥美拉唑”1 粒 / 天治疗，服药后上述症状稍缓解。现为进一步诊治，就诊于我院门诊，门诊以“腹痛待查”收住入院。患者自发病以来，无头晕头痛，无胸闷心悸，无咳嗽咳痰，精神可，饮食差，睡眠可，小便次数正常，体重未见明显增减。

【既往史】疾病史：否认高血压、糖尿病、冠心病等慢性病史。既往体检发现幽门螺杆菌感染，未予系统治疗。传染病史：否认肝炎、结核等传染病。手术外伤史：无。输血史：无。药物过敏史：否认。预防接种史：不详。

【个人史】生于并久居于内蒙古省呼和浩特市，无疫区、疫情、疫水接触史。无特殊地区居住史。无工业毒物、粉尘、放射性物质接触史。无吸毒史。吸烟：无。饮酒：无。无冶游史。

【婚育史】婚姻状况已婚，结婚年龄 22 岁。配偶健康情况：健康。生育史：2-0-0-2，足月顺产 1 子 1 女，均体健。

【月经史】14 岁 $\frac{4\sim6\text{天}}{28\sim30\text{天}}$ 2022-07-16，月经量正常，无痛经。经期规律，白带量少，

色白，无异味。

【家族史】无家族特殊遗传病史。

2. 脚本

医生	患者
您好！请问您叫什么名字？	您好，我叫王花花。
我是您的接诊医生。我需要了解您生病的情况，如果涉及您的隐私，我会保密，希望您能配合。	好的。
我先问一下您的基本信息，您多大年龄？	50 岁。
平时做什么工作？	工人。
您觉得怎么不舒服？	肚子疼。
有多久了？	有 1 周了。
具体是哪里疼？	肚脐上方（SP 用手按）。
是什么样的疼？ 烧着疼还是胀着疼？	烧着疼。
您觉得这次肚子疼和什么有关？比如吃什么东西之类？	1 周前吃了点辣的，之后就肚子疼了。
腹痛有什么规律么？饿了痛还是吃完饭痛？	吃完饭疼得厉害。
是一直痛么？	一直疼。
腹痛有什么方式可以缓解吗？	吃点奥美拉唑会好点。
是自己吃的还是医生开的药？	3 天前去社区诊所看过，医生让吃的。
做什么检查了吗？	没做检查。
医生怎么说的？	就说是胃病，给开了点奥美拉唑。
怎么吃的？	1 天 1 颗。
觉得吃上有用吗？	吃了肚子就舒服点儿。
有没有反酸烧心？	有的。
有没有经常打饱嗝（嗳气）?	有的。
有恶心、呕吐吗？	恶心，但是没吐过。
有没有拉肚子？	没有。
有没有肚子胀？	没有。
有没有呕过血？	没有。
有没有大便带血？	没有。
有没有大便颜色发黑呀？	有。
黑便一共便了几次？	这一周里有 3 次。
大便什么样的？	稀糊样的。
这一周大便次数和量和平时比有啥变化？	没啥变化，和平时差不多。
有没有排便总是排不净的感觉？	没有。
以前有过肚子疼吗？	有。

医生	患者
最早什么时候开始的?	大概3年前。
当时具体是哪里疼?	也是肚脐上面。
那以前肚子疼和最近一样吗?	不一样，以前是胀着疼。
之前是一直痛么?	不是，疼一会就好了。
每次疼多长时间呀?	1~2个小时吧。
这3年肚子疼得频繁吗?	不频繁，就偶尔疼。
您觉得肚子疼和什么有关?	说不清楚，好像是吃完饭疼。
饿的时候疼过吗?	没有。
晚上疼过吗?	好像也没有。
那肚子疼的时候有没有觉得肩膀或者后背疼啊?	没有。
那您肚子疼的时候有没有别的不舒服?像我刚才说的那些，比如反酸、烧心或者排黑便?	没有。
那您去医院或者诊所看过吗?	以前没去过。 大夫，我肚子疼越来越严重了，是不是我得癌症了（SP焦虑）?
您先别太紧张，引起肚子疼的原因有很多，我再详细地了解一下您的情况，您看行吗?	好的。
平时有没有头晕头疼?	没有。
有没有胸闷心悸?	没有。
有没有咳嗽咳痰?	没有。
您平时精神状态怎么样?	挺好的。
食欲怎么样?	平常还行，最近胃口不太好。
睡眠怎么样?	还行。
小便怎么样?	正常。
最近体重有什么变化吗?	没有。
好的，您的情况我基本了解了，我和您简单叙述一下，您看我说的和您的情况是否一致?（叙述上述病史情况）	一致。
以前得过消化系统疾病吗?	没有。
有没有吃阿司匹林?	没有。
以前查过幽门螺杆菌吗?	体检发现感染过，但没管它。
您有高血压吗?	没有。
有糖尿病吗?	没有。
有心脏方面的疾病吗?	没有。

医生	患者
得过肝炎、结核或者其他传染病吗？	没有。
接触过上面说的这些传染病的患者吗？	没有。
做过手术吗？	没有。
受过外伤吗？	没有。
输过血吗？	没有。
有过敏的药物、食物吗？	没有。
您小时候的疫苗都接种了吗？	记不清了。
您吸烟吗？	不吸。
您喝酒吗？	不喝。
您有没有接触过有害物质或特殊理化毒物（比如家周围有化工厂）？	没有。
您有没有接触过毒品？	没有。
多大年龄结婚的？	22 岁。
您爱人身体状况怎么样？	挺好的。
您第一次来月经是什么时候？	14 岁。
每次持续几天？	4～5 天。
多长时间来一次？	28 天。
上次月经什么时候？	2 周前。
平时月经规律吗？	规律。
量多吗？	不多。
有没有血块？	没有。
有没有痛经？	没有。
您有几个孩子？	2 个。
男孩、女孩？	1 个男孩，1 个女孩。
有过流产吗？	没有。
有过早产或死胎的情况吗？	没有。
您的孩子们身体状况怎么样？	都挺好。
家里有人得过消化系统疾病吗？	没有。
您家族里有什么遗传性疾病吗？	没有。
好的，我要问的就是这些，谢谢您的配合，接下来会给您安排检查。	好的，谢谢。

3. 评分表（表 6-8）

表 6-8　胃溃疡患者问诊评分表

项目	评分细则	分值	得分
一般项目	考生是否进行自我介绍	1	
	是否核对患者基本信息	1	
现病史	患者起病情况	1	
	患病时间（腹痛 3 年前、加重 1 周各 1 分）	2	
	主要症状的特点（腹痛部位、性质、持续时间、节律性、影响及缓解因素各 2 分）	10	
	病因与诱因（起初、近 1 周加重各 2 分）	4	
	病情发展与演变（3 年内、7 天前加重各 1 分）	2	
	加重后主要症状的特点变化（疼痛加重、频率、灼痛、不能自行缓解各 2 分）	8	
	伴随症状（反酸嗳气、有恶心无呕吐，黑便次数与量多少、性状各 2 分）	8	
	诊治经过（是否就诊及就诊时间、治疗各 2 分）	4	
	病程中的一般情况（睡眠、饮食、精神、体重变化、小便各 1 分）	5	
系统回顾	未回顾 0 分，部分回顾 2 分，全面回顾 4 分。	4	
既往史	疾病史（既往有无消化系统疾病 1 分，既往幽门螺杆菌感染 2 分）	3	
	基础疾病史（高血压、心脏病、糖尿病史各 1 分）	3	
	传染病史（肝炎、结核、其他各 1 分）	3	
	预防接种史	1	
	手术外伤史	1	
	输血史	1	
	药物过敏史（药物过敏 2 分，食物过敏 1 分）	3	
个人史	吸烟史	1	
	饮酒史	1	
	有害物质接触史、特殊理化毒物接触史、吸毒史各 1 分	3	
婚育史	婚姻状况、配偶身体情况、子女数、子女身体情况各 1 分	4	
月经史	初潮年龄、月经周期及持续时间、末次月经时间、月经状况各 1 分	4	
家族史	家庭成员患病情况	2	
问诊技巧	问诊顺序是否合理	2	
	问诊内容是否偏离主诉	2	
	是否进行归纳小结	2	
	是否使用了过渡性语言	2	
	是否使用了医学术语（否为正确）	2	
	问诊时间把握是否合理	2	
	是否存在诱导性提问	2	

项目	评分细则	分值	得分
人文关怀沟通能力	考生对 SP 的提问是否做出正面回应	2	
	考生对 SP 的表现是否有人文关怀	2	
	问诊语速、语气、语调是否恰当	2	
总分		100	

总体评价：

评分人签名：

年　　月　　日

4．小贴士

（1）本案例主要针对“腹痛、便血”症状进行问诊要点的练习。

（2）针对疾病史部分进行问诊要点的练习。

（3）使用道具：无。

（邢国圣）

案例 9：肝炎后肝硬化

1．问诊内容

【一般项目】患者李云霞，女，50 岁，公司职员。

【主诉】反复腹胀、乏力 2 年，加重伴黄疸 2 周。

【现病史】患者于 2 年前无明显诱因出现间断上腹部憋胀感，伴有纳差，同时出现活动时周身乏力，休息后可缓解，就诊于社区门诊，诊断为“慢性胃炎”，口服“三九胃泰”（具体用量不详）治疗，效果一般，上述病情反复发作。2 周前劳累后出现腹胀加重，为全腹憋胀不适，无腹痛，同时伴有尿少，感持续周身乏力不缓解，邻居发现其面部皮肤及巩膜黄染，无发热，无呕血、便血，再次就诊于社区门诊并化验肝功提示“谷丙转氨酶 300 IU/L，总胆红素 209 umol/L”，诊断为“肝功能异常”，为进一步诊治于我院门诊完善检查化验，化验提示“乙肝小三阳”，彩超提示“肝硬化、腹水、脾大”，门诊以“肝硬化，慢性乙型病毒性肝炎”收入我科。病程中无头晕、头痛，无心悸，无心前区疼痛，无咳嗽、咳痰，无恶心、呕吐，无反酸、烧心，无皮肤及黏膜出血点，精神、饮食差，睡眠尚可，大便如常，小便颜色发黄，近期体重无明显变化。

【既往史】疾病史：否认高血压、糖尿病、冠心病等慢性病史。传染病史：否认肝炎、结核等传染病。手术外伤史：无。输血史：无。药物过敏史：否认。预防接种史：不详。

【个人史】生于并久居于内蒙古自治区呼和浩特市，无疫区、疫情、疫水接触史。无特殊地区居住史。无工业毒物、粉尘、放射性物质接触史。无吸毒史。吸烟：无。饮酒：无。无冶游史。

【婚育史】婚姻状况：已婚，结婚年龄 22 岁。配偶健康情况：健康。生育史：1-0-0-1，足月顺产 1 子，体健。

【月经史】14 岁 $\frac{5\sim6\text{天}}{28\sim30\text{天}}$ 2022-7-13，月经量正常，颜色正常，无血块，无痛经，经期规律，白带量少，色白，无异味。

【家族史】母亲患有乙型病毒性肝炎。

2. 脚本

医生	患者
您好！请问您叫什么名字？	您好！我叫李云霞。
我是您的接诊医生。我需要了解您生病的情况，如果涉及隐私，我会保密，希望您能配合。	好的。
我先问一下您的基本信息，您多大年龄？	我 50 岁。
平时做什么工作？	我是公司职员。
您觉得怎么不舒服？	我觉得肚子憋，浑身没劲。
有多长时间了？	大概有 2 年了。
之前有没有一样的情况？	没有。
当时觉得有什么原因引起您肚子胀吗？比如说吃了油腻食物以后？	没觉得有什么原因，没太注意。
是整个肚子都胀还是局部？	就上面这（SP 用手摸上腹部）。
什么情况下加重，什么情况下缓解？	时好时坏，没什么规律。
饭前饭后都没有区别吗？	没有，我饭都不太想吃。
肚子疼吗？	不疼。
全身没劲有多长时间了？	和感觉肚子胀差不多吧。
是怎么难受的？	浑身没劲，干点活就容易累。
浑身没劲是持续出现的吗？	刚开始不明显，后来时好时坏。
什么情况下会好一些呢？	休息休息就能好。
在这 2 年中您一直没看过吗？	看过社区门诊，说是慢性胃炎。
社区给做过检查或者开过什么药吗？	没做过检查，给开的三九胃泰。
您还记得这两种药的剂量吗？您带了吗？	不记得了。
吃上药感觉有效果吗？	没有，我感觉不如以前（SP 表现失望）。
哪些方面不如以前？	我也说不太清楚。
是肚胀越来越厉害了吗？	是的，尤其最近两个星期感觉明显。
是肚胀得的时间比以前长吗？	也不是，现在是整个肚子都憋得不行。
您感觉肚胀加重有什么原因吗？	好像就是 2 周前劳累后就加重了。
除了肚胀还有其他不舒服吗？身上没劲和以前比有变化吗？	我感觉更厉害了，整天都没劲儿，休息也缓不过来。
加重以后有肚子疼吗？	也不疼。

医生	患者
病情加重后您再看过吗?	又去社区检查了。
做了什么检查?	抽血化验了。
有检查结果吗?	都在这呢（SP 拿出肝功化验单）。
说您什么病?	说是病毒性肝炎，让我到大医院去看。
那您去看了吗?	前几天来这个医院看的。
门诊医生给您开其他检查和化验了吗?	给我又了抽血，还做了彩超。
结果带着吗?	有呢（SP 拿出彩超和乙肝五项的化验）。大夫，刚开始邻居发现我眼睛、皮肤都黄了，我自己也越看越明显。
有多长时间了?	也 2 周了，大夫，有人说眼睛黄，就是肿瘤（SP 表情焦虑），您说我这病是不是很严重?
您先别着急，目前还没肿瘤的依据，但听您描述的确实比之前重一些，等把您的情况问完，咱们尽快安排一些检查明确一下现在病情的程度，再和您进一步详细解释。	好的。
您皮肤颜色发黄有什么原因吗?	感觉和劳累有关，没多久就黄了。
黄得越来越厉害吗?	是的。
身上有没有瘙痒的感觉?	没有。
小便正常吗?	小便颜色发黄，量比以前少。
大便怎么样?	正常。
大便颜色发白或者发黄吗?	都没有。
有没有发烧?	没有。
觉得头晕吗?	没有。
头痛吗?	没有。
心慌吗?	不慌。
胸脯疼吗?	不疼。
有咳嗽、咳痰吗?	没有。
恶心吗?	没有。
吐过吗?	没有。
有没有反酸?	没有。
有没有烧心?	没有。
身上有红色的出血点吗?	没发现。
您精神状态怎么样?	没精神。
吃得好吗?	不好。

医生	患者
睡得怎么样？	还行。
最近体重有什么变化吗？	没有。
好的，您的情况我基本了解了，我和您叙述一下，您看我说的和您的情况是否一致（叙述上述病史情况）。	一致。
有肝脏或者消化系统方面的疾病吗？	没有。
有高血压吗？	没有。
有糖尿病吗？	没有。
有心脏方面的疾病吗？	没有。
得过结核或者其他传染病吗？	没有。
接触过上面说的这些传染病的患者吗？	我妈妈乙肝。
您母亲是在哪儿确诊的吗？	她没和我说过呀。
怎么治疗的您知道吗？	不知道。现在也没什么事了。
现在还在随诊，定期复查吗？	没有。
做过手术吗？	没有。
受过外伤吗？	没有。
输过血吗？	没有。
有过敏的药物、食物吗？	没有。
您小时候的疫苗都接种了吗？	记不清了。
您吸烟吗？	没有。
您喝酒吗？	不喝。
接触过有害物质、特殊理化毒物吗，比如经常接触甲醛之类的？	没有。
有没有接触过毒品？	没有。
多大年龄结婚的？	22 岁。
您爱人身体状况怎么样？	挺好的。
您有几个孩子？	1 个。
男孩、女孩？	1 个男孩。
是足月吗？	是的。
有过流产吗？	没有。
有过死胎的情况吗？	没有。
您的孩子身体状况怎么样？	挺好的。
您绝经了吗？	还没有。
您第一次来月经是什么时候？	14 岁。

医生	患者
每次持续几天?	四五天。
多长时间来一次?	不到点一个月吧，28～30 天左右。
上次月经什么时候?	2 周前。
之前来月经时血和白带的情况都怎么样？	正常的。
除了刚才提到您母亲的情况之外，您的父母或者兄弟姐妹有患什么疾病吗?	没有。
好的，我要问的就是这些，下面会给您进行体格检查、做检查化验，安排治疗等等。	好的，谢谢。

3. 评分表（表 6-9）

表 6-9　肝炎后肝硬化患者问诊评分表

项目	评分细则		分值	得分
一般项目	考生是否进行自我介绍		1	
	是否核对患者基本信息		1	
现病史	询问患者起病情况		3	
	询问患病时间（腹胀乏力 2 年、黄疸 2 周各 2 分）		4	
	主要症状的特点	腹胀（部位、加重及缓解的原因各 2 分）	4	
		乏力（活动后加重，休息后缓解各 2 分）	4	
		黄疸	3	
	询问病因与诱因（劳累）		3	
	询问病情发展与演变（2 周前加重）		3	
	伴随症状（发热、腹痛、尿色发黄、大便情况各 2 分）		8	
	诊治经过（检查化验结果 3 分，诊断 2 分，治疗方案 2 分，疗效 2 分）		9	
	病程中的一般情况（睡眠、饮食、精神、体重各 1 分）		4	
系统回顾	未回顾 0 分，部分回顾 2 分，回顾全面 4 分		4	
既往史	疾病史（肝病史或消化系统病史）		3	
	基础疾病史（高血压、糖尿病、心脏相关疾病各 1 分）		3	
	传染病史（肝炎、结核、其他各 1 分）		3	
	药物过敏史（药物过敏 2 分，食物过敏 1 分）		3	
	手术外伤史		1	
	输血史		1	
	预防接种史		1	
个人史	有害物质接触史、特殊理化毒物接触史、吸毒史各 1 分		3	
	吸烟史		1	
	饮酒史		1	

续表

项目	评分细则	分值	得分
婚育史	婚姻状况、配偶身体情况、子女数、身体情况各 1 分	4	
月经史	询问月经初潮，月经周期、持续时间、末次月经时间，经血、白带情况各 1 分	3	
家族史	家庭成员患病情况（母亲患有乙肝）	2	
问诊技巧	问诊顺序是否合理	2	
	问诊内容是否偏离主诉	2	
	是否进行归纳小结	2	
	是否使用了过渡性语言	2	
	是否使用了医学术语（否为正确）	2	
	问诊时间把握是否合理	2	
	是否存在诱导性提问	2	
人文关怀沟通能力	考生对 SP 的提问是否做出正面回应	2	
	考生对 SP 的表现是否有人文关怀	2	
	问诊语速、语气、语调是否恰当	2	
总分		100	

总体评价：

评分人签名：

年　　月　　日

4. 小贴士

（1）本案例主要针对“黄疸”症状进行问诊要点的练习。

（2）针对家族史部分进行问诊要点的练习。

（3）使用道具：彩超报告、化验单。

（靳君华　张　明）

案例 10：胆囊结石伴慢性胆囊炎

1. 问诊内容

【一般项目】患者李山丹，女，50 岁，公务员。

【主诉】反复右上腹痛 2 年，加重 2 天。

【现病史】患者于 2 年前进食油腻食物后出现右上腹疼痛，呈间断性钝痛，伴右肩部放射痛，感恶心未呕吐，无发热，无心悸，病初就诊于社区门诊，诊断为“慢性胃炎”，口服“三九胃泰”治疗，具体剂量不详，效果一般。上述病情反复发作，患者自觉症状较轻未行系统治疗。2 天前患者再次进食油腻食物后再次出现右上腹疼痛，呈间断性绞痛，较剧烈，伴有恶心及呕吐，呕吐物为胃内容物，无咖啡色及黄绿色物，3～4 次 / 日，量少，无呕血，呕吐后腹痛无缓解，无发热，无心前区疼痛，无皮肤、巩膜黄染。遂就诊于我院急诊，彩超提示“急性胆囊炎，胆囊结石颈部嵌顿”，急诊给予止痛对症治疗后，疼痛好转，以“胆囊结石”收入我科。病程中无头晕头痛，无咳嗽咳痰，无反酸烧心，精神、饮食差，睡眠尚可，大小便如常，近期体重无明显变化。

【既往史】疾病史：否认消化系统疾病病史，高血压、糖尿病、冠心病等慢性病史。传染病史：否认肝炎、结核等传染病。手术外伤史：无。输血史：无。药物过敏史：否认。预防接种史：不详。

【个人史】生于并久居于内蒙古自治区呼和浩特市，无疫区、疫情、疫水接触史。无特殊地区居住史。无工业毒物、粉尘、放射性物质接触史。无吸毒史。吸烟：无。饮酒：无。无冶游史。

【婚育史】婚姻状况：已婚，结婚年龄 22 岁。配偶健康情况：健康。生育史：1-0-0-1，足月顺产 1 子，体健。

【月经史】14 岁 $\frac{4\sim5\text{天}}{28\sim30\text{天}}$ 2022-07-02，月经量正常，颜色正常，无血块，无痛经，经期规律，白带量少，色白，无异味。

【家族史】父亲患有高血压病。

2. 脚本

医生	患者
您好！请问您叫什么名字？	您好！我叫李山丹。
我是您的接诊医生。我需要了解您生病的情况，如果涉及您的隐私，我会保密，希望您能配合。	好的。
我先问一下您的基本信息，您多大年龄？	我 50 岁。
平时做什么工作？	我是公务员。
您觉得怎么不舒服？	肚子疼。
哪个部位？	SP 动作示意（SP 右上腹）。
有多长时间了？	2 天了。
之前有没有一样的情况？	有过。
那第一次发作是什么时候呢？	大概 2 年前。
那个时候是哪个部位疼？	就这里（SP 可以同时用手指右上腹）。
您觉得疼痛和什么因素有关吗？比如吃饭、受凉？	好像都是吃了油大的食物以后就疼。
疼痛是什么感觉呢？	不明显，闷闷的。
是持续的还是断断续续的？	是断断续续的。
疼起来有没有带着其他地方疼？	右肩部疼。
疼痛能忍受吗？	可以忍受。
疼的时候有恶心、呕吐吗？	有恶心，无呕吐。
有发热吗？	没有。

医生	患者
有心慌吗？	没有。
去哪看过吗？	在社区门诊。
做什么检查了吗？	没有，就说是慢性胃炎。
开什么药了吗？	三九胃泰。
怎么吃的？	忘啦。
效果怎么样？	效果一般。
这 2 年疼痛反复发作吗？	是的，反反复复。
那您怎么治疗了吗？	没有，觉得不怎么严重就这么凑合着。
这 2 年疼痛有加重或者缓解吗？	之前没有，就 2 天前突然疼得厉害了。
这次加重和什么因素有关吗？	吃了肥肉之后又开始疼，可能是吃太多了。
疼的地方有变化吗？	没有还是那个地方。
疼的感觉和以前一样吗？	不一样，这次是绞着疼。
是持续疼还是断断续续疼？	还是断断续续的，但疼起来忍受不了。
还带的其他地方疼吗？	还和以前一样，带得右肩膀疼。
有没有恶心、呕吐？	有。
吐的是什么？	吃的食物。
吐了几次？	吐了三四次吧。
量多吗？	不太多。
吐的里面有咖啡色或者黄绿色的东西吗？	没有。
有血吗？	没有。
吐完疼痛有缓解吗？	缓解不明显。
有没有发现您的皮肤、眼睛发黄？	没有。
有没有发烧？	没有。
有没有心慌？	没有。
这两天去哪看过吗？	直接来了你们医院急诊。
做了什么检查，有结果吗？	拿出彩超（SP 出示彩超单）。
做治疗了吗？	给打了一针止疼的。
什么药，您还记得吗？	不太清楚。
打完止疼药管用吗？	打完慢慢就不怎么疼了，急诊大夫建议我住院进一步治疗。大夫我现在又开始疼了，可以再打一针吗？
我们会尽快帮您治疗的，但需要把您的情况全面掌握，才能更好地为您治疗。我抓紧再把后面的问题问完，您看可以吗？	那我再坚持一下，您继续问吧（SP 痛苦）。
自发病以来您有过头疼头晕吗？	没有。

医生	患者
有胸闷气短吗？	没有。
有咳嗽咳痰吗？	没有。
有反酸烧心吗？	没有。
您精神状态怎么样？	没精神。
吃饭怎么样？	一般。
睡眠好吗？	还行。
大便怎么样？	正常。
小便呢？	正常。
最近体重有什么变化吗？	没有。
好的，您的情况我基本了解了，我和您叙述一下，您看我说的和您的情况是否一致（叙述上述病史情况）。	一致。
您之前有过消化系统相关的疾病吗？	没有。
您有高血压吗？	没有。
有糖尿病吗？	没有。
有心脏方面的疾病吗？	没有。
得过肝炎、结核或者其他传染病吗？	没有。
接触过上面说的这些传染病的患者吗？	没有。
做过手术吗？	没有。
受过外伤吗？	没有。
输过血吗？	没有。
有过敏的药物、食物吗？	没有。
您小时候的疫苗都接种了吗？	记不清了。
您吸烟吗？	不吸。
您喝酒吗？	不喝。
接触过有害物质、特殊理化毒物吗（举例说明，比如家周围有化工厂等）？	没有。
您有没有接触过毒品？	没有。
您结婚了吗？	结婚了。
多大年龄结婚的？	22岁。
您爱人身体状况怎么样？	挺好的。
您第一次来月经时多大年龄？	14岁。
每次月经持续多长时间？	4～5天。
多长时间来一次？	28天左右吧。
上次来月经是什么时候？	2周前。

医生	患者
平时月经量正常吗?	正常。
有痛经吗?	没有。
月经颜色正常吗?	正常的。
白带的量、气味正常吗?	正常的。
有几个孩子?	1个。
姑娘、儿子?	1个男孩。
是足月吗?	是的。
有早产的情况吗?	没有。
有过流产吗?	没有。
孩子身体状况怎么样?	都挺好。
您的父母或者兄弟姐妹有患什么疾病吗?	我父亲有高血压。
好的，我要问的就是这些，接下来会给您安排检查。	好的，谢谢。

3. 评分表（表 6-10）

表 6-10　胆囊结石伴慢性胆囊炎患者问诊评分表

项目	评分细则	分值	得分
一般项目	考生是否进行自我介绍	1	
	是否核对患者基本信息	1	
现病史	患者起病情况	3	
	患病时间	3	
	主要症状的特点（右上腹疼痛部位、性质、程度、持续时间、放射痛、加重及缓解因素各2分）	12	
	病因与诱因	3	
	病情发展与演变（2天前加重）	2	
	伴随症状（恶心、呕吐、发热、心慌各1分）	4	
	诊治经过（2年前及2天前检查化验结果、诊断、治疗方案、疗效各2分）	8	
	病程中的一般情况（睡眠、饮食、精神、体重、其他系统症状各1分等）	5	
系统回顾	未回顾0分，部分回顾2分，回顾全面4分	4	
既往史	疾病史（针对消化系统询问）	3	
	基础疾病史（高血压、糖尿病、心脏相关疾病各1分）	3	
	传染病史（肝炎、结核、其他各1分）	3	
	药物过敏史（药物过敏2分，食物过敏1分）	3	
	手术外伤史	1	

续表

项目	评分细则	分值	得分
既往史	输血史	1	
	预防接种史	1	
个人史	有害物质接触史、特殊理化毒物接触史、吸毒史	3	
	吸烟史	1	
	饮酒史	1	
婚育史	婚姻状况 1 分，配偶身体情况 1 分。子女情况：足月、早产、流产、存活子女数共 2 分，身体情况 2 分	6	
月经史	月经初潮，月经周期、持续时间，末次月经时间各 1 分	4	
	经血、白带情况各 1 分	2	
家族史	家庭成员患病情况	2	
问诊技巧	问诊顺序是否合理	2	
	问诊内容是否偏离主诉	2	
	是否进行归纳小结	2	
	是否使用了过渡性语言	2	
	是否使用了医学术语（否为正确）	2	
	问诊时间把握是否合理	2	
	是否存在诱导性提问	2	
人文关怀沟通能力	考生对 SP 的提问是否做出正面回应	2	
	考生对 SP 的表现是否有人文关怀	2	
	问诊语速、语气、语调是否恰当	2	
总分		100	

总体评价：

评分人签名：

年　　月　　日

4. 小贴士

（1）本案例主要针对“腹痛”症状进行问诊要点的练习。

（2）使用道具：彩超报告。

（靳君华　张　明）

案例 11：急性胰腺炎

1. 问诊内容

【一般项目】患者刘志国，男，45 岁，公司职员。

【主诉】腹痛 20 小时。

【现病史】患者于约 20 小时前（昨日中午）进食油腻食物并饮酒后出现左上腹部疼痛，疼痛呈持续性胀痛，进行性加重，逐渐扩散至全腹部，并有左侧腰背部疼痛，弯腰可小部分缓解，伴恶心、呕吐，约 10 余次，呕吐物为胃内容物，不伴有咖色及黄绿色物，无反酸、嗳气，无腹泻，无皮肤、巩膜黄染。昨晚就诊于社区医院，给予输注“左氧氟沙星、奥美拉唑”各 1 次（具体剂量不详），上述症状持续不缓解，今晨进食小米粥后腹胀明显，遂就诊于我院。病程中患者自觉发热，测体温最高为 38.0 ℃，可自行下降至正常，无头晕、头痛，无咳嗽、咳痰，无心悸、呼吸困难，无胸痛。患者自发病以来食欲差，睡眠差，小便色黄，量少，无血尿，未解大便。

【既往史】疾病史：5 年前于我院确诊“胆石症”，不规律服用“消炎利胆片”治疗。否认高血压、糖尿病、冠心病等慢性病史。传染病史：否认肝炎、结核等传染病。手术外伤史：无。输血史：无。药物过敏史：否认。预防接种史：不详。

【个人史】生于并久居于内蒙古呼和浩特市，无疫区、疫情、疫水接触史。无特殊地区居住史。无化学性物质、放射性物质、粉尘、有毒物质接触史。无吸毒史。吸烟：不吸烟。饮酒：白酒 250 ml/ 次，饮酒 30 年，经常饮酒。无药物服用史。无冶游史。

【婚育史】婚姻状况：已婚，结婚年龄 28 岁。配偶健康情况：健康。生育史：育有 1 女，15 岁，体健。

【家族史】父亲患有糖尿病，母亲患高血压。

2. 脚本

医生	患者
您好！请问是刘志国吗？	您好，是的。
我是您的接诊医生。我需要了解您生病的情况，问诊过程中如果涉及您的隐私，我会保密，希望您能配合。	好的。
我先了解一下您的基本信息，您多大年龄？	45 岁。
平时做什么工作？	我是公司职员。
请问您哪里不舒服？	我肚子疼（SP 表现痛苦表情，无力的样子）。
具体哪里疼？	开始时胃疼，现在整个肚子都疼。
什么时候开始疼的？	昨天中午饭后，到现在有 20 个小时了。
能描述一下是什么样的疼法吗？	很剧烈的疼。
什么性质的疼，是刀割样的疼、烧灼的疼还是胀的疼？	应该是胀疼。
疼痛是一直疼还是一阵阵疼？	一直在疼。
怎么疼起来的？您觉得胃疼有什么原因吗？	昨天中午聚餐，吃得比较油腻，然后酒也喝得比较多，饭后就开始疼了。（SP 主动要求）大夫您能快点给点药止疼吗？
我知道您现在很痛苦，但是在没有明确病因前使用止痛药会掩盖病情，会影响后续对您疾病的诊治，请您再坚持一下，好吗？	好吧。

医生	患者
是一点点疼起来的还是一下子疼起来的？	是一点点疼起来的。
发病以来疼痛怎样变化的？	疼痛是越来越厉害的。
有没有后背疼？	有点。
具体的位置在哪里？	在后背部左边。
什么情况下会疼得轻一些？	弯腰的时候好一点。
什么姿势会疼得重一些？	不太清楚。
有恶心、呕吐吗？	有的，吐了好几次。
吐出来的是什么？	吐出来的是吃的食物，后来就是酸水。
有咖啡色或者黄绿色的东西吗？	没有。
您有发热吗？	有，38.0 ℃。
您使用过退烧药吗？	没有，后来自然下降了，刚测量体温是 37.2 ℃。
有没有腹泻、便秘？	没有。
有没有反酸、一直打嗝的情况？	没有。
您有没有发现眼睛、皮肤变黄？	没有。
以前有过类似的发作吗？	没有。
还有其他不舒服吗？	没有。
来医院前去其他医院做过检查和治疗吗？	有，昨天晚上去过社区医院。
在社区医院做了什么检查化验吗？	没有。
用过什么药物吗？	给输了左氧氟沙星、奥美拉唑等。
输了几次液体？	各输了一次。
输完液后腹痛、腹胀症状缓解了吗？	没有明显效果。
肚子痛后小便怎么样？	尿很少，很黄。
大便呢？	没有大便。
饮食怎么样？	从昨日午餐后没再吃东西，今天早晨喝点小米粥。
吃完东西后腹痛有没有好转？	没有，而且觉得肚子胀得更厉害了。
睡眠好吗？	昨晚因肚子疼基本没有睡好！
好的，您的情况我基本了解了，我和您叙述一下，您看我说的和您的情况是否一致（叙述上述病史情况）。	一致。
以前有过什么疾病吗？	5 年前在咱们医院查出来“胆石症”，难受时候就吃消炎利胆片治疗。
有高血压吗？	没有。
有糖尿病吗？	没有。
有冠心病吗？	没有。

医生	患者
得过肝炎、结核或者其他传染病吗？	没有。
接触过这些传染病的患者吗？	没有。
受过什么外伤或做过什么手术吗？	没有。
输过血吗？	没有。
对什么药物或食物过敏吗？	没有。
您小时候的疫苗都接种了吗？	记不清了。
您平时抽烟喝酒吗？	不吸烟。因为工程应酬多所以常饮酒。
喝酒多少年了？	30 年。
是经常喝还是偶尔喝？	经常喝。
白酒一般一次喝多少？	半斤吧。
虽然工作很重要，但喝酒有害您的身体健康，还是要积极戒酒。	好的，谢谢医生。
接触过有害物质、特殊理化毒物吗？比如您家周围有没有化工厂？	没有。
您有没有接触过毒品？	没有。
结婚了吗？	结婚了。
多大年龄结婚的？	28 岁。
您爱人身体状况怎么样？	挺好的。
有孩子吗？	有个女儿，15 岁。
女儿身体很好吧？	是的。
家族中有什么遗传病史吗？	没有。
父母有什么疾病吗？	我父亲有糖尿病，母亲有高血压。
好的，我要问的就是这些，下面会给您进行体格检查、做化验，安排治疗等等。	好的，谢谢。

3. 评分表（表 6-11）

表 6-11　急性胰腺炎患者问诊评分表

<table>
<tr><th>项目</th><th colspan="2">评分细则</th><th>分值</th><th>得分</th></tr>
<tr><td rowspan="2">一般项目</td><td colspan="2">考生是否进行自我介绍</td><td>1</td><td></td></tr>
<tr><td colspan="2">是否核对患者基本信息</td><td>1</td><td></td></tr>
<tr><td rowspan="4">现病史</td><td colspan="2">患者起病情况</td><td>3</td><td></td></tr>
<tr><td colspan="2">患病时间（20 小时前）</td><td>3</td><td></td></tr>
<tr><td rowspan="2">主要症状的特点</td><td>腹痛（性质、部位、持续时间、加重因素、缓解因素各 2 分）</td><td>10</td><td></td></tr>
<tr><td>腹胀</td><td>3</td><td></td></tr>
</table>

续表

项目	评分细则	分值	得分
现病史	病因与诱因	3	
	病情发展与演变（进行性加重）	3	
	伴随症状（发热、恶心、反酸、嗳气、腹泻各 1 分，呕吐 3 分）	8	
	诊治经过（检查化验结果、诊断、治疗用药情况各 1 分）	3	
	病程中的一般情况（睡眠、饮食、精神、大便、小便各 1 分）	5	
系统回顾	未回顾 0 分，部分回顾 2 分，回顾全面 4 分	4	
既往史	疾病史（针对所患疾病的系统询问）	3	
	基础疾病史（高血压、糖尿病、心脏相关疾病各 1 分）	3	
	传染病史（肝炎、结核及其他各 1 分）	3	
	药物过敏史（药物过敏 2 分，食物过敏 1 分）	3	
	手术外伤史	2	
	输血史	2	
	预防接种史	2	
个人史	有害物质接触史、特殊理化毒物接触史、吸毒史各 1 分	3	
	吸烟史	1	
	饮酒史（量、频率、时间、对戒酒表示鼓励或劝导各 1 分）	4	
婚育史	婚姻状况、配偶身体情况、子女数、身体情况各 1 分	4	
家族史	家庭成员患病情况	3	
问诊技巧	问诊顺序是否合理	2	
	问诊内容是否偏离主诉	2	
	是否进行归纳小结	2	
	是否使用了过渡性语言	2	
	是否使用了医学术语（否为正确）	2	
	问诊时间把握是否合理	2	
	是否存在诱导性提问	2	
人文关怀沟通能力	考生对 SP 的提问是否做出正面回应	2	
	考生对 SP 的表现是否有人文关怀	2	
	问诊语速、语气、语调是否恰当	2	
总分		100	

总体评价：

评分人签名：

年　　月　　日

4. 小贴士

（1）本案例主要针对“腹痛”症状进行问诊要点的练习。

（2）针对饮酒史部分进行问诊要点的练习。

（3）使用道具：无。

（刘补报）

案例 12：急性阑尾炎

1. 问诊内容

【一般项目】患者张粉桃，女，30 岁，小学教师。

【主诉】转移性右下腹部疼痛 2 天。

【现病史】患者 2 天前饭后出现持续性上腹部胀痛，可忍受，伴恶心，无呕吐，无肩背部放射痛，无腹泻，排便及休息后疼痛仍不能缓解，未行诊治。1 天前疼痛逐渐加重，转移至右下腹，不可忍受，自觉发热，无寒战，未监测体温，无肛门停止排气排便，无皮疹，无腰背痛，无便血，无皮肤及巩膜黄染，就诊于我院急诊，行右下腹部彩超示：阑尾肿胀—急性阑尾炎，门诊以“急性阑尾炎”收入院。患者自发病以来，无头晕头痛，无咳嗽咳痰，无胸闷气短，精神一般，睡眠食欲差，大便如常，小便次数少，尿色发黄，近期体重无明显变化。

【既往史】疾病史：否认高血压、糖尿病、冠心病等慢性病史。传染病史：否认肝炎、结核等传染病。手术外伤史：无。输血史：无。药物过敏史：否认。预防接种史：不详。

【个人史】生于并久居于内蒙古呼和浩特市，无疫区、疫情、疫水接触史。无特殊地区居住史。无工业毒物、粉尘、放射性物质接触史。无吸毒史。吸烟：无。饮酒：无。无冶游史。

【婚育史】婚姻状况：已婚，结婚年龄 26 岁。配偶健康情况：健康。生育史：1-0-0-1。

【月经史】13 岁 $\frac{4\sim5\text{天}}{28\sim30\text{天}}$ 2022 年 6 月 30 日，月经量正常，颜色正常，无血块，无痛经，经期规律，白带量少，色白，无异味。

【家族史】无家族遗传病史。

2. 脚本

医生	患者
您好！请问您叫什么名字？	张粉桃。
我是您的接诊医生。我需要了解您生病的情况，如果涉及您的隐私，我会保密，希望您能配合。	好的。
我先问一下您的基本信息，您多大年龄？	30 岁。
平时做什么工作？	小学教师。
您觉得怎么不舒服？	我肚子痛（SP 作痛苦表情，略停顿）。
具体哪疼？	开始时这里痛。（SP 用手指向脐上）后来右下腹疼得厉害。

医生	患者
有多长时间了？	大概 2 天了。
之前有没有一样的情况？	没有。
您觉得肚子疼和什么情况有关系？比如受凉、饮食不当这些？	没有呀，吃完早饭就这样了。
具体怎么疼？是胀着疼还是隐隐的疼？	胀着痛。
是一直疼还是断断续续的疼？	一直疼。
疼痛能忍受吗？	能。
有恶心、呕吐吗？	有恶心，没有吐过。
有没有连带着身体其他部位疼？	没有。
有拉肚子吗？	没有。
这两天疼痛有什么变化吗？	昨天晚上开始右下腹痛了，而且疼得厉害了。（SP 主动要求）大夫您能快点给点药止痛吗？
我知道您现在很痛苦，但是在没有明确病因前使用止痛药会掩盖疾病，从而会影响对您疾病的诊治，请您再坚持一下。	好吧。
有没有发热？	有。
量体温了吗？	没量。
有没有觉得身上冷、抖？	没有。
最近排气次数和之前一样吗？	一样的。
身上有疹子吗？	没有。
是否有腰痛、背痛？	没有。
大便带血或发黑吗？	没有。
皮肤和眼睛有发黄吗？	没有。
上次月经是什么时候来的？	12 天前吧。
最近有性生活吗？	没有。
好的，那您肚子疼去医院看了吗？	去了急诊。
做了什么检查吗？	做了彩超。
检查结果怎么样？	这是彩超结果（SP 同时出示彩超结果）。
急诊诊断是什么病？	急性阑尾炎。
怎么治疗了？	建议我住院治疗。
好的，那我还想继续问您一些问题。	好的。
有头晕头痛吗？	没有。
是否有咳嗽咳痰？	没有。
是否有胸闷气短？	没有。

医生	患者
您精神状态怎么样?	一般。
吃得怎么样?	疼起来以后就不想吃饭。
睡得好吗?	昨晚因肚子疼，基本没有睡好!
小便怎么样?	尿很少，很黄。
有尿里有血或者颜色有变化的情况吗?	没有。
近期体重有无变化?	没有变化。
好的，您的情况我基本了解了，我和您叙述一下，您看我说的和您的情况是否一致（叙述上述病史情况）。	一致。
您平常有消化系统疾病吗?	没有。
有高血压吗?	没有。
有糖尿病吗?	没有。
有心脏方面的疾病吗?	没有。
得过肝炎、结核或者其他传染病吗?	没有。
接触过上面说的这些传染病的患者吗?	没有。
做过手术吗?	没有。
受过外伤吗?	没有。
输过血吗?	没有。
对什么药物或食物过敏吗?	没有。
您小时候的疫苗都接种了吗?	记不清了。
有什么嗜好，抽烟喝酒吗?	没有。
接触过有害物质、特殊理化毒物吗（比如家周围有化工厂）?	没有。
您有没有接触过毒品?	没有。
您结婚了吗?	结婚了。
多大年龄结婚的?	26岁。
您爱人身体状况怎么样?	挺好的。
您有几个孩子?	1个。
男孩、女孩?	1个女孩。
有过流产吗?	没有。
有过早产或死胎的情况吗?	没有。
您的孩子们身体状况怎么样?	挺好。
好的，您第一次来月经是什么时候?	13岁。
每次持续几天?	四五天。

医生	患者
多长时间来一次？	一个月吧。
平时月经量正常吗？	正常。
有痛经吗？	没有。
月经颜色正常吗？	正常的。
白带正常吗？	正常。
您的父母或者兄弟姐妹有患什么疾病吗？	没有。
好的，我要问的就是这些，下面会给您进行体格检查、做化验，安排治疗等等。	好的，谢谢。

3. 评分表（表 6-12）

表 6-12　急性阑尾炎患者问诊评价表

项目	评分细则	分值	得分
一般项目	考生是否进行自我介绍	1	
	是否核对患者基本信息	1	
现病史	患者起病情况	3	
	患病时间（腹痛 3 分）	3	
	主要症状的特点（腹痛性质、部位、持续时间 / 间断还是持续、有无被动体位各 4 分）	16	
	病因与诱因（着凉、饮食不当等各 2 分）	4	
	伴随症状（恶心呕吐、腹泻、肛门排气排便、性生活史、腰痛及肾区痛各 1 分）	5	
	诊治经过（检查化验结果 3 分；诊断、治疗方案、疗效各 2 分）	9	
	病程中的一般情况（睡眠、饮食、精神、体重、大小便等各 1 分）	5	
系统回顾	未回顾 0 分，部分回顾 2 分，回顾全面 4 分	4	
既往史	疾病史（重点强调消化系统疾病，未提到不得分）	2	
	基础疾病史（高血压、糖尿病、心脏相关疾病各 1 分）	3	
	传染病史（肝炎、结核、其他各 1 分）	3	
	药物过敏史（药物过敏 2 分；食物过敏 1 分）	3	
	手术外伤史	1	
	输血史	1	
	预防接种史	1	
个人史	有害物质接触史、特殊理化毒物接触史、吸毒史各 1 分	3	
	吸烟史	1	
	饮酒史	1	

续表

项目	评分细则	分值	得分
婚育史	婚姻状况、配偶身体情况、子女数，身体情况各 1 分	4	
月经史	询问月经初潮、月经周期及持续时间、末次月经时间、月经具体情况各 1 分	4	
家族史	家庭成员患病情况	2	
问诊技巧	问诊顺序是否合理	2	
	问诊内容是否偏离主诉	2	
	是否进行归纳小结	2	
	是否使用了过渡性语言	2	
	是否使用了医学术语（否为正确）	2	
	问诊时间把握是否合理	2	
	是否存在诱导性提问	2	
人文关怀沟通能力	考生对 SP 的提问是否做出正面回应	2	
	考生对 SP 的表现是否有人文关怀	2	
	问诊语速、语气、语调是否恰当	2	
总分		100	

总体评价：

评分人签名：

年　　月　　日

4. 小贴士

（1）本案例主要针对“腹痛”症状进行问诊要点的练习；案例 8～12 均涉及“腹痛”的问诊，同学们可以尝试总结归纳异同。

（2）现病史需要询问女性相关问题，但病例书写过程中该部分内容可以放在原月经史位置。

（3）使用道具：彩超报告。

（刘补报）

案例 13：直肠癌

1. 问诊内容

一般项目：患者杨玉花，女，52 岁，工人。

主诉：大便带血 8 月余，加重 1 月。

现病史：患者于 8 月前无明显诱因间断出现大便带血，为鲜血，附着于大便表面，量少，大便性状和习惯无改变，无其他不适，就诊于当地医院，医生建议行结肠镜检查，患者拒绝。自行服用“云南白药”（用法用量不详）治疗，症状缓解不明显。1 个月前排便次数增多，每次排便均为大便带血，每日3～4次，且便条变细，大便无黏液或脓团；伴里急后重及排便不尽感，伴腹痛，为下腹部间断隐痛，排便后无缓解，无腹胀腹泻，无恶心呕吐。遂就诊于我院门诊，以“便血待查”收住院。患者自发病以来，无发热，无鼻衄及皮肤黏膜出血，无头晕头痛，无心慌气短，无咳嗽咳痰，饮食、睡眠较差，精神可，小便正常，体重减轻约5 kg。

【既往史】疾病史：否认高血压、糖尿病、冠心病等慢性病史。传染病史：否认肝炎、结核等传染病。手术外伤史：否认。输血史：否认。药物过敏史：否认。预防接种史：不详。

【个人史】生于并久居于内蒙古省呼和浩特市，无疫区、疫情、疫水接触史。无特殊地区居住史。无工业毒物、粉尘、放射性物质接触史。无吸毒史。吸烟：无。饮酒：无。无冶游史。

【婚育史】婚姻状况：已婚，结婚年龄22岁。配偶健康情况：健康。生育史：2-0-0-2，足月顺产1子1女，均体健。

【月经史】14岁$\frac{4\sim6\text{天}}{28\sim30\text{天}}$50岁，月经量正常，无痛经。经期规律，白带量少，色白，无异味。

【家族史】无家族特殊遗传病史。

2. 脚本

医生	患者
您好！请问您叫什么名字？	您好！我叫杨玉花。
我是您的接诊医生。我需要了解您生病的情况，如果涉及您的隐私，我会保密，希望您能配合。	好的。
我先问一下您的基本信息，您多大年龄？	52岁。
平时做什么工作？	工人。
您是怎么不舒服？	大便上有血。
大便带血多长时间了？	大约有8个月了。
血是鲜红的还是暗红的？	鲜红色的。
血液是在大便表面还是便后肛门滴血？	血在大便表面。
血量多不多？	不多，就是大便表面有点血。
大便一天几次？	1天1次。
那个时候排便习惯有没有改变？	没有。
那除了便血还有别的不舒服的吗？	没有。
您去哪里看过吗？	在当地医院看过。
做过什么检查吗？	大夫给我检查了一下，然后让我做肠镜，我怕难受没做。
当时怎么治疗的？	我自己去药店买的云南白药。
您是怎么吃的？	不太记得了。
觉得吃上管用吗？	不太管用。

医生	患者
那您这8个月里一直都便血吗？有没有什么变化？	断断续续地一直都便血。最近1个月便血变多了。
是次数变多了还是出血多了？	次数变多了。
一天大概几次？	三四次吧。
血量有没有什么变化？	和以前差不多。
那大便形状有啥变化吗？	大便比以前变细了。
除了血，大便表面有没有黏液？	没有。
大便有没有白或者黄色脓性的东西？	没有。
有没有排便之后还想排的感觉？	有。
有没有排不完的感觉？	也有。
那您还有别的不舒服的吗？	还有肚子疼。
具体是哪里疼？	下腹部（SP用手按）。
是什么样的疼？	说不清楚，隐隐约约的。
是一直疼还是偶尔疼？	偶尔疼。
排完大便肚子疼有没有缓解？	没有。
有没有恶心、呕吐？	没有。
有没有腹胀、腹泻？	没有。
除了这些，还有别的不舒服的吗？	没了。大夫，我是不是应该早点来医院看病啊（SP焦虑状）？
您先别急，这次来了咱们仔细地查一查，等明确您的病情，我再和您详细解释。然后我还需要问您些问题。	好的。
有没有发热的情况？	没有。
有没有发现身体其他部位容易出血？比如皮肤、鼻子或刷牙的时候？	没有。
平时有没有头晕头疼？	没有。
有没有心慌气短？	没有。
有没有咳嗽咳痰？	没有。
您平时精神状态怎么样？	平常还行。
食欲怎么样？	不太好。
睡眠怎么样？	睡得不太好。
小便怎么呢？	小便正常。
近1年体重有什么变化吗？	变瘦了。
瘦了多少？	差不多10斤吧。
好的，您的情况我基本了解了，我和您简单叙述一下，您看我说的和您的情况是否一致（叙述上述病史情况）。	一致。

医生	患者
以前有没有得过胃病、消化道溃疡之类的病？	没有。
您有高血压吗？	没有。
有糖尿病吗？	没有。
有心脏方面的疾病吗？	没有。
得过肝炎、结核或者其他传染病吗？	没有。
接触过上面说的这些传染病患者吗？	没有。
做过手术吗？	没有。
受过外伤吗？	没有。
输过血吗？	没有。
有过敏的药物、食物吗？	没有。
您小时候的疫苗都接种了吗？	记不清了。
您吸烟吗？	不吸。
您喝酒吗？	不喝。
接触过有害物质、特殊理化毒物吗（比如家周围有化工厂）？	没有。
有吸毒史吗？	没有。
您结婚了吗？	结婚了。
多大年龄结婚的？	22 岁。
您爱人身体状况怎么样？	挺好的。
您第一次来月经是什么时候？	14 岁。
每次持续几天？	四五天。
多长时间来一次？	28 天。
现在还有月经吗？	没了。
什么时候绝经的？	50 岁。
以前月经规律吗？	规律。
量多吗？	不多。
有没有血块？	有。
有没有痛经？	没有。
您有几个孩子？	2 个。
男孩女孩？	1 个男孩，1 个女孩。
之前有过流产吗？	没有。
有过早产或死胎的情况吗？	没有。
您的孩子们身体状况怎么样？	都挺好。

医生	患者
家里有人得过消化系统疾病吗?	没有。
您家族里有什么遗传性疾病吗?	没有。
好的，我要问的就是这些，谢谢您的配合，接下来会给您安排检查。	好的，谢谢。

3. 评分表（表 6-13）

表 6-13 直肠癌患者问诊评价表

项目	评分细则	分值	得分
一般情况	考生是否进行自我介绍	1	
	是否核对患者基本信息	1	
现病史	患者起病情况	2	
	患病时间 8 个月前	2	
	主要症状的特点（便血频率、颜色、血液附在便上、血量、大便性状和习惯无改变各 2 分）	10	
	病因与诱因（未提及不给分）	2	
	病情发展与演变（1 个月前加重）	2	
	加重后主要症状的特点变化（便血频率增多、便条变细各 3 分）	6	
	伴随症状（里急后重、腹痛部位、频率性质、加重及缓解因素 2 分）	8	
	鉴别诊断（大便无黏液或脓团 2 分，无上消化症状 1 分，无下消化症状 1 分）	4	
	诊治经过（就诊时间及地点、检查、治疗、疗效各 2 分）	8	
	病程中的一般情况（睡眠、饮食、精神、体重变化、小便各 1 分）	5	
既往史	疾病史（既往有无消化系统疾病 2 分）	2	
	基础疾病史（高血压、心脏病、糖尿病史各 1 分）	3	
	传染病史（肝炎、结核、其他各 1 分）	3	
	预防接种史	1	
	手术外伤史	1	
	输血史	1	
	药物过敏史（药物过敏 2 分，食物过敏 1 分）	3	
个人史	吸烟史	1	
	饮酒史	1	
	有害物质接触史、特殊理化毒物接触史、吸毒史各 1 分	3	
婚育史	婚姻状况、配偶身体情况、子女数、子女身体情况各 1 分	4	
月经史	初潮年龄、月经周期及持续时间、末次月经时间、月经状况各 1 分	4	

续表

项目	评分细则	分值	得分
家族史	家庭成员患病情况，亲属有无消化道疾病史	2	
问诊技巧	问诊顺序是否合理	2	
	问诊内容是否偏离主诉	2	
	是否进行归纳小结	2	
	是否使用了过渡性语言	2	
	是否使用了医学术语（否为正确）	2	
	问诊时间把握是否合理	2	
	是否存在诱导性提问	2	
人文关怀沟通能力	考生对 SP 的提问是否做出正面回应	2	
	考生对 SP 的表现是否有人文关怀	2	
	问诊语速、语气、语调是否恰当	2	
总分		100	

总体评价：

评分人签名：

年 月 日

4. 小贴士

（1）本案例主要针对“便血”症状进行问诊要点的练习。

（2）使用道具：彩超报告。

（邢国圣）

案例 14：肾病综合征

1. 问诊内容

【一般项目】患者郭晓，女，29 岁，幼师。

【主诉】泡沫尿 2 月余，下肢水肿 1 个月。

现病史：患者于 2 月余前无诱因间断出现泡沫尿，泡沫细小，不易消失，无肉眼血尿，无尿频、尿急、尿痛，未予重视。1 个月前患者劳累后间断出现双下肢水肿，水肿由双足踝开始自下而上，逐渐加重，呈凹陷性，双侧对称，休息后可部分缓解，表现为晨轻暮重，不伴紫纹，双下肢无疼痛、无局部皮肤红肿发热。遂就诊于当地医院行尿常规检查提示：尿蛋白 2+。血常规及泌尿系统彩超未见明显异常，考虑“肾炎”，予以利尿及中药治疗 3 天（具体药物剂量不详），用药后浮肿缓解不明显，今为进一步诊治来我院。门诊检查：尿常规示尿蛋白 3+，尿潜血 1+，尿红细胞 189 个 /μl，尿白细胞 31.3 个 /μl，血清白蛋白 26.9 g/L。考虑“肾病综合征”，建议患者住院进一步治疗。自发病以来，患者无发热，无头晕头痛，无脱发，无光过敏，无皮疹，无口腔溃疡，无猖獗齿，无咳嗽咳痰，无胸闷气短，无心悸，无夜间阵发性呼吸困难，无腹痛腹泻腹胀，无四肢关节疼痛，精神、睡眠、饮食尚可，尿量较正常减少，未常规监测尿量，大便正常，体重增加 5 kg。

【既往史】疾病史：否认糖尿病、高血压、冠心病病史。传染病史：否认肝炎、结核等急慢性传染病病史。预防接种史：规律接种疫苗；手术外伤史：无。输血史：无。药物过敏史：无。

【个人史】出生并久居于内蒙古自治区呼和浩特市，无疫区、疫情、疫水接触史。无特殊地区居住史。无工业毒物、粉尘、放射性物质接触史。无吸毒史。无吸烟史。无饮酒史。无冶游史。

【婚育史】婚姻状况：已婚，结婚年龄 24 岁。配偶健康情况：健康。生育史：1-0-0-1，顺产 1 女，体健。

【月经史】16 岁 $\frac{5\sim6\text{天}}{33\text{天}}$ 2022-08-14，月经量少，月经颜色暗红，无血块，无痛经，经期规律，白带量少，色白，无异味。

【家族史】无特殊疾病家族史。

2. 脚本

医生	患者
您好！请问您叫什么名字？	您好！我叫郭晓。
我是您的接诊医生。我需要了解您生病的情况，如果涉及您的隐私，我会保密，希望您能配合。	好的。
我先问一下您的基本信息，您多大年龄？	我 29 岁。
平时做什么工作？	我是幼师。
您觉得怎么不舒服？	一开始尿里有泡沫，后来就腿肿了。
有多长时间了？	泡沫尿大概有 2 个月，腿肿了有 1 个月。
之前有没有一样的情况？	没有。
您觉得泡沫尿和什么原因有关吗？	没什么原因。
泡沫尿一直有还是间断出现？	间断的。
泡沫是大的还是细小的？	细小的。
泡沫是否容易消失？	不容易消失。
尿的颜色正常吗？	正常的。
有尿频、尿急、尿痛吗？	没有。
您发现自己有泡沫尿到哪看过吗？或者自己吃过什么药吗？	没有，因为没有特别不舒服，当时也没太在意。
您刚才说 1 月前开始出现腿肿，您觉得和什么原因有关吗？比如劳累？	腿肿是劳累后出现的。
是一直都肿还是间断的？	间断的，感觉站的时间久了就肿得厉害，早晨好点，下午就肿得厉害。
腿肿是从哪个部位开始的？	开始的时候就是脚踝处肿。

医生	患者
腿肿的范围有变化吗?	感觉从下往上慢慢加重，现在感觉膝盖以下都肿了。
两腿肿的程度是一样的吗?	一样的。
按压后会出现凹陷吗?	有。
腿疼吗? 摸着皮肤温度高吗?	不疼，感觉也不热。
休息后能好点吗?	能。
最近一月您到哪看过病?	嗯，在我家那儿的医院。
做了哪些检查，可以给我看一下吗?	做了尿检，抽血检查，还做了彩超（SP 出示检查结果）。
我看了您当时的检查结果提示尿蛋白 2+，血常规和泌尿系统彩超都是正常的。当时看病的大夫告诉您是什么病吗?	说是肾炎。
给您治疗了吗?	给我开了点药。
用的什么药?	说是利尿的，还有中药，具体名字我没记住。
您按时吃了吗?	我按照大夫指导的用量，口服了 3 天。
感觉有好点吗?	感觉还是肿，没有好转，我有点不放心所以来大医院再查一查。
您在我们医院门诊检查了吗?	检查了。
我需要看一下您的检查报告。	好的。（SP 出示检查结果）门诊大夫跟我说是肾病，需要住院治疗。您说我这个病是不耽误了，尿里泡沫这么长时间，现在腿也肿了（SP 紧张）。
您别太紧张，我看了一下您的检验报告，目前尿蛋白 3+，尿潜血 1+，血清白蛋白是 26.9 g/L，初步考虑是肾病综合征，用药可以控制，我先了解您的病情，完善相关检查后我再和您详细解释。	好的。谢谢您。
您发烧吗?	没有。
您头晕头疼吗?	没有。
有大片掉头发吗?	没有。
晒太阳过敏吗?	没有。
身上有没有皮疹?	没有。
有口腔溃疡吗?	没有。
牙齿有片状脱落的现象吗?	没有。
咳嗽咳痰吗?	没有。
胸闷，气短吗?	没有。
有心慌吗?	没有。

医生	患者
晚上睡觉有没有突然憋醒的情况？	没有。
有腹痛、腹泻、腹胀吗？	没有。
四肢关节疼吗？	没有。
您精神状态怎么样？	挺好的。
吃饭怎么样？	挺好的。
睡眠好吗？	也挺好。
大便怎么样？	正常。
小便呢？	感觉少。
测量过小便的量吗？	没有。
最近体重有没有变化？	近1月体重增加约5 kg。
好的，您的情况我基本了解了，我和您叙述一下，您看我说的和您的情况是否一致（叙述上述病史情况）。	一致。
您有泌尿系统相关的疾病吗？	没有。
您有高血压吗？	没有。
有糖尿病吗？	没有。
有心脏方面的疾病吗？	没有。
得过肝炎、结核或者其他传染病吗？	没有。
接触过上面说的这些传染病的患者吗？	没有。
做过手术吗？	没有。
受过外伤吗？	没有。
输过血吗？	没有。
有过敏的药物、食物吗？	没有。
您吸烟吗？	不吸。
您喝酒吗？	不喝。
接触过有害物质、特殊理化毒物（举例说明，比如家周围有化工厂等）吗？	没有。
您接触过毒品吗？	没有。
您结婚了吗？	结婚了。
多大年龄结婚的？	24岁。
您爱人身体状况怎么样？	挺好的。
您第一次来月经是什么时候？	16岁。
每次持续几天？	5～6天。
多长时间来一次？	大概33天。

医生	患者
上次月经什么时候?	3 周前。
你们有几个孩子?	1 个。
男孩、女孩?	1 个女孩。
是足月产的吗?	是的。
有过流产吗?	没有。
有过早产或死胎的情况吗?	没有。
您孕期有高血压吗?	没有。
您孕期尿检正常吗?	正常。
您的孩子身体状况怎么样?	都挺好。
您的父母或者兄弟姐妹有患什么疾病吗?	没有。
好的，我要问的就是这些。综合您的症状和辅助检查考虑目前诊断是肾病综合征，接下来会给您安排检查，最好可以做肾穿刺明确病理、指导治疗，在后续检查治疗过程中您有什么问题可以随时跟我沟通。	好的，谢谢。

3. 评分表（表 6-14）

表 6-14　肾病综合征患者问诊评价表

项目	评分细则		分值	得分
一般项目	考生是否进行自我介绍		1	
	是否核对患者基本信息		1	
现病史	患者起病情况		2	
	患病时间（2 月前泡沫尿，1 月前下肢浮肿各 2 分）		4	
	主要症状的特点	泡沫尿	4	
		下肢浮肿（部位、特点、缓解方式各 2 分）	6	
	病因与诱因（劳累、熬夜、用药各 1 分）		3	
	病情发展与演变（浮肿是否加重）		3	
	伴随症状（发热、头晕头痛、脱发、光过敏、皮疹、口腔溃疡、猖獗齿、咳嗽咳痰、胸闷气短、心悸、夜间阵发性呼吸困难、腹痛腹泻腹胀、四肢关节疼痛各 1 分）		13	
	诊治经过（检查化验结果、诊断、治疗方案、疗效各 2 分）		8	
	病程中的一般情况（睡眠、饮食、精神、体重、大小便各 1 分）		6	
系统回顾	未回顾 0 分，部分回顾 2 分，回顾全面 4 分		4	
既往史	疾病史（针对所患疾病的系统询问）		2	
	基础疾病史（高血压、糖尿病、心脏相关疾病各 1 分）		3	

项目	评分细则	分值	得分
既往史	传染病史（肝炎、结核、其他各 1 分）	3	
	手术外伤史	1	
	输血史	1	
	药物过敏史（药物过敏、食物过敏各 1 分）	2	
个人史	吸烟史	1	
	饮酒史	1	
	有害物质接触史、特殊理化毒物接触史、吸毒史各 1 分	3	
婚育史	婚姻状况、配偶身体情况、子女数、身体情况	4	
月经史	月经初潮、月经周期及持续时间、末次月经时间、月经具体情况	2	
家族史	家庭成员患病情况	2	
问诊技巧	问诊顺序是否合理	2	
	问诊内容是否偏离主诉	2	
	是否进行归纳小结	2	
	是否使用了过渡性语言	2	
	是否使用了医学术语（否为正确）	2	
	问诊时间把握是否合理	2	
	是否存在诱导性提问	2	
人文关怀沟通能力	考生对 SP 的提问是否做出正面回应	2	
	考生对 SP 的表现是否有人文关怀	2	
	问诊语速、语气、语调是否恰当	2	
总分		100	

总体评价：

评分人签名：

年　　月　　日

4. 小贴士

（1）本案例主要针对“水肿”症状进行问诊要点的练习，部分疾病的诱因很难从患者口中询问获得，如本案例中“泡沫尿”可能的诱因。

（2）使用道具：彩超报告、化验单。

（韩　霞）

案例 15：膀胱结石

1. 问诊内容

【一般项目】患者何文，男，50 岁，个体。

【主诉】尿痛伴下腹部不适半年，加重1天。

【现病史】患者于半年前无明显诱因间断出现尿痛，伴下腹部不适，不伴尿频、尿急、排尿困难，无腰痛，尿色无异常。至当地医院就诊，查B超提示膀胱结石，具体大小及数量不详，当时接受药物排石治疗，不规律口服“柠檬酸氢钾钠”，症状可缓解但偶有反复。1天前患者尿痛频率增加，遂至我院门诊就诊，查B超提示膀胱结石，大小约1.5 cm × 0.9 cm，前列腺增生。今为求进一步诊治以“1. 膀胱结石 2. 前列腺增生”收入院，患者自发病以来，无发热寒战，无头痛头晕，无咳嗽咳痰，无胸闷气促，无恶心呕吐，无腹泻，精神、睡眠、饮食一般，大便正常，无泡沫尿，尿量正常，近3个月体重下降2 kg。

【既往史】疾病史：患有高血压12年，血压最高至170/105 mmHg，现口服“苯磺酸氨氯地平片”5 mg，一日一次，血压控制在140/90 mmHg。糖尿病3年，空腹血糖最高10 mmol/L，餐后血糖最高14 mmol/L，口服“阿卡波糖片”50 mg一日三次，空腹血糖波动于7～8 mmol/L。否认冠心病等慢性病史。传染病史：否认肝炎、结核等传染病。手术外伤史：否认。输血史：无。药物过敏史：否认。预防接种史：不详。

【个人史】生于并久居于陕西省西安市，无疫区、疫情、疫水接触史。无特殊地区居住史。无工业毒物、粉尘、放射性物质接触史。无吸毒史。无吸烟史。无饮酒史。无冶游史。

【婚育史】婚姻状况：已婚，结婚年龄23岁。配偶健康情况：健康。生育史：1女，体健。

【家族史】父亲患有高血压。

2. 脚本

医生	患者
您好，请问您叫什么名字？	您好，我叫何文。
我是您的接诊医生，我需要了解您生病的情况，如果涉及您的隐私，我会保密，希望您能配合。	好的。
我先问一下您的基本信息，您多大年龄？	我50岁。
平时做什么工作？	我是开超市的。
您觉得怎么不舒服？	小便的时候感觉疼，而且肚子不舒服。
有多长时间了？	1天了。
之前有没有一样的情况？	有。
那这种情况最早是从什么时候出现的？	半年前。
当时尿里面有血吗？	没有。
排尿的次数有变化吗？	和之前一样，感觉挺正常的。
排尿时会觉得比较急切或者排尿困难吗？	小便也不着急、不困难。
当时您去哪儿看了吗？	去我家门口医院看了一下。
给您做什么检查了吗？	B超发现膀胱结石，具体多大及数量记不清了。当时让我药物排石保守治疗。
您带当时的检查结果了吗？	没有，已经找不到了。
让您药物排石保守治疗吃的什么药？	就这个（SP出示药盒）。

医生	患者
这个药您怎么吃的？	哎，我也没规律吃，吃一段停一段。
您觉得治疗效果怎么样？	一般吧，吃完药能好几天，但过段时间又开始有点疼。
之后您复查过吗？	没有。
这期间，这些症状有什么变化吗？	就是昨天，突然厉害了。我就赶紧到你们医院门诊挂号看了。
您做什么检查了吗？	做了个 B 超（SP 出示报告单）。
还有什么检查结果或者您做什么治疗了么？	没有。
这几天发烧吗？	不发烧。
咳嗽咳痰吗？	没有。
头晕头痛吗？	没有。
心慌气短吗？	没有。
有恶心呕吐吗？	没有。
拉肚子吗？	没有。
腰酸吗？	没有。大夫，我听说有体外碎石的办法，我这情况能不能用这种方法彻底治好。我不想再吃药了。
我先完整了解您的病情，看是否有需要进一步完善的相关检查，之后给您选择合适的方法。	好的。
您精神状态怎么样？	一般。
吃饭怎么样？	一般。
睡眠好吗？	一般。
大便怎么样？	正常。
小便时候有泡沫吗？	没有。
尿量有变吗？	没有。
最近体重有什么变化吗？	近 3 个月瘦了 4 斤。
好的，您的情况我基本了解了，我和您叙述一下，您看我说的和您的情况是否一致（叙述上述病史情况）。	一致。
您原先得过肾或者泌尿系相关的疾病吗？	没有。
您有高血压吗？	有。
这个病在哪里诊断的？	我们社区医院。
多少年了？	12 年。
血压最高多少？	高压 170（mmHg），低压 105（mmHg）。
您吃降压药吗？	吃的苯磺酸氨氯地平片。
您怎么吃？	早上吃一片。
血压控制得好吗？	血压控制在 140/90（mmHg）。

医生	患者
有糖尿病吗？	有。
这个病在哪里诊断的？	也是社区里。
多少年了？	3 年。
血糖最高多少？	空腹血糖最高 10（mmol/L），餐后最高 14（mmol/L）。
您吃降糖药吗？	吃的阿卡波糖。
您怎么吃？	阿卡波糖 1 片，早中晚和第一口主食一起吃。
血糖控制得好吗？	还可以吧，空腹 7（mmol/L），最多 8（mmol/L）。
有心脏方面的疾病吗？	没有。
得过肝炎、结核或者其他传染病吗？	没有。
接触过上面说的这些传染病的患者吗？	没有。
做过手术吗？	没有。
受过外伤吗？	没有。
输过血吗？	没有。
有过敏的药物、食物吗？	没有。
您小时候的疫苗都接种了吗？	记不清了。
您吸烟吗？	不吸。
您喝酒吗？	不喝。
接触过有害物质、特殊理化毒物（比如家周围有化工厂等）吗？	没有。
您有没有接触过毒品？	没有。
您结婚了吗？	结婚了。
多大年龄结婚的？	23 岁。
您爱人身体状况怎么样？	挺好的。
有几个孩子？	1 个。
姑娘、儿子？	1 个姑娘。
孩子们身体状况怎么样？	都挺好。
您的父母或者兄弟姐妹有患什么疾病吗？	我父亲有高血压。
好的，我要问的就是这些，下面会给您进行体格检查、做检查化验，安排治疗等等。	好的，谢谢。

3. 评分表（表 6-15）

表 6-15　膀胱结石患者问诊评分表

<table>
<tr><th>项目</th><th colspan="2">评分细则</th><th>分值</th><th>得分</th></tr>
<tr><td rowspan="2">一般项目</td><td colspan="2">考生是否进行自我介绍</td><td>1</td><td></td></tr>
<tr><td colspan="2">是否核对患者基本信息</td><td>1</td><td></td></tr>
<tr><td rowspan="10">现病史</td><td colspan="2">患者起病情况</td><td>3</td><td></td></tr>
<tr><td colspan="2">患病时间（半年前、1 天前变化各 2 分）</td><td>4</td><td></td></tr>
<tr><td rowspan="2">主要症状的特点</td><td>尿痛</td><td>6</td><td></td></tr>
<tr><td>下腹部不适</td><td>2</td><td></td></tr>
<tr><td colspan="2">病因与诱因</td><td>3</td><td></td></tr>
<tr><td colspan="2">病情发展与演变</td><td>4</td><td></td></tr>
<tr><td colspan="2">伴随症状（有无尿血、尿频、尿急、排尿困难、腰酸各 2 分）</td><td>10</td><td></td></tr>
<tr><td colspan="2">诊治经过（检查化验结果、诊断、治疗用药情况等）</td><td>6</td><td></td></tr>
<tr><td colspan="2">病程中的一般情况（睡眠、饮食、精神、体重、大小便等各 1 分）</td><td>5</td><td></td></tr>
<tr><td>系统回顾</td><td colspan="2">未回顾 0 分，部分回顾 2 分，回顾全面 4 分</td><td>4</td><td></td></tr>
<tr><td rowspan="7">既往史</td><td colspan="2">疾病史（针对所患疾病的系统询问）</td><td>3</td><td></td></tr>
<tr><td colspan="2">基础疾病史（高血压、糖尿病、心脏相关疾病各 1 分）</td><td>3</td><td></td></tr>
<tr><td colspan="2">传染病史（肝炎、结核、其他各 1 分）</td><td>3</td><td></td></tr>
<tr><td colspan="2">药物过敏史（药物过敏 2 分，食物过敏 1 分）</td><td>3</td><td></td></tr>
<tr><td colspan="2">手术外伤史</td><td>2</td><td></td></tr>
<tr><td colspan="2">输血史</td><td>2</td><td></td></tr>
<tr><td colspan="2">预防接种史</td><td>2</td><td></td></tr>
<tr><td rowspan="3">个人史</td><td colspan="2">有害物质接触史、特殊理化毒物接触史、吸毒史各 1 分</td><td>3</td><td></td></tr>
<tr><td colspan="2">吸烟史</td><td>2</td><td></td></tr>
<tr><td colspan="2">饮酒史</td><td>2</td><td></td></tr>
<tr><td>婚育史</td><td colspan="2">婚姻状况、配偶身体情况，子女数，身体情况</td><td>4</td><td></td></tr>
<tr><td>家族史</td><td colspan="2">家庭成员患病情况</td><td>2</td><td></td></tr>
<tr><td rowspan="7">问诊技巧</td><td colspan="2">问诊顺序是否合理</td><td>2</td><td></td></tr>
<tr><td colspan="2">问诊内容是否偏离主诉</td><td>2</td><td></td></tr>
<tr><td colspan="2">是否进行归纳小结</td><td>2</td><td></td></tr>
<tr><td colspan="2">是否使用了过渡性语言</td><td>2</td><td></td></tr>
<tr><td colspan="2">是否使用了医学术语（否为正确）</td><td>2</td><td></td></tr>
<tr><td colspan="2">问诊时间把握是否合理</td><td>2</td><td></td></tr>
<tr><td colspan="2">是否存在诱导性提问</td><td>2</td><td></td></tr>
</table>

续表

项目	评分细则	分值	得分
人文关怀沟通能力	考生对 SP 的提问是否做出正面回应	2	
	考生对 SP 的表现是否有人文关怀	2	
	问诊语速、语气、语调是否恰当	2	
总分		100	

总体评价：

评分人签名：

年　　月　　日

4. 小贴士

（1）本案例主要针对“尿频、尿急、尿痛，排尿困难，血尿”症状进行问诊要点的练习。

（2）针对高血压、糖尿病部分进行问诊要点的练习。

（3）使用道具：药盒、彩超报告单。

（王　丹）

案例 16：缺铁性贫血

1. 问诊内容

【一般项目】患者图雅，女，36 岁，公司职员。

【主诉】乏力、心悸半年余，进行性加重伴头晕 1 个月。

【现病史】患者半年前因月经失血过多逐渐出现活动后乏力、心悸，休息后乏力、心悸症状即可缓解，后上述症状进行性加重，平地缓慢行走即感乏力、心悸明显，需休息较长时间后逐渐缓解。近 1 月来自觉头晕，呈晕沉感，体位变化时明显，无晕厥、黑矇、头痛、耳鸣，无烦躁易怒、无记忆力减退、无呼吸困难、无胸前区疼痛、无异食癖。1 周前就诊于我院门诊，查血常规：白细胞计数，4.15×10^9/L；血红蛋白，53 g/L；红细胞平均体积，63.2 fl；平均血红蛋白浓度，245 g/L；血小板计数，201×10^9/L；铁蛋白，7.8 ng/ml（正常参考值 11～306.8 ng/ml）。诊断“缺铁性贫血”，给予口服“硫酸亚铁叶酸片”，4 片 / 次，1 日 3 次，因胃部不适仅服药 2 天后自行停药。今为进一步诊治收入我科。病程中无发热，无多汗，无烦躁易怒，无记忆力减退，无心前区疼痛，无咳嗽咳痰，无胸闷气短，无恶心呕吐，无反酸烧心，无腹痛腹胀，无四肢关节疼痛，精神、饮食一般，睡眠差，多梦，大小便如常，近期体重无明显变化。

【既往史】疾病史：1 年前体检发现子宫肌瘤，未治疗，否认高血压、糖尿病、冠心病等慢性病史。传染病史：否认肝炎、结核等传染病。预防接种史：不详。手术外伤史：无。输血史：无。药物过敏史：否认。

【个人史】生于并久居于内蒙古呼和浩特市，无疫区、疫情、疫水接触史。无特殊地区居住史。无工业毒物、粉尘、放射性物质接触史。无吸毒史。吸烟：无。饮酒：无。无冶游史。

【婚育史】婚姻状况：已婚，结婚年龄 22 岁。配偶健康情况：健康。生育史：2-0-0-2，足月顺产 1 子 1 女，均体健。

【月经史】14 岁 $\frac{7\sim10\text{天}}{28\sim30\text{天}}$ 2022-7-6，月经量多，颜色正常，有血块，无痛经，经期规律，白带量少，色白，无异味。

【家族史】无家族相关遗传病史。

2. 脚本

医生	患者
您好！请问您叫什么名字？	您好！我叫图雅。
我是您的接诊医生。我需要了解您生病的情况，如果涉及您的隐私，我会保密，希望您能配合。	好的。
我先问一下您的基本信息，您多大年龄？	我 36 岁。
平时做什么工作？	我是公司职员。
您觉得怎么不舒服？	我觉得全身没劲，乏得不行，心慌。
有多长时间了？	有半年了。
之前有没有一样的情况？	没有。
您觉得什么情况下乏力、心慌明显？	爬楼、跑步什么的都不行，我们家住 5 楼，以前我一口气就爬上去了，生病之后再爬楼就得中间得歇一会才能爬上去，爬到 3 楼就感觉全身乏、心慌，必须得歇一会才能继续爬。
这半年中这些症状是加重了还是缓解了？	越来越重了，现在平地缓慢走就觉得乏，没劲，心慌得厉害，得歇好一会才能缓过来。
除了乏力、心慌，您有头晕、头痛吗？	有头晕，不头痛。
那您的头晕出现有多长时间了？	有一个月了。
您头晕的时候有旋转感或摇晃感吗？	没有，就是一整天都觉得头晕晕沉沉。
什么情况下会有头晕加重？	躺下坐起来或蹲着站起来的时候会觉得头晕得更厉害。
有眼前发黑？晕倒过吗？	那倒没有。
有耳鸣吗？	没有。
那近期您有去医院做过检查吗？	一个星期之前来咱们医院做过血常规和铁蛋白检查（SP 出示化验单）。
当时诊断什么病了吗？	医生说我是缺铁性贫血。
当时医生给您开药了吗？	开了，开的硫酸亚铁叶酸片。让我 1 次 4 片，1 天 3 次。但我吃这个药胃疼，只吃了 2 天。医生，我这个病要是治不好，后来会不会发展成白血病啊（SP 紧张）？

医生	患者
您的血常规结果提示是一个小细胞低色素的贫血，结合您的年龄和化验单检查结果，目前诊断是缺铁性贫血，缺铁性贫血是不会发展为白血病的，但是缺铁性贫血不是一种单独的疾病，是由其他疾病引发的一种综合征。我还需要再了解一下您的其他情况，看看您可能是因为什么原因导致的缺铁性贫血。	好的。
您平时吃饭挑食吗？鸡蛋、肉都吃吗？	不挑食，都吃。
您平素月经正常吗？	原来正常，最近这1年月经量大。
您能描述一下月经量大的情况吗？比如每次卫生巾的用量，有没有血块？	得4～5包卫生巾，而且有2～3天会有很多的大血块。
多长时间来一次？	28～30天。
每次月经持续多长时间？	7～10天。
上次月经什么时候？	1周前。
看过妇科医生，做过检查吗？	看过，1年前做过妇科超声，说我有子宫肌瘤，建议我做手术。我因为工作忙一直也没有时间做。
好的，我了解了，此次住院后我们还会给您再复查一个妇科B超，然后请妇科大夫再帮您看一下妇科方面的问题。我还需要再了解一下您身体方面一些其他的情况。	好的，医生。
有没有发烧？	没有。
有没有多汗？	没有。
有没有情绪上烦躁易怒？	没有。
有没有记忆力减退？	没有。
有没有咳嗽咳痰？	没有。
有没有呼吸困难？	没有。
心脏这个地方有没有疼过（可加动作辅助）？	不疼。
有没有想吃一些特殊的东西，比如说铁钉、墙皮等特殊的东西。	没有。
有没有反酸、烧心？	没有。
有没有恶心、呕吐？	没有。
您肚子疼吗？	没有。
肚子胀吗？	没有。
有没有尿频、尿痛、排尿困难？	没有。
您精神状态怎么样？	一般吧。

医生	患者
吃饭怎么样?	一般。
睡眠好吗?	不好，总是做梦。
大便怎么样?	正常。
有痔疮吗?	没有。
小便呢?	正常。
最近体重有什么变化吗?	没有。
好的，您的情况我基本了解了，我和您叙述一下，您看我说的和您的情况是否一致（叙述上述病史情况）。	一致。
您以前得过血液系统相关的疾病吗？	没有。
您有高血压吗?	没有。
有糖尿病吗?	没有。
有心脏方面的疾病吗?	没有。
得过肝炎、结核或者其他传染病吗?	没有。
接触过上面说的这些传染病的患者吗?	没有。
做过手术吗？	没有。
受过外伤吗?	没有。
输过血吗?	没有。
有过敏的药物、食物吗?	没有。
您小时候的疫苗都接种了吗？	记不清了。
您吸烟吗?	不吸。
您喝酒吗?	不喝。
接触过有害物质、特殊理化毒物（举例说明，比如家周围有化工厂等）吗?	没有。
您有没有接触过毒品?	没有。
您结婚了吗?	结婚了。
多大年龄结婚的?	22 岁。
您爱人身体状况怎么样?	挺好的。
您第一次来月经时多大年龄?	14 岁。
有几个孩子?	2 个。
姑娘、儿子?	1 个男孩，1 个女孩。
都是足月吗?	是的。
有早产的情况吗?	没有。
孩子们身体状况怎么样?	都挺好。

医生	患者
您的父母或者兄弟姐妹有患什么疾病吗？	没有。
好的，我要问的就是这些，接下来会给您安排检查。	好的，谢谢。

3. 评分表（表 6-16）

表 6-16　缺铁性贫血患者问诊评分表

项目	评分细则		分值	得分
一般项目	考生是否进行自我介绍		1	
	是否核对患者基本信息		1	
现病史	患者起病情况		2	
	患病时间		2	
	主要症状的特点	乏力（诱发和缓解因素）	2	
		心悸（诱发和缓解因素、心率快慢）	4	
		头晕［性质、加重或缓解因素、鉴别诊断（晕厥、黑矇、头痛、耳鸣）各 2 分］	12	
	病因与诱因		2	
	病情发展与演变		4	
	伴随症状（多汗、烦躁易怒、记忆力减退各 1 分）		3	
	诊治经过（检查化验结果 2 分，诊断 2 分，治疗方案 2 分，疗效 1 分）		7	
	病程中的一般情况（睡眠、饮食、精神、体重、大小便各 1 分）		5	
系统回顾	未回顾 0 分，部分回顾 2 分，回顾全面 4 分		4	
既往史	疾病史（针对所患疾病的系统询问）		3	
	基础疾病史（高血压、糖尿病、心脏相关疾病各 1 分）		3	
	传染病史（肝炎、结核、其他各 1 分）		3	
	手术外伤史		1	
	输血史		1	
	药物过敏史（药物过敏、食物过敏各 1 分）		2	
	预防接种史		1	
个人史	吸烟史		1	
	饮酒史		1	
	有害物质接触史、特殊理化毒物接触史、吸毒史各 1 分		3	
婚育史	婚姻状况，配偶身体情况；子女数，身体情况		4	
月经史	初潮、持续时间、周期、间期、月经量（具体）、妇科检查		6	
家族史	家庭成员患病情况		2	

续表

项目	评分细则	分值	得分
问诊技巧	问诊顺序是否合理	2	
	问诊内容是否偏离主诉	2	
	是否进行归纳小结	2	
	是否使用了过渡性语言	2	
	是否使用了医学术语（否为正确）	2	
	问诊时间把握是否合理	2	
	是否存在诱导性提问	2	
人文关怀沟通能力	考生对 SP 的提问是否做出正面回应	2	
	考生对 SP 的表现是否有人文关怀	2	
	问诊语速、语气、语调是否恰当	2	
总分		100	

总体评价：

评分人签名：

年　　月　　日

4. 小贴士

（1）本案例主要针对“心悸、眩晕”症状进行问诊要点的练习。

（2）针对疾病史、家族史部分进行问诊要点的练习。

（3）使用道具：无。

（张彦芬）

案例 17：2 型糖尿病

1. 问诊内容

【一般项目】患者张宇，女，60 岁，公司高级管理人员。

【主诉】多饮、多食、多尿 4 个月，发现血糖升高 3 天。

【现病史】患者近 4 个月来无明显诱因出现多饮，每日饮水量约 6000 ml，喜碳酸饮料，多尿，尿量略同饮水量，夜尿 2～3 次，无泡沫尿，进食量较前增加约 1 倍，体重下降 4 kg。自觉乏力，上楼及快步行走后明显，休息后症状可缓解，未予重视。3 天前到社区门诊体检查指尖血糖 13.8 mmol/L，给予“二甲双胍”每次 0.25 g，每日 3 次口服，未规律监测血糖。今为进一步诊治入我科，病程中患者无视物模糊，无烦躁、怕热、多汗，无发热，无头晕、头痛，无咳嗽、咳痰，无心悸、胸闷，无恶心、呕吐，无腹痛、腹泻，无四肢末梢麻、凉、痛感，无间歇性跛行。患者精神尚可，睡眠欠佳，大便正常。

【既往史】疾病史：有高脂血症病史 3 年，未治疗。否认甲亢、高血压、心脏病等慢性病史。传染病史：否认肝炎、结核病等传染病史。手术及外伤史：无。输血史：无。药物过敏史：否认。预防接种史：不详。

【个人史】出生并生活在呼和浩特市区，无疫区、疫情、疫水接触史。无特殊地区居住史。无工业毒物、粉尘、放射性物质接触史。无吸毒史。吸烟：无。偶饮少量啤酒和黄酒。无冶游史。

【婚育史】婚姻情况已婚，结婚年龄 25 岁。配偶健康情况：健康。生育史：1-0-0-1，顺产 1 子，体健。

【月经史】15 岁 $\frac{5\sim6\text{天}}{28\sim30\text{天}}$ 50 岁，月经量正常，经血颜色正常，无血块，无痛经，经期规律，白带量少，色白，无异味。

【家族史】母亲因“脑血管意外”于 10 年前去世；父亲健在，有糖尿病和高脂血症史。

2. 脚本

医生	患者
您好！请问您叫什么名字？	您好，我叫张宇。
我是您的接诊医生。我需要了解您生病的情况，问诊过程中如果涉及您的隐私，我会保密，希望您能配合。	好的。
我先问一下您的基本信息，您多大年龄？	60 岁。
平时做什么工作？	我是公司高级管理人员。
请问您因为什么不舒服来看病的？	我 3 天前体检发现血糖高（SP 表情焦虑）。
您测的血糖是多少？	13.8 mmol/L。
那您用药了吗？	医生给我开了二甲双胍。
怎么吃的？	一次一片，一天 3 次。
二甲双胍一片是多大剂量的？	250 mg。
您吃药后规律测血糖了吗？	没有，我想直接来住院全面检查一下。
您平时喝水多吗？	挺多的。
每天大概能喝多少水？	6000 ml 左右吧，尤其爱喝碳酸饮料，却感觉越喝越渴。
那您觉得小便和以前有改变吗？	小便比以前多。
尿量呢？	和喝水量差不多。
晚上要起床小便吗？	是的，最近晚上起来要尿 2～3 次。
小便泡沫多吗？	没有。
最早是什么时候开始出现这些情况的？	有 4 个月了吧。
这 4 个月有什么变化吗？	没有太大变化。
最近体重有变化吗？	瘦了，周围人都说我瘦了。
您瘦了几斤？	大概瘦了 8 斤。
您觉得怎么会瘦下来的呢？有什么原因吗？	也没有什么特别的原因。

医生	患者
您饭量、运动量怎么样？	吃得比以前还多，饭量差不多是以前的1倍，我不怎么运动，坐得多。
有没有感觉乏力？	有，动不动就觉得累。
您一般什么情况下容易觉得累呢？	一般多爬几层楼或者走得快一点就容易累。
您这种劳累的感觉，休息以后会好些吗？	休息后好一点。
有胸闷、透不过气的症状吗？	没有。
有看东西模糊不清楚吗？	没有。
您有没有觉得心慌？	没有。
有没有怕热？	没有。
出汗多？	没有。
有没有情绪比原先急躁的感觉？	没有。
有没有恶心、想吐的情况？	没有。
您感觉有发热吗？	不知道，应该没有，也没有量过体温。
有咳嗽、咳痰吗？	没有。
有肚子疼、拉肚子吗？	没有。
手脚有没有感觉发麻、发凉、疼痛的感觉？	没有。
有没有在行走的时候突然因为腿疼走不了的时候？	没有。
您想想还有什么不舒服？	想不起来了。
好的，我再了解一下您的一般情况。	好的。
您最近精神怎么样？	还行。
您最近几个月睡眠好吗？有经常睡不着觉吗？	睡眠不太好，不过一直是这样的。
大便怎么样？	正常，每天1～2次。
好的，您的情况我基本了解了，我和您简单叙述一下，您看我说的和您的情况是否一致（叙述上述病史情况）。	是的。（SP主动要求）大夫，我这血糖这么高，是不得打胰岛素了？
您先不要紧张，控制血糖的方法有很多，我们需要先监测您的血糖，完善糖化血红蛋白、胰岛功能等相关检查，再决定您的治疗方案。	谢谢！
以前有过什么疾病吗？	就是3年前体检发现血脂高，但是一直也没有吃药。
有甲亢吗？	没有。
有高血压病、心脏病吗？	没有。
有没有得过肝炎、结核病？	没有。
受过什么外伤或做过什么手术吗？	没有。
输过血吗？	没有。

医生	患者
对什么药物或食物过敏吗？	没有。
您小时候的疫苗都接种了吗？	记不大清了，但是应该和其他人一样的。
您是哪里人？	我是呼和浩特人。
抽烟喝酒吗？	不吸烟。偶尔喝酒，一点点啤酒或者黄酒。
有没有去过有流行病的地方？	没有，一直在呼和浩特，上学、工作都在这，只是偶尔出差。
接触过什么有毒有害的物质或者周围环境吗？	没有。
您有没有接触过毒品？	没有。
结婚了吧，爱人身体怎么样？	25 岁结婚，爱人身体很好。
有几个孩子？	1 个儿子。
孩子身体状况怎么样？	挺好的。
是足月吗？	是的。
有过流产吗？	没有。
您绝经了吗？	已经绝经了。
多大年龄绝经的？	50 岁。
您第一次来月经时多大年龄？	15 岁。
每次月经持续多长时间？	5～6 天吧。
多长时间来一次？	1 个月左右。
之前来月经时候经血和白带的情况都怎么样？	正常。
父母身体怎么样？	母亲因“脑血管病”于 10 年前去世。父亲健在，有糖尿病和高血脂。
好的，我要问的就是这些，下面会给您进行体格检查、完善相关检查化验，安排后续治疗等。	好的，谢谢。

3. 评分表（表 6-17）

表 6-17 2 型糖尿病患者问诊评分表

<table>
<tr><th>项目</th><th colspan="2">评分细则</th><th>分值</th><th>得分</th></tr>
<tr><td rowspan="2">一般项目</td><td colspan="2">考生是否进行自我介绍</td><td>1</td><td></td></tr>
<tr><td colspan="2">是否核对患者基本信息</td><td>1</td><td></td></tr>
<tr><td rowspan="5">现病史</td><td colspan="2">患者起病情况</td><td>2</td><td></td></tr>
<tr><td colspan="2">患病时间（4 个月前）</td><td>2</td><td></td></tr>
<tr><td rowspan="3">主要症状的特点</td><td>“三多一少”（饮水量、尿量、饮食情况、体重下降程度各 1 分）</td><td>4</td><td></td></tr>
<tr><td>大血管并发症表现（头晕、头痛、胸闷胸痛、间歇性跛行各 1 分）</td><td>4</td><td></td></tr>
<tr><td>微血管及神经并发症表现（视物模糊、四肢麻凉痛、夜尿增加各 1 分）</td><td>4</td><td></td></tr>
</table>

续表

项目	评分细则	分值	得分
现病史	病因与诱因（少动）	3	
	病情发展与演变	3	
	伴随症状（发热、咳嗽、咳痰、恶心、呕吐、腹痛、腹泻、烦躁、怕热、多汗各 1 分）	10	
	诊治经过（检查化验结果、诊断、治疗用药情况等各 3 分）	9	
	病程中的一般情况（睡眠、饮食、精神、体重、大小便、其他系统症状等各 1 分）	6	
既往史	疾病史（重点强调内分泌疾病，未提到不得分）	3	
	基础疾病史（高血压、甲亢、心脏相关疾病各 1 分）	3	
	传染病史（肝炎、结核病各 1 分）	2	
	预防接种史	1	
	手术外伤史	1	
	输血史	1	
	药物过敏史（药物过敏 2 分，食物过敏 1 分）	3	
系统回顾	未回顾 0 分，部分回顾 2 分，回顾全面 4 分	4	
个人史	吸烟史	2	
	饮酒史	2	
	有害物质接触史、特殊理化毒物接触史、吸毒史	3	
婚育史	婚姻状况，配偶身体情况；子女数量，身体情况	4	
家族史	家庭成员患病情况	2	
问诊技巧	问诊顺序是否合理	2	
	问诊内容是否偏离主诉	2	
	是否进行归纳小结	2	
	是否使用了过渡性语言	2	
	是否使用了医学术语（否为正确）	2	
	问诊时间把握是否合理	2	
	是否存在诱导性提问	2	
人文关怀沟通能力	考生对 SP 的提问是否做出正面回应	2	
	考生对 SP 的表现是否有人文关怀	2	
	问诊语速、语气、语调是否恰当	2	
总分		100	

总体评价：

评分人签名：

年　　月　　日

4. 小贴士

（1）本案例主要针对"多尿"症状进行问诊要点的练习。

（2）患者已了解自己可能的疾病情况下的问诊。

（3）针对疾病史、家族史部分进行问诊要点的练习。

（4）使用道具：无。

（刘 敏　朱智峰）

案例 18：甲状腺功能亢进症

1. 问诊内容

【一般项目】患者李莹，女，28 岁，中学教师。

【主诉】心悸、手抖、消瘦 3 个月余，眼球突出 1 个月。

【现病史】患者在 3 个月前多次熬夜后出现心悸、手抖，偶伴胸闷，手抖呈持续性，3 个月内体重下降约 5 kg，伴有怕热、多汗、多食、易饥，食量较前增加 1 倍，无多饮、多尿，未予重视。1 个月前发现眼球突出，无畏光、流泪，无眼内异物感，无复视、斜视及视力下降，无眼球疼痛。半个月前就诊于校医院行心电图示：窦性心动过速，给予"倍他乐克（酒石酸美托洛尔）"每次 12.5 mg 每日 2 次 口服，自觉心悸略有好转，其他症状无改善。患者为明确诊治入我科，自发病以来，无发热，无颈部疼痛，无头晕、头痛，无咳嗽、咳痰，无气短，无恶心、呕吐，无反酸、胃灼热，无腹痛，精神一般，情绪易激动，有失眠，有腹泻，大便 3～4 次 / 天，大便不成形，小便正常。

【既往史】疾病史：3 年前诊断"过敏性鼻炎"，未予治疗。否认高血压、糖尿病、冠心病等慢性病史。传染病史：否认肝炎、结核病等传染病史。手术及外伤史：无。输血史：无。药物过敏史：头孢过敏。临床表现：多发皮疹。预防接种史：不详。

【个人史】生于并久居于内蒙古呼和浩特市，无疫区、疫情、疫水接触史。无特殊地区居住史。无工业毒物、粉尘、放射性物质接触史。无吸毒史。吸烟：无。饮酒：无。无冶游史。

【婚育史】婚姻状况：已婚，结婚年龄 22 岁。配偶健康情况：健康。生育史：无。

【月经史】14 岁 $\frac{3\sim5\text{天}}{28\sim30\text{天}}$ 2022-07-17，平素月经量正常，无痛经，近 3 个月，月经周期延长至 30 天以上，经量减少，白带量少，色白，无异味。

【家族史】父亲体健，母亲患有"甲状腺功能减低症"10 年，长期口服"左甲状腺素钠片（优甲乐）"。

2. 脚本

医生	患者
您好！请问您叫什么名字？	您好，我叫李莹。
我是您的接诊医生。我需要了解您生病的情况，如果涉及您的隐私，我会保密，希望您能配合。	好的。

医生	患者
我先问一下您的基本信息，您多大年龄?	28 岁。
平时做什么工作?	我是老师。
您怎么不舒服了?	心跳得难受。
最早是什么时候开始出现的?	3 个多月了。
是什么情况出现的?	熬夜以后吧（SP 情绪激动、语速略快）。
平时喜欢喝茶和咖啡吗?	偶尔备课会喝点咖啡。
您觉得心慌和喝咖啡有关系吗?	关系不大，不喝咖啡的时候也会心慌。
之前有没有生气、劳累或者受过什么惊吓?	带毕业班压力有些大，总是熬夜备课。
那您心慌时候有没有胸闷气短?	偶尔感觉胸口憋闷。
一般胸闷持续多长时间?	不一定，有时半小时，有时 1 天。
有没有手抖（比如倒水、写板书的时候）?	有，倒水的时候抖得明显，有时候水会倒在杯子外面。
间断还是持续手抖?	手总是在抖个不停。
喜欢热还是凉快?	就怕热，还是喜欢凉快，这两天人们还穿毛衣，我都换了单衣好几天了。
出汗多吗?	出汗多，总觉得皮肤很潮湿。
体重有变化吗?	有，瘦了。
大概什么时候发现体重下降的，一共下降了多少?	差不多也有 3 个月，降了 10 来斤。
饭量和以前有变化吗?	有，饭量是以前的 2 倍，还老容易饿。
喝水多吗?	正常量。
尿得多吗?	不多，也正常。
尿里有泡沫或者颜色、气味的异常吗?	没有。
这 3 个月病情有什么变化吗?	没什么变化，就是 1 个月前朋友说我的眼球有点突出，后来自己也越看越觉得突出。
眼睛有没有怕见光、流泪的症状?	没有。
眼睛内有没有异物感?	没有。
有没有看东西重影的时候?	没有。
眼球有没有疼的感觉?	没有。
有没有视力下降?	没有。
有没有做过什么检查?	半个月前在校医院做过一次心电图，说是心动过速。
有没有吃过什么药?	做完心电图，校医帮我开了倍他乐克，让我每天吃两次，每次吃半片。
吃完药感觉好些了没有?	好像心没那么慌了，但其他感觉改善不明显。
有没有发热?	没有。

医生	患者
觉得头晕吗?	没有。
头痛吗?	没有。
有没有咳嗽、咳痰?	没有。
有没有嗓子或脖子疼?	没有。
您有反酸、烧心吗?	没有。
恶心吗?	没有。
吐过吗?	没有。
您肚子疼吗?	没有。
肚子胀吗?	没有。
睡眠怎么样?	入睡困难，睡着了不断做梦。
精神怎么样?	一般，容易疲劳乏力。
您平时脾气急吗?	我爱着急，一点小事就急。
那您平时可要注意调整了。最近大便怎么样?	大便稀的，不成型。
每天大便几次?	3 到 4 次。
好的，您的情况我基本了解了，我和您叙述一下，您看我说的和您的情况是否一致（叙述上述病史情况）。	是的。医生，我上网查了，好像是甲亢，甲亢是不是特别难治啊（SP 主动提问）?
您不要紧张，从您的临床表现看，的确像甲亢，不过要先完善相关化验检查，甲亢的治疗方法有三种，如果没有禁忌，可以考虑服药，只要系统用药，积极配合医生，病情是可以控制的。	好的，谢谢!
您以前有什么病吗?	过敏性鼻炎。
多少年了?	3 年。
在哪儿看过吗?	诊所里。
做过什么检查吗?	没有，诊所医生说我是过敏性鼻炎。
您有什么相关的症状?	就春天打喷嚏、流鼻涕多。
您怎么治疗的?	没有治疗。
您有高血压吗?	没有。
有糖尿病吗?	没有。
有心脏方面的疾病吗?	没有。
得过肝炎、结核病或者其他传染病吗?	没有。
接触过上面说的这些传染病的患者吗?	没有。
做过手术吗？	没有。
受过外伤吗?	没有。
输过血吗?	没有。

医生	患者
对什么药物、食物过敏吗？	头孢过敏，有一次吃完药全身起了好多皮疹。
您小时候的疫苗都接种了吗？	记不清了。
有没有去过有流行病的地方？	没有。
接触过什么有毒有害的物质或者周围环境吗？	没有。
您有没有接触过毒品？	没有。
您抽烟、喝酒吗？	不抽烟，不喝酒。
您结婚了吗？	22 岁结婚。
您爱人身体怎么样？	爱人身体很好。
有没有孩子？	还没有孩子。
您月经怎么样？	以前挺规律的，但是近 3 个月月经周期就 30 天以上了，这次有 50 多天没来月经了。
有可能是怀孕了吗？	应该是没有，我用试纸测了好几次，阴性的。
月经量怎么样？	量也比以前少。
规律的时候多长时间来一次月经？	28～30 天。
每次月经持续多长时间？	每次持续 3～5 天。
有痛经吗？	没有。
白带情况怎么样？	正常。
那您第一次来月经时多大年龄？	14 岁。
父母或兄弟姐妹有人患类似病的吗？	我父亲身体挺好的，母亲患有甲减，长期服用优甲乐。
好的，我要问的就是这些，下面会给您进行体格检查、做化验，安排治疗等。	好的，谢谢。

3. 评分表（表 6-18）

表 6-18　甲状腺功能亢进症患者问诊评分表

项目	评分细则		分值	得分
一般项目	考生是否进行自我介绍		1	
	是否核对患者基本信息		1	
现病史	患者起病情况		2	
	患病时间 3 个月前		2	
	主要症状的特点	心悸、手抖、消瘦各 3 分	9	
		眼部表现（眼球突出、眼胀痛、畏光、重影、流泪、异物感等各 0.5 分）	3	
	病因与诱因（是否服用某些食物、药物、劳累各 1 分）		3	

续表

项目	评分细则	分值	得分
现病史	病情发展与演变	2	
	伴随症状（多食、善饥、消瘦，乏力、腹泻等各 2 分）	10	
	诊治经过（检查化验结果、诊断、治疗用药情况各 3 分）	9	
	病程中的一般情况（睡眠、饮食、精神、体重、大小便各 1 分）	5	
系统回顾	未回顾 0 分，部分回顾 2 分，回顾全面 4 分	4	
既往史	疾病史（过敏性鼻炎）	2	
	基础疾病史（高血压、糖尿病、心脏相关疾病各 1 分）	3	
	传染病史（肝炎、结核病、其他各 1 分）	3	
	手术及外伤史	1	
	输血史	1	
	药物过敏史（药物过敏 1 分，食物过敏 1 分）	2	
	预防接种史	1	
个人史	有害物质接触史、特殊理化毒物接触史、吸毒史	3	
	吸烟史	1	
	饮酒史	1	
婚育史	婚姻状况、配偶身体情况、生育情况	3	
月经史	询问月经初潮，月经周期及持续时间，末次月经时间	4	
	经血、白带情况	2	
家族史	家庭成员患病情况	2	
问诊技巧	问诊顺序是否合理	2	
	问诊内容是否偏离主诉	2	
	是否进行归纳小结	2	
	是否使用了过渡性语言	2	
	是否使用了医学术语（否为正确）	2	
	问诊时间把握是否合理	2	
	是否存在诱导性提问	2	
人文关怀沟通能力	考生对 SP 的提问是否做出正面回应	2	
	考生对 SP 的表现是否有人文关怀	2	
	问诊语速、语气、语调是否恰当	2	
总分		100	

总体评价：

评分人签名：

年　　月　　日

4. 小贴士

（1）本案例主要针对“心悸、消瘦”症状进行问诊要点的练习；与案例 6、15 中“心悸”症状进行比较。

（2）针对疾病史、药物过敏史、家族史部分进行问诊要点的练习。

（3）使用道具：无。

（刘　敏　朱智峰）

案例 19：类风湿关节炎

1. 问诊内容

【一般项目】患者高爱生，女，52 岁，农民。

【主诉】多关节肿痛 1 年余，加重 1 月。

【现病史】患者 1 年余前受凉后出现双手多个近端指间关节及右腕关节持续性隐痛，伴肿胀，有晨僵，时间 >1h，休息保暖稍可缓解，无局部皮温升高，无关节畸形。10 个月前就诊于中医诊所，口服中药 1 月（具体成分不详），自觉关节肿痛稍好转，后未行进一步诊治。1 月前无诱因右腕关节肿痛加重、活动受限，伴新发双肘关节、双肩关节疼痛，无肿胀，自行不规律口服“布洛芬缓释胶囊”，效果不佳。2 天前就诊于我院门诊，化验回报：CRP ＞ 0.50 mg/L；血沉 45.00 mm/h；抗波形蛋白抗体 MCV 352.75 U/ml，抗环瓜氨酸肽Ⅱ代抗体 2021.32 U/ml，类风湿因子 IgA 213.54 IU/ml，类风湿因子 IgM 54.28 IU/ml。今为进一步诊治，门诊以“类风湿关节炎”收入我科。病程中无发热，有眼干，无口干，无牙齿片状脱落，无光过敏，无脱发，无雷诺现象，无口腔溃疡，无生殖器溃疡，无头痛头晕，无胸闷、气短，无咳嗽咳痰，无心悸胸痛，无反酸烧心，无恶心呕吐，无腹痛腹胀，精神一般，自觉乏力，饮食、睡眠可，二便正常，近期体重未见明显变化。

【既往史】疾病史：否认高血压、糖尿病，冠心病等慢性病史。传染病史：否认肝炎、结核等传染病。手术外伤史：无，输血史：无，药物过敏史：否认。预防接种史：不详。

【个人史】生于并久居于内蒙古呼和浩特市，无疫区、疫情、疫水接触史。无特殊地区居住史。无工业毒物、粉尘、放射性物质接触史。无吸毒史。吸烟：无。饮酒：无。无冶游史。

【婚育史】已婚，结婚年龄 22 岁，配偶健康情况：健康。生育史：2-0-0-2，足月顺产 1 子 1 女，均体健。

【月经史】14 岁 $\frac{4\sim6\text{天}}{28\sim30\text{天}}$ 50 岁，月经量正常，颜色正常，无血块，无痛经，经期规律，白带量少，色白，无异味。

【家族史】父亲高血压，母亲 80 岁去世，具体不详，兄弟姐妹健在，未患相同及类似疾病。

2. 脚本

医生	患者
您好！请问您叫什么名字？	您好！我叫高爱生。

医生	患者
我是您的接诊医生。我需要了解您生病的情况，如果涉及您的隐私，我会保密，希望您能配合。	好的。
我先问一下您的基本信息，您多大年龄？	我 52 岁。
平时做什么工作？	我是农民。
您觉得怎么不舒服？	关节疼。
有多长时间了？	1 个月了。
之前有过一样的症状吗？	1 年前也出现过关节疼。
1 年前您觉得什么原因引起您不舒服？比如着凉、劳累或者受外伤之类。	可能就是受凉了。
1 年前刚开始时是哪个关节疼？	双手手指、右侧手腕疼（SP 指出部位）。
疼痛的感觉是什么样的？比如隐痛、胀痛、刺痛，还是其他的？	隐隐的痛。
持续的还是间断的？	持续的。
什么时间最明显？	一天到晚差不多。
休息、保暖以后疼痛能减轻吗？	能。
肿吗？	都肿。
早上起来有没有觉得手指发僵？	有，每天早上起来手都不太灵活，不能攥拳头。
持续多长时间？	1 个小时以上。
您这中间在哪看过吗？	看过，去过中医诊所。
什么时候去看的？	差不多 10 个月前。
当时医生诊断什么病了吗？给您开什么药了吗？	说是关节炎，喝了中药汤剂。
您吃了多久？	吃了 1 个月。
效果怎么样？	感觉肿痛减轻了。
之后继续吃药或者在哪儿看过吗？	觉得症状好些我就再没管它。
那我再了解一下您最近这 1 个月的情况。	好的。
您觉得什么原因导致您关节疼加重了？	没什么原因啊。
疼的部位和程度有变化吗？	双手关节疼痛和肿的程度和之前差不多，右手腕比之前疼得厉害了，更不灵活了，现在觉得两边胳膊肘和肩膀都疼。
您又去哪看过吗？吃了什么药吗？	一开始没看，就疼的时候吃了布洛芬缓释胶囊。效果不太好，我前天就来了咱们医院。
做检查了吗？	大夫您看这是我的化验（SP 出示化验单）。
给您开什么药了吗？	还没开，说是住院系统查一下。大夫，我周围人也有得这种关节病的，好像治不好，得不以后就落下残疾了（SP 紧张）？

医生	患者
您别太紧张，我们会积极治疗，这些症状大部分是可以控制缓解的，我先详细了解您的病情，完善相关检查后再和您详细解释。	好的。
您有没有发烧?	没有。
有没有大量脱发?	没有。
您有没有眼干、口干?	有眼干，没有口干。
有没有反复口腔或者其他部位的溃疡?	没有。
有没有牙齿片状脱落?	没有。
有没有阳光照射身上起皮疹或瘙痒?	没有。
您手指或足趾遇冷或情绪激动后变色吗?	没有。
觉得头晕、头痛吗?	没有。
咳嗽、咳痰吗?	没有。
胸闷气短吗?	没有。
心脏有疼的地方吗?	不疼。
有没有反酸、烧心?	没有。
恶心、呕吐吗?	没有。
有肚子疼、肚子胀吗?	没有。
您精神状态怎么样?	难受的时候觉得身上没劲。
食欲怎么样?	挺好的。
睡觉怎么样?	还行。
大便怎么样?	正常。
小便呢?	正常。
最近体重有什么变化吗?	没有。
好的，您的情况我基本了解了，我和您叙述一下，您看我说的和您的情况是否一致（叙述上述病史情况）。	一致。
您以前得过风湿免疫相关的疾病吗?	没有。
您有高血压吗?	没有。
有糖尿病吗?	没有。
有心脏方面的疾病吗?	没有。
得过肝炎、结核或者其他传染病吗?	没有。
接触过上面说的这些传染病的患者吗?	没有。
做过手术吗？	没有。
受过外伤吗?	没有。

医生	患者
输过血吗？	没有。
有过敏的药物、食物吗？	没有。
您吸烟吗？	不吸。
您喝酒吗？	不喝。
接触过有害物质、特殊理化毒物（举例说明，比如家周围有化工厂等）吗？	没有。
接触过毒品吗？	没有。
您结婚了吗？	结婚了。
多大年龄结婚的？	22 岁。
您爱人身体状况怎么样？	挺好的。
您绝经了吗？	是的。
多大年龄绝经的？	50 岁。
多大年龄来的月经？	14 岁。
每次持续几天？	5 天。
大约多少天来一次月经？	28 天。
月经量正常吗？有血块和痛经吗？	正常，其他都没有。
有几个孩子？	2 个。
姑娘、儿子？	1 个男孩，1 个女孩。
都是足月吗？	是的。
有早产的情况吗？	没有。
有过流产吗？	没有。
孩子们身体状况怎么样？	都挺好。
您的父母或者兄弟姐妹有患什么疾病吗？	我父亲有高血压，母亲去世了，兄弟姐妹身体都挺好。
我还得冒昧地问您一下，您母亲是多大年龄去世的？	80 岁。
是因为什么疾病吗？	不是，年龄大了。
好的，我要问的就是这些，接下来会给您安排检查。	好的，谢谢。

3. 评分表（表 6-19）

表 6-19　类风湿关节炎患者问诊评分表

项目	评分细则	分值	得分
一般情况	考生是否进行自我介绍	1	
	是否核对患者基本信息	1	

续表

<table>
<tr><th>项目</th><th colspan="2">评分细则</th><th>分值</th><th>得分</th></tr>
<tr><td rowspan="10">现病史</td><td colspan="2">患者起病情况</td><td>1</td><td></td></tr>
<tr><td colspan="2">患病时间（关节肿痛半年）</td><td>2</td><td></td></tr>
<tr><td rowspan="2">主要症状的特点</td><td>关节疼痛性质、程度、部位、发作或缓解的方式、间断或持续，关节肿胀、关节畸形、皮温升高各 2 分</td><td>16</td><td></td></tr>
<tr><td>晨僵（持续时间）</td><td>2</td><td></td></tr>
<tr><td colspan="2">病因与诱因</td><td>2</td><td></td></tr>
<tr><td colspan="2">病情发展与演变（1 月前加重，关节部位、程度、肿胀各 1 分）</td><td>4</td><td></td></tr>
<tr><td colspan="2">伴随症状（发热、口干、眼干、牙齿片状脱落、光过敏、脱发、雷诺现象、口腔溃疡、生殖器溃疡各 1 分）</td><td>9</td><td></td></tr>
<tr><td colspan="2">诊治经过（检查化验结果 2 分，诊断 1 分，治疗方案 2 分，疗效 1 分）</td><td>6</td><td></td></tr>
<tr><td colspan="2">病程中的一般情况（睡眠、饮食、精神、体重、大小便各 1 分）</td><td>5</td><td></td></tr>
<tr><td colspan="2" style="display:none"></td></tr>
<tr><td>系统回顾</td><td colspan="2">未回顾 0 分，部分回顾 2 分，回顾全面 4 分</td><td>4</td><td></td></tr>
<tr><td rowspan="7">既往史</td><td colspan="2">疾病史（针对所患疾病的系统询问）</td><td>1</td><td></td></tr>
<tr><td colspan="2">基础疾病史（高血压、糖尿病、心脏相关疾病各 1 分）</td><td>3</td><td></td></tr>
<tr><td colspan="2">传染病史（肝炎、结核、其他各 1 分）</td><td>3</td><td></td></tr>
<tr><td colspan="2">手术外伤史</td><td>1</td><td></td></tr>
<tr><td colspan="2">输血史</td><td>1</td><td></td></tr>
<tr><td colspan="2">药物过敏史（药物过敏、食物过敏各 1 分）</td><td>2</td><td></td></tr>
<tr><td colspan="2">预防接种史</td><td>1</td><td></td></tr>
<tr><td rowspan="3">个人史</td><td colspan="2">吸烟史</td><td>1</td><td></td></tr>
<tr><td colspan="2">饮酒史</td><td>1</td><td></td></tr>
<tr><td colspan="2">有害物质接触史、特殊理化毒物接触史、吸毒史</td><td>3</td><td></td></tr>
<tr><td>婚育史</td><td colspan="2">婚姻状况、配偶身体情况、子女数（足月、早产、流产、存活子女数）</td><td>4</td><td></td></tr>
<tr><td>月经史</td><td colspan="2">月经初潮，月经周期及持续时间，末次月经时间</td><td>4</td><td></td></tr>
<tr><td>家族史</td><td colspan="2">家庭成员患病情况</td><td>2</td><td></td></tr>
<tr><td rowspan="7">问诊技巧</td><td colspan="2">问诊顺序是否合理</td><td>2</td><td></td></tr>
<tr><td colspan="2">问诊内容是否偏离主诉</td><td>2</td><td></td></tr>
<tr><td colspan="2">是否进行归纳小结</td><td>2</td><td></td></tr>
<tr><td colspan="2">是否使用了过渡性语言</td><td>2</td><td></td></tr>
<tr><td colspan="2">是否使用了医学术语（否为正确）</td><td>2</td><td></td></tr>
<tr><td colspan="2">问诊时间把握是否合理</td><td>2</td><td></td></tr>
<tr><td colspan="2">是否存在诱导性提问</td><td>2</td><td></td></tr>
</table>

项目	评分细则	分值	得分
人文关怀沟通能力	考生对 SP 的提问是否做出正面回应	2	
	考生对 SP 的表现是否有人文关怀	2	
	问诊语速、语气、语调是否恰当	2	
总分		100	

总体评价：

评分人签名：

年 月 日

4. 小贴士

（1）本案例主要针对“关节痛”症状进行问诊要点的练习。

（2）针对家族史部分进行问诊要点的练习。

（3）使用道具：化验单。

（陈艳茹）

案例 20：急性脑梗死

1. 问诊内容

【一般项目】患者张广志，男，54 岁，公司职员。

【主诉】左侧肢体无力 3 天，加重伴嗜睡 10 小时。

【现病史】患者家属代述：3 天前患者于家中休息状态下无诱因突发左侧肢体无力，步态不稳向左侧倾斜，发作时无意识障碍、无眩晕、黑矇及耳鸣、问话可答，无头痛，无抽搐，无恶心、呕吐。家属急送当地医院完善血糖未见明显异常，血压升高（具体不详），数小时后患者症状自行缓解，未行特殊处理。10 小时前患者再次无诱因出现左侧肢体无力，无法抬起，进食饮水呛咳，后出现嗜睡伴小便失禁，家属再次将患者送至当地医院完善头颅 CT 示：1. 左侧额颞叶急性脑梗死；2. 脑缺血。当地医院给予“阿司匹林”100 mg、“氯吡格雷”75 mg、“阿托伐他汀”20 mg 口服，“丁苯酞、银杏”（具体用法用量不详）输液治疗 1 次，症状无明显改善。今为求进一步诊治入我院，门诊以“急性脑血管病”收入院。患者自发病以来，无发热，无咳嗽、咳痰，无心悸、呼吸困难，无腹痛腹胀，无双下肢水肿，精神饮食差，小便留置导尿，未排便，近期体重无明显变化。

【既往史】疾病史：患有高血压 10 年，血压最高至 160/100 mmHg，现口服“硝苯地平控释片（拜新同）”30 mg，1 日 1 次，血压控制在 130/90 mmHg 左右，1 年前发现“高血脂”未口服药物治疗。否认冠心病、糖尿病病史。否认脑血管疾病、精神疾病史。传染病史：否认肝炎、结核等传染病。手术外伤史：3 年前因外伤致锁骨骨折，于我院行切开复位内固定术。输血史：无。药物过敏史：否认。预防接种史：不详。

【个人史】出生并久居于河南省开封市，无疫区、疫情、疫水接触史。无特殊地区居住史。无化学性物质、放射性物质、粉尘、有毒物质接触史。无吸毒史。吸烟 30 年，每天吸烟 10 支左右，未戒烟。饮酒史：无。无冶游史。

【婚育史】婚姻状况：已婚，结婚年龄 22 岁。配偶体健。生育史：1 子 1 女，体健。

【家族史】否认家族遗传病史。

2. 脚本

医生	患者
您好！请问是张广志的家属吗？	您好，是的。
您和病人是什么关系？	我是他儿子。
我是您父亲的接诊医生。我需要了解病人生病的情况，问诊过程中如果涉及病人的隐私，我会保密，希望您能配合。	好的。
您父亲多大年龄？	54 岁。
平时做什么工作？	我父亲是公司职员。
他当时是怎么不舒服？	就是左面半个身子没劲儿。
这个症状最早是什么时候出现的？	3 天前。
当时觉得有什么原因吗？	您是指什么原因？
比如外伤、情绪激动或者休息不好等等。	没有，当时正在家里休息。
您说他左半个身子没劲儿是什么表现？	就是他走路不稳，往左边倒。
当时您父亲意识清楚吗？	清楚。
可以正常和您说话吗？	可以。
有天旋地转的感觉吗？	没有。
有眼前发黑吗？	没有。
他有说自己头痛吗？	没有。
四肢有抽搐吗？	没有。
恶心吗？	没有。
吐过吗？	没有。
耳朵响吗？	没有。
您去哪儿看了吗？	去了我们家那儿的医院。
做什么检查了吗？	查了血糖、血压，还抽血了。
结果怎么样？	大夫说是血压偏高，别的没什么问题。
当时血压是多少？	不记得了。
那大夫说考虑咱们家人是什么病吗？	没说，过了几个小时，我爸爸左面身子就又能活动了，自己还能上楼，我们就回家了。
吃什么药了吗？	没有。
后来怎么样了？	差不多 10 个小时前我爸爸左面身子又动不了了，而且感觉总是睡觉，迷迷糊糊的。
能叫醒吗？	使劲儿喊能叫醒。

医生	患者
平常有这样的情况吗？	没有。
您父亲吃什么辅助睡眠的药物吗？	没有。
还有什么其他的表现吗？	吃饭，喝水有些呛。
是每次都呛吗？还是偶尔呛？	每次都呛。
去哪里就诊了吗？	后来我爸突然出现小便失禁了，我们就赶紧来医院了。
什么医院？	还是之前那家。
做什么检查了吗？	做了头颅 CT。
有结果吗？	有的，给您（SP 出示头颅 CT 结果）。
当时大夫给诊断什么病了吗？	说是脑梗。
怎么治疗了吗？	给吃药、输液。
吃什么口服药？	阿司匹林和波立维、阿托伐他汀。
都是怎么吃的？	每天都是吃 1 片。
输液用了什么药，您记得吗？	写着丁苯酞和银杏。
每天输几次？	就输了 1 次。
效果怎么样？	没什么变化。
这几天发烧吗？	不发烧。
咳嗽吗？	不咳嗽。
有痰吗？	没有。
您父亲有说自己觉得心慌吗？	没有。
气短吗？	没说过。
肚子疼吗？	没有。
肚子胀吗？	没有。
发病前，您父亲精神状态怎么样？	不太好。
睡眠怎么样？	一般。
饮食情况呢？	总是呛咳，吃喝比较少。
大便怎么样？	这几天一直没排便。
小便呢？	因为小便失禁来了医院就插了尿管了。
体重有什么变化吗？	没有。
好的，您父亲的情况我基本了解了，我和您叙述一下，您看我说的和具体情况是否一致。	一致。大夫您看我爸这个病，是不是有生命危险？
急性脑血管病确实有这样的危险，在急性期病情随时可能出现病情的加重，但您也不必要过多的焦虑，我们肯定会积极救治，问诊结束之后还会和您详细的沟通。	好的，谢谢大夫。

医生	患者
您父亲原先得过脑血管病吗?	没有。
他平常有什么疾病吗?	有高血压、高血脂。
高血压多少年了?	10 年。
高压最高到过多少?	160（mmHg）。
低压呢?	100（mmHg）。
吃什么降压药控制呀?	拜新同。
怎么吃的?	每天早晨吃 1 粒。
那您父亲血压控制得怎么样?	还可以吧，能控制在 130/90 mmHg 左右。
高血脂多少年了?	发现有 1 年了。
怎么治疗吗?	一直没在意。
有糖尿病吗?	没有。
有心脏病吗?	没有。
得过肝炎、结核或者其他传染病吗?	没有。
做过手术吗？	做过。
什么手术?	3 年前外伤做了锁骨骨折手术。
手术具体怎么做的?	大夫说给做的内固定。
受过其他外伤吗?	没有。
输过血吗?	没有。
有过敏的食物、药物吗?	没有。
您父亲小时候的疫苗都接种了吗?	我不太清楚。
接触过有害物质、特殊理化毒物（举例说明，比如家周围有化工厂等）吗?	没有。
抽烟吗?	抽烟。
抽了多少年?	30 年了。
每天吸多少支?	10 支左右。
戒烟了吗?	没有。
抽烟对身体不好，之后还要劝导您父亲戒烟的。	好的。
喝酒吗?	不喝酒。
您父亲是多大年龄结婚的?	22 岁。
您母亲身体状况怎么样?	挺好的。
您兄弟姐妹几个人。	我还有个妹妹。
您兄妹身体怎么样?	挺好的。
您父亲的直系亲属中有患什么疾病吗?	没有。
好的，我要问的就是这些，下面会给您父亲进行体格检查、完善相关检查化验，安排后续治疗等。	好的。

3. 评分表（表 6-20）

表 6-20 急性脑梗死患者问诊评分表

项目	评分细则		分值	得分
一般项目	考生是否进行自我介绍		1	
	是否核对患者基本信息		1	
现病史	患者起病情况		2	
	患病时间（3 天前、10 小时前变化各 2 分）		4	
	主要症状的特点	左侧肢体无力（程度、上下肢、感觉异常各 2 分）	6	
		嗜睡	2	
	伴随症状（有无意识障碍、眩晕、黑矇、头痛、抽搐、恶心、呕吐、耳鸣，进食、饮水呛咳各 1 分）		9	
	病因与诱因		3	
	病情发展与演变		3	
	诊治经过（检查化验结果、诊断、治疗用药情况等）	第 1 次	2	
		第 2 次	4	
	病程中的一般情况（睡眠、饮食、精神、体重、其他系统症状等各 1 分）		5	
系统回顾	未回顾 0 分，部分回顾 2 分，回顾全面 4 分		4	
既往史	疾病史（针对所患疾病的详细询问）		3	
	基础疾病史（高血压的患病时间、血压值、用药情况、控制情况；糖尿病；心脏相关疾病各 1 分）		7	
	传染病史（肝炎、结核及其他各 1 分）		3	
	药物过敏史（药物过敏 2 分；食物过敏 1 分）		3	
	手术外伤史（外伤时间、部位、手术形式各 1 分）		3	
	输血史		1	
	预防接种史		1	
个人史	有害物质接触史、特殊理化毒物接触史、吸毒史		3	
	吸烟史（吸烟史 2 分；对戒烟表示鼓励或劝导戒烟 1 分）		3	
	饮酒史		1	
婚育史	婚姻状况、配偶身体情况、子女数、身体情况各 1 分		4	
家族史	家庭成员患病情况		2	
问诊技巧	问诊顺序是否合理		2	
	问诊内容是否偏离主诉		2	
	是否进行归纳小结		2	
	是否使用了过渡性语言		2	
	是否使用了医学术语（否为正确）		2	

续表

项目	评分细则	分值	得分
问诊技巧	问诊时间把握是否合理	2	
	是否存在诱导性提问	2	
人文关怀沟通能力	考生对 SP 的提问是否做出正面回应	2	
	考生对 SP 的表现是否有人文关怀	2	
	问诊语速、语气、语调是否恰当	2	
总分		100	

总体评价：

评分人签名：

年　　月　　日

4. 小贴士

（1）本案例主要针对“意识障碍”症状进行问诊要点的练习。

（2）针对高血压病史、手术外伤史、吸烟史部分进行问诊要点的练习；吸烟史出现在不同系统疾病的案例中，可见吸烟这一嗜好的危害，与病史采集过程中劝导戒烟的重要性。

（3）使用道具：头颅 CT。

（梁　宇）

案例 21：异常子宫出血

1. 问诊内容

【一般项目】患者李晓梦，女，45 岁，教师。

【主诉】月经紊乱 2 年，阴道不规则出血 1 月余。

【现病史】患者 2 年前无明显诱因出现月经周期紊乱，延长至 2～6 个月不等，经期持续 10 天左右，经量较前明显增多，量较前增加 1 倍，无痛经，无头晕、乏力等不适，患者未诊治。3 个月前就诊于当地中医医院，查妇科 B 超：子宫、双附件未见明显异常。建议口服中药调经（具体不详），自述口服用药 2 月后症状无明显好转。1 月前无明显诱因出现经期延长至 15 天，经量较前增多 2 倍，暗红色，并伴头晕、乏力、心悸。再次就诊于当地中医院，查尿妊娠试验：阴性。完善 B 超：子宫大小正常，内膜增厚且回声欠均匀，子宫肌层回声均匀，双附件未见异常。医生建议住院完善相关检查化验。患者为求进一步诊治就诊于我院门诊，以“功能失调性子宫出血？”收入院。病程中患者无发热寒战，无头痛，无气短，无腹痛腹胀，无四肢关节疼痛，精神、饮食、睡眠尚可，大小便如常，近期体重无明显变化。

【既往史】疾病史：否认高血压、糖尿病，冠心病、血液病等慢性病史。传染病史：否认肝炎、结核等传染病。手术外伤史：无。输血史：无。药物过敏史：否认。预防接种史：不详。

【个人史】生于并久居于内蒙古呼和浩特市，无疫区、疫情、疫水接触史。无特殊地区居住史。无工业毒物、粉尘、放射性物质接触史。无吸毒史。吸烟：无。饮酒：无。无冶游史。

【婚育史】婚姻状况：已婚，结婚年龄 30 岁。配偶健康情况：健康。生育史：1-0-1-1，人工流产 1 次，足月顺产 1 子，体健，目前避孕方式：避孕套。

【月经史】13 岁 $\frac{7\text{天}}{28\sim30\text{天}}$ 2022-07-02，月经量正常，颜色正常，无血块，无痛经，经期不规律，白带正常，无异味。

【家族史】父母体健，家族中无类似病史。

2. 脚本

医生	患者
您好！请问您叫什么名字？	您好！我叫李晓梦。
我是您的接诊医生。我需要了解您生病的情况，如果涉及您的隐私，我会保密，希望您能配合。	好的。
您多大年龄？	我 45 岁。
平时做什么工作？	教师。
您觉得哪里不舒服？	月经不规律 2 年多，阴道哩哩啦啦出血 1 个多月。
近 2 年月经怎么不规律了？	月经不是月月来，有时候几个月来一次。
月经异常后，具体是多久来一次，最长和最短的间隔时间可以告诉我吗？	最短 2 个月来一次，最长 6 个月来一次。
异常后，月经来几天？和以前一样吗？	不一样，来的时间比以前长了，以前差不多一礼拜就完事；这 2 年基本都是 10 天左右完事。
哦，那月经量有没有改变？	有，比以前量大，偶尔还有血块呢。
那这 2 年来这个情况有变化吗？	基本没有变好过，反正是月经乱套了，不正常。
当时觉得有什么原因引起月经改变吗？	没觉得有什么原因。
有痛经吗？	没有。
有觉得头晕吗？	没有。
有觉得身上没劲儿吗？	没有。
除此之外还有其他的不适症状吗？	之前没有。
那先后都去哪儿看过吗？	看过，去过家门口的中医医院。
什么时候去看的？	大概 3 个月之前。
做了什么检查吗？	就做了个妇科 B 超。
检查结果、诊断怎么样？	说 B 超没事，就是月经不调。
给您开什么药了吗？	开了几个疗程的汤药。
您知道具体是什么药吗？	不知道，都是些中药。

医生	患者
那您这些药怎么使用？用了多久？	按他说的要求煎服，按他说的次数喝的，后来想起来就喝，忙了就不喝了，差不多持续了 2 个月。
用药能缓解症状吗？	我觉得没什么作用，这不一个月前来月经，来了半个月，我就开始担心了，这月经量多的我都害怕。
您先别太担心，我问得详细一些，了解您的病情能更全面，这样才能采取更有针对性的检查和治疗手段，尽可能帮助您解决问题。这次经血的量是多少？	大概有之前的 2 倍了。
什么颜色的呢？	暗红色。
这次有血块吗？	还有。
痛经吗？	没有。
觉得头晕吗？	觉得晕晕沉沉的，而且这回真是觉得身上没劲儿了。
觉得心慌吗？	有时候累一些就心慌。
气短吗？	还好。
那这次月经来的时间长，您觉得有什么原因吗？	没有。
那您就来我们这了？	没有，我又去了中医院。
检查结果、诊断怎么样？	尿妊娠检查没怀孕，B 超，给你看 B 超单，这两次的都在这儿了，我也看不懂，反正那的医生建议住院，我想来你们这儿再好好看看。
哦，好的，我再问一些其他情况。	好的。
有没有发烧、寒战？	没有。
觉得头痛吗？	没有。
有腹痛、腹胀吗？	没有。
有四肢关节疼痛吗？	没有。
您精神状态怎么样？	平常不难受挺好的。
吃得怎么样？	挺好的。
睡得好吗？	还行。
大便怎么样？	正常。
小便呢？	正常。
最近体重有什么变化吗？	没有。
好的，您的情况我基本了解了，我和您叙述一下，您看我说的和您的情况是否一致（叙述上述病史情况）。	一致。
您有同房出血吗？	没有。
您之前有没有得过什么血液病、内分泌科疾病？	没有，身体一直很好。

医生	患者
有高血压吗？	没有。
有糖尿病吗？	没有。
有心脏方面的疾病吗？	没有。
得过肝炎、结核或者其他传染病吗？	没有。
接触过上面说的这些传染病的患者吗？	没有。
做过手术吗？	没有。
受过外伤吗？	没有。
输过血吗？	没有。
有过敏的药物或食物吗？	没有。
您小时候的疫苗都接种了吗？	记不清了。
您吸烟吗？	没有。
您喝酒吗？	不喝。
接触过有害物质、特殊理化毒物（比如家周围有化工厂）吗？	没有。
接触过毒品吗？	没有。
您有不洁的性生活史吗？	没有。
您结婚了吗？	结婚了。
多大年龄结婚的？	30 岁。
您爱人身体状况怎么样？	挺好的。
你们有几个孩子？	1 个。
男孩女孩？	男孩。
他的身体状况怎么样？	挺好的。
有过流产吗？具体什么情况？	有一次，是在结婚前人流过一次。
有过早产或死胎的情况吗？	没有。
您第一次来月经是什么时候？	13 岁。
每次持续几天？	5～7 天。
多长时间来一次？	将近 1 个月吧。
上次月经什么时候？	就是 1 个月前。
白带正常吗？	正常。
您的父母或者兄弟姐妹有患什么疾病吗？或是类似的疾病？	没有。
好的，我要问的就是这些，下面会给您安排检查。	好的，谢谢。

3. 评分表（表 6-21）

表 6-21 异常子宫出血患者问诊评分表

项目	评分细则	分值	得分
一般项目	考生是否进行自我介绍	1	
	是否核对患者基本信息	1	
现病史	患者起病情况	2	
	患病时间（2 年前、1 月前各 1 分）	2	
	主要症状的特点（月经的改变：周期规律性、月经周期的频度、经期、经量、末次月经、前次月经各 1.5 分）	9	
	病因与诱因（接触冰冷、劳累各 1 分）	2	
	病情发展与演变（月经方面 3 分）	3	
	加重后主要症状的特点变化	6	
	伴随症状（发烧寒战、头晕头痛、心慌气短、腹痛腹胀、四肢关节疼痛各 1 分）	5	
	诊治经过（检查化验结果、诊断、治疗方案、疗效各 2 分）	8	
	病程中的一般情况（睡眠、饮食、精神、体重、大小便各 1 分）	5	
系统回顾	未回顾 0 分，部分回顾 2 分，回顾全面 4 分	4	
既往史	疾病史（重点强调妇产科系统疾病，未提到不得分）	2	
	基础疾病史（高血压、糖尿病、心脏相关疾病各 1 分）	3	
	传染病史（肝炎、结核、其他各 1 分）	3	
	药物过敏史（药物过敏 2 分；食物过敏 1 分）	3	
	手术外伤史	1	
	输血史	1	
	预防接种史	1	
个人史	有害物质接触史、特殊理化毒物接触史、吸毒史各 1 分	3	
	吸烟史（吸烟史、对戒烟表示鼓励或劝导戒烟各 1 分）	2	
	饮酒史	1	
婚育史	婚姻状况、配偶身体情况、子女数、身体情况、避孕方式各 1 分	5	
月经史	询问月经初潮、月经周期及持续时间、末次月经时间	4	
家族史	家庭成员患病情况	1	
问诊技巧	问诊顺序是否合理	2	
	问诊内容是否偏离主诉	2	
	是否进行归纳小结	2	
	是否使用了过渡性语言	2	
	是否使用了医学术语（否为正确）	2	

续表

项目	评分细则	分值	得分
问诊技巧	问诊时间把握是否合理	2	
	是否存在诱导性提问	2	
人文关怀沟通能力	考生对 SP 的提问是否做出正面回应	2	
	考生对 SP 的表现是否有人文关怀	2	
	问诊语速、语气、语调是否恰当	2	
总分		100	

总体评价：

评分人签名：

年 月 日

4. 小贴士

（1）本案例主要针对“阴道出血”症状进行问诊要点的练习。

（2）针对婚育史、月经史部分进行问诊要点的练习。

（3）使用道具：妇科超声报告单 2 份。

（周晓霞）

案例 22：子宫内膜异位症

1. 问诊内容

【一般项目】患者王晓丽，女，33 岁，职员。

【主诉】痛经 5 年，进行性加重 3 年。

【现病史】患者自诉 5 年前无明显诱因出现经期下腹痛，以经期第 1～2 天疼痛最为严重，可忍受，经期结束后疼痛明显缓解。近 3 年痛经进行性加重，疼痛持续 3 天左右，程度较前加重，严重影响正常工作生活，必要时需口服“布洛芬缓释胶囊”对症治疗，并伴有腰部坠痛，排便时腹痛加重，有时伴有恶心、呕吐，呕吐胃内容物，平素偶感下腹部隐痛，偶有性交痛。曾于当地中医诊所就诊，诊断为“慢性盆腔炎”并服中药治疗（具体不详），短期内症状稍有缓解，但总体疗效不满意。后就诊于当地县医院，查 B 超回报：子宫未见异常，左附件区肿物 - 巧克力囊肿？（大小为 5 cm × 6 cm × 4 cm）。医生建议住院手术治疗，患者为求进一步诊治就诊于我院，门诊考虑诊断“子宫内膜异位症？”。患者病程中无发热寒战，无头晕头痛，无心悸气短，无腹胀，无四肢关节疼痛。患者精神、饮食、睡眠尚可，大小便如常，近期体重无明显变化。

【既往史】疾病史：否认高血压、糖尿病，冠心病等慢性病史。传染病史：否认肝炎、结核等传染病。手术外伤史：无。输血史：无。药物过敏史：否认。预防接种史：不详。

【个人史】生于并久居于内蒙古呼和浩特市，无疫区、疫情、疫水接触史。无特殊地区居住史。无工业毒物、粉尘、放射性物质接触史。无吸毒史。吸烟：无。饮酒：无。无冶游史。

【婚育史】婚姻状况：已婚，结婚年龄30岁。配偶健康情况：健康。生育史：婚后3年性生活正常且未避孕，但一直未孕。2015年人工流产1次。0-0-1-0。

【月经史】13岁$\frac{5\sim6天}{28\sim30天}$2022-07-02，月经量正常，颜色正常，无血块，有痛经，经期规律，白带量多，色白，无异味。

【家族史】父母体健，家族中无类似病史。

2. 脚本

医生	患者
您好！请问您叫什么名字？	您好！我叫王晓丽。
我是您的接诊医生。我需要了解您生病的情况，如果涉及您的隐私，我会保密，希望您能配合。	好的。
您多大年龄？	我33岁。
您觉得怎么不舒服？	我近几年出现痛经，并且越来越厉害。
有多长时间了？	大约5年之前。
之前有没有一样的情况？	没有。
当时觉得有什么原因引起您痛经吗？比如接触冰冷或者劳累之类。	没觉得有什么原因，我来月经时非常注意避免这些。
那5年前刚开始时是怎么难受？	就来月经肚子特别疼，就痉挛那样的疼（SP用手捂住肚子）。
一般疼几天？	基本每次都是月经前2天都疼，之后第3天以后就逐渐好些了。
需要吃药吗？比如止疼药。	不用，能忍住。
还有其他症状吗？	基本没有其他不舒服，月经结束就没什么事了，我也就没管它。
那5年来痛经这个症状有变化吗？	有加重，近3年是越来越厉害了。
您觉得是哪些方面比之前厉害了呢？	疼的时间长了，有时疼3～5天，有时候疼得出冷汗。
需要吃止痛药吗？	一般就是吃布洛芬缓释胶囊。
按什么剂量吃的？	具体都是按说明吃的，记不太清了，疼得不行就吃一粒。
恶心吐吗？	有时候也有。
吐的什么东西？	就胃里吃进去的。
觉得腰疼吗？	有时候腰坠着痛。
一般什么情况下疼？	解大便时疼得更厉害。
夫妻生活时候有觉得疼吗？	偶尔有。
那加重后去哪儿看过吗？	看过，先去过家门口的中医诊所。
做了什么检查吗？	就做了个妇科检查。

医生	患者
检查结果、诊断怎么样？	说是慢性盆腔炎。
给您开什么药了吗？	开了几个疗程的汤药。
您知道具体是什么药吗？	不知道，都是些中药。
那您这些药怎么使用？	按他说的要求煎服，刚开始按他说的次数喝的，后来想起来就喝，忙了就不喝了。
用药能缓解症状吗？	刚开始好像还好，但再后来就基本没什么明显的作用了，该疼还疼。
那您用了多久？	间断服了差不多3个月，后来自己觉得症状没缓解就不吃了。所以这才来你们医院说好好看看。
还去别的地方看过吗？	看过，中医不行，又去了我们县医院。
做了什么检查吗？	就做了个妇科彩超。
检查结果、诊断、处理怎么样？	说是卵巢巧克力囊肿，大夫建议住院手术。我说来您这儿再看看。我不想做手术，您有没有保守治疗的方案啊？
治疗方案需要充分了解您的情况之后进一步分析，不管选择什么方案，咱们都要以治疗疾病为原则，您害怕手术的心情可以理解，我先继续问您一些问题，等检查都完善了咱们再商量确定治疗计划。	好的。
您最近有没有发烧、寒战？	没有。
觉得头晕、头痛吗？	没有。
觉得心慌、气短吗？	没有。
有腹胀吗？	没有。
您精神状态怎么样？	平常不难受挺好的。
吃得怎么样？	挺好的。
睡得好吗？	还行。
大便怎么样？	正常。
小便呢？	正常。
最近体重有什么变化吗？	没有。
好的，您的情况我基本了解了，我和您叙述一下，您看我说的和您的情况是否一致（叙述上述病史情况）。	一致。
您有得过妇科相关疾病吗？	没有。
有高血压吗？	没有。
有糖尿病吗？	没有。
有心脏方面的疾病吗？	没有。

医生	患者
得过肝炎、结核或者其他传染病吗？	没有。
接触过上面说的这些传染病的患者吗？	没有。
做过手术吗？	没有。
受过外伤吗？	没有。
输过血吗？	没有。
有过敏的药物、食物吗？	没有。
您小时候的疫苗都接种了吗？	记不清了。
您吸烟吗？	没有。
您喝酒吗？	不喝。
接触过有害物质、特殊理化毒物（比如家周围有化工厂）吗？	没有。
您有没有接触过毒品？	没有。
您结婚了吗？	结婚了。
多大年龄结婚的？	30 岁。
您爱人身体状况怎么样？	挺好的。
你们有几个孩子？	没有。
有过流产吗？具体什么情况？	有一次，是在结婚前人流过一次。
有过死胎的情况吗？	没有。
您第一次来月经是什么时候？	13 岁。
每次持续几天？	5～7 天。
多长时间来一次？	将近 1 个月吧。
上次月经什么时候？	大概 2 周前。
月经量怎么样？	正常。
白带有异味或者颜色异常吗？	没有。
您的父母或者兄弟姐妹有患什么疾病吗？或是类似的疾病？	没有。
好的，我要问的就是这些，下面会给您安排检查。	好的，谢谢。

3. 评分表（表 6-22）

表 6-22　子宫内膜异位症患者问诊评分表

项目	评分细则	分值	得分
一般项目	考生是否进行自我介绍	1	
	是否核对患者基本信息	1	

续表

<table>
<tr><th>项目</th><th colspan="2">评分细则</th><th>分值</th><th>得分</th></tr>
<tr><td rowspan="9">现病史</td><td colspan="2">患者起病情况</td><td>1</td><td></td></tr>
<tr><td colspan="2">患病时间（5 年前、3 年前各 1 分）</td><td>2</td><td></td></tr>
<tr><td rowspan="2">主要症状的特点</td><td>痛经（时间、特点、程度、间断还是连续、加重及缓解因素各 2 分）</td><td>10</td><td></td></tr>
<tr><td>不孕（有无正常性生活、之前的生育情况各 2 分等）</td><td>4</td><td></td></tr>
<tr><td colspan="2">病因与诱因（受凉、劳累各 1 分）</td><td>2</td><td></td></tr>
<tr><td colspan="2">病情发展与演变（痛经方面 5 分）</td><td>5</td><td></td></tr>
<tr><td colspan="2">伴随症状（腰部坠痛、解大便时腹痛加重、恶心呕吐、性交痛、发烧寒战、头晕头痛、心慌气短、腹胀各 1 分）</td><td>8</td><td></td></tr>
<tr><td colspan="2">诊治经过（检查化验结果、诊断、治疗方案、疗效各 2 分）</td><td>8</td><td></td></tr>
<tr><td colspan="2">病程中的一般情况（睡眠、饮食、精神、体重、大小便各 1 分）</td><td>5</td><td></td></tr>
<tr><td rowspan="7">既往史</td><td colspan="2">疾病史（重点强调妇产科系统疾病，未提到不得分）</td><td>2</td><td></td></tr>
<tr><td colspan="2">基础疾病史（高血压、糖尿病、心脏相关疾病各 1 分）</td><td>3</td><td></td></tr>
<tr><td colspan="2">传染病史（肝炎、结核、其他各 1 分）</td><td>3</td><td></td></tr>
<tr><td colspan="2">手术外伤史</td><td>1</td><td></td></tr>
<tr><td colspan="2">输血史</td><td>1</td><td></td></tr>
<tr><td colspan="2">药物过敏史（药物过敏 1 分，食物过敏 1 分）</td><td>2</td><td></td></tr>
<tr><td colspan="2">预防接种史</td><td>1</td><td></td></tr>
<tr><td>系统回顾</td><td colspan="2">未回顾 0 分，部分回顾 2 分，回顾全面 4 分</td><td>4</td><td></td></tr>
<tr><td rowspan="3">个人史</td><td colspan="2">吸烟史（吸烟史、对戒烟表示鼓励或劝导戒烟各 1 分）</td><td>2</td><td></td></tr>
<tr><td colspan="2">饮酒史</td><td>1</td><td></td></tr>
<tr><td colspan="2">有害物质接触史、特殊理化毒物接触史、吸毒史各 1 分</td><td>3</td><td></td></tr>
<tr><td>婚育史</td><td colspan="2">婚姻状况、配偶身体情况、子女数，身体情况各 1 分，避孕情况 2 分</td><td>6</td><td></td></tr>
<tr><td>月经史</td><td colspan="2">询问月经初潮、月经周期及持续时间、末次月经时间</td><td>2</td><td></td></tr>
<tr><td>家族史</td><td colspan="2">家庭成员患病情况</td><td>2</td><td></td></tr>
<tr><td rowspan="7">问诊技巧</td><td colspan="2">问诊顺序是否合理</td><td>2</td><td></td></tr>
<tr><td colspan="2">问诊内容是否偏离主诉</td><td>2</td><td></td></tr>
<tr><td colspan="2">是否进行归纳小结</td><td>2</td><td></td></tr>
<tr><td colspan="2">是否使用了过渡性语言</td><td>2</td><td></td></tr>
<tr><td colspan="2">是否使用了医学术语（否为正确）</td><td>2</td><td></td></tr>
<tr><td colspan="2">问诊时间把握是否合理</td><td>2</td><td></td></tr>
<tr><td colspan="2">是否存在诱导性提问</td><td>2</td><td></td></tr>
</table>

续表

项目	评分细则	分值	得分
人文关怀沟通能力	考生对 SP 的提问是否做出正面回应	2	
	考生对 SP 的表现是否有人文关怀	2	
	问诊语速、语气、语调是否恰当	2	
总分		100	

总体评价：

评分人签名：

年　　月　　日

4. 小贴士

（1）本案例主要针对“痛经”症状进行问诊要点的练习，妇产科疾病常需注意与“腹痛”等内科腹部相关症状鉴别。

（2）针对生育史部分进行问诊要点的练习。

（3）使用道具：无。

（周晓霞）

案例 23：子宫肌瘤

1. 问诊内容

【一般项目】患者冯晓，女，45 岁，教师。

【主诉】发现“子宫肌瘤”1 年，经期延长、经量增多 3 个月。

【现病史】患者于 1 年前体检常规妇科超声提示“子宫肌瘤”（子宫肌瘤大小、位置等具体信息不详），无月经改变，无下腹痛、下腹胀，医生建议定期复查随诊。半年前复查妇科超声提示：子宫肌壁间一约 4.0 cm × 3.5 cm 的圆形中等回声光团，部分突向宫腔 - 子宫肌瘤。未诊治。患者于 3 月前无明显诱因出现月经量增多，较前增多约 3 倍，有血块，暗红色，伴经期延长至 7～9 天，周期无变化，无下腹痛、下腹胀，无阴道分泌物增多，无头晕、乏力等不适。来我院就诊，门诊检查彩超：子宫后壁肌壁间有一约 7 cm × 6 cm 的圆形等回声光团，部分突向宫腔，提示子宫肌瘤。遂以“子宫肌瘤”收入院。患者发病以来，无头痛，无心悸、气短，无恶心、呕吐。患者精神、食欲、睡眠好，大小便正常，体重无明显变化。

【既往史】疾病史：否认高血压、糖尿病等慢性病史。传染病史：否认肝炎、结核等传染病。预防接种史：不详。手术外伤史：无。输血史：无。药物过敏史：否认。

【个人史】生于并久居于内蒙古自治区呼和浩特市，无疫区、疫情、疫水接触史；无特殊地区居住史；无工业毒物、粉尘、放射性物质接触史；无吸毒史；无吸烟史；无饮酒史；无冶游史。

【婚育史】婚姻史：已婚，结婚年龄 25 岁。配偶健康情况：健康。生育史：2-0-0-2，足月顺产2次，1子1女，均体健。目前采取宫内节育器避孕。

【月经史】既往月经规律，13岁$\frac{4\text{天}}{28\text{天}}$2022-07-21，月经量正常，无痛经。近3月月经量增多、月经期延长，有血块，暗红色。白带量少，色白，无异味。

【家族史】否认家族相关遗传病史。

2. 脚本

医生	患者
您好！请问您叫什么名字？	您好，我叫冯晓。
我是您的接诊医生。我需要了解您生病的情况，如果涉及到隐私，我会保密，希望您能配合。	好的。
您多大年龄？	我45岁。
平时做什么工作？	我是教师。
请问您哪儿不舒服？	最近感觉月经量比以前多了，来月经时间也比以前长了。
多长时间了？	近3个月。
之前有过这种情况吗？	没有。
这次月经改变有什么原因吗？	没觉得有什么原因。
您说您月经发生了改变，那么您以前月经情况怎么样？	以前正常。
多大年纪来第一次月经？	好像13岁。
每次持续几天？	4天。
间隔多长时间来一次？	28天。
以前每次月经期大约需要几片卫生巾？	大约10片。
以前来月经有没有血块？	没有。
什么颜色？	暗红色。
来月经肚子疼吗？	不疼。
上次月经什么时候来的？	2周前。
近3个月月经量比以前明显多了吗？	是的。
大约是以前的几倍？或者现在需要多少卫生巾？	现在每次大约使用卫生巾30片。
您说现在月经期比以前明显延长了，那么现在每次月经来几天？	是的，现在每次来7～9天才能结束。
有血块吗？	有。
月经周期有变化吗？	没有。
有没有下腹痛或下腹胀？	没有。
有没有头晕或乏力？	没有。
在哪里看过或者做过什么检查没有？	在体检中心做过两次彩超，刚才在门诊又做了一次。

医生	患者
前几次都是什么时候做的？	1年前做了一次，半年前一次，还有刚才。
报告单在吗？什么结果？	1年前体检的报告说我有子宫肌瘤，单子找不见了。
当时发现子宫肌瘤医生怎么说？治疗了吗？	没治疗，医生建议半年后复查，这是半年前的超声报告（SP拿出半年前的检查）。
当时月经没有变化吗？	没有。
也没有腹痛、腹胀？	没有。
我看您半年前的报告单，子宫肌瘤体积不算大，当时医生什么建议？	建议我定期复查，说如果还继续增大可能要做手术。
那这次的报告呢？	在这呢。这是这次的检查结果（SP拿出门诊彩超）。
我看您这次的超声报告单，子宫肌瘤比以前更大了一些。	（忧虑）大夫，你说我现在这种情况必须手术了吗？能不能保守治疗？
您先别着急，听您的描述，您的子宫肌瘤不仅比之前增大了，并且出现了月经改变的症状，但是您也别紧张，等把您的情况了解清楚，尽快给您安排下一步检查明确病情，再和您进一步详细解释，好吗？	好的。
您有没有头晕、头痛？	没有。
有心慌、气短吗？	没有。
有恶心、呕吐吗？	没有。
您小肚子疼或胀吗？	没有。
您精神状态怎么样？	挺好的。
吃得好吗？	挺好的。
睡得怎么样？	还行。
大便怎么样？	正常。
小便呢？	正常。
最近体重有什么变化吗？	没有。
好的，您的情况我基本了解了，我说一下您看对吗（叙述上述病史情况）。	是的。
您有妇科或者血液方面的疾病吗？	没有。
有高血压吗？	没有。
有糖尿病吗？	没有。
有心脏病吗？	没有。
得过肝炎、结核或者其他传染病吗？	没有。
接触过上面说的这些传染病的患者吗？	没有。
做过手术吗？	没有。

医生	患者
受过外伤吗？	没有。
输过血吗？	没有。
有过敏的药物或食物吗？	没有。
您小时候的疫苗都接种了吗？	记不清了。
您吸烟吗？	没有。
您喝酒吗？	不喝。
接触过有害物质、特殊理化毒物吗？	没有。
您接触过毒品吗？	没有。
您有没有不洁性生活史？	没有。
您结婚了吗？	结婚了。
多大年龄结婚的？	25 岁。
您爱人身体状况怎么样？	挺好的。
你们有几个孩子？	2 个。
男孩、女孩？	1 个男孩，1 个女孩。
有过流产吗？	没有。
有过早产或死胎的情况吗？	没有。
采用什么方式避孕？	戴环。
您的孩子们身体状况怎么样？	都挺好。
您的父母或者兄弟姐妹有患什么疾病吗？	没有。
好的，我要问的就是这些，接下来会给您安排检查。	好的，谢谢。

3. 评分表（表 6-23）

表 6-23　子宫肌瘤患者问诊评分表

项目	评分细则		分值	得分
一般项目	考生是否进行自我介绍		1	
	是否核对患者基本信息		1	
现病史	患者起病情况		1	
	症状出现时间（3 个月前）		2	
	主要症状的特点	月经量增多（与正常月经量的对比）	4	
		月经期延长（与正常月经期的对比）	4	
	有无明确诱因		3	
	病情发展与演变（症状有无加重）		4	
	伴随症状（腹痛、腹胀、头晕、乏力各 1 分）		4	

续表

项目	评分细则	分值	得分
现病史	诊治经过（检查结果、诊断、治疗用药各 2 分）	6	
	患病时间（1 年）	4	
	诊治经过（检查化验结果、诊断、治疗用药情况各 3 分）（1 年前，半年前）	9	
	病程中的一般情况（睡眠、饮食、精神、体重、大小便各 1 分）	5	
系统回顾	未回顾 0 分，部分回顾 2 分，回顾全面 4 分	4	
既往史	妇科、血液疾病、高血压、糖尿病、心脏病各 1 分	5	
	传染病史（肝炎、结核各 1 分）	2	
	手术外伤史	1	
	输血史	1	
	药物过敏史（药物过敏、食物过敏各 1 分）	2	
个人史	吸烟史	1	
	饮酒史	1	
	有害物质接触史、特殊理化毒物接触史、吸毒史各 1 分	3	
婚育史	婚姻状况、配偶身体情况、子女数，身体情况各 1 分	4	
月经史	月经初潮、月经周期及持续时间、末次月经时间、 月经量、有无痛经、避孕措施	6	
家族史	家庭成员患病情况	2	
问诊技巧	问诊顺序是否合理	2	
	问诊内容是否偏离主诉	2	
	是否进行归纳小结	2	
	是否使用了过渡性语言	2	
	是否使用了医学术语（否为正确）	2	
	问诊时间把握是否合理	2	
	是否存在诱导性提问	2	
人文关怀 沟通能力	考生对 SP 的提问是否做出正面回应	2	
	考生对 SP 的表现是否有人文关怀	2	
	问诊语速、语气、语调是否恰当	2	
总分		100	

总体评价：

评分人签名：

年　　月　　日

4. 小贴士

（1）本案例主要针对体检发现的疾病进行问诊要点的练习。

（2）针对月经史部分进行问诊要点的练习。

（3）使用道具：妇科超声报告单 2 份。

（赵荣伟）

案例 24：宫颈癌

1. 问诊内容

【一般项目】患者冯晓，女，55 岁，无业。

【主诉】接触性阴道流血半年，加重 1 周。

【现病史】患者半年前出现性生活后阴道流血，量少，暗红色，可以自行缓解，无下腹痛，无阴道排液，症状间断出现，未予重视。1 周前再次出现性生活后阴道流血，持续 3 天，暗红色，量较前增多，伴轻微下腹坠胀，遂就诊于我院门诊。行宫颈脱落细胞学（TCT）及人乳头瘤病毒（HPV）检查，结果回报：TCT，HSIL；HPV，16（+）。进一步行阴道镜检查＋宫颈活检术，术后病理回报：宫颈中分化鳞状细胞癌，无法判断浸润深度。遂以“宫颈鳞状细胞癌”收入院。患者自然绝经 5 年，无异常阴道排液，无激素补充治疗。病程中，患者无头晕、头痛，无心悸、气短，无恶心、呕吐，无腹痛、腹胀，精神、食欲、睡眠好，大便正常，无尿频、尿急，尿量、尿色正常，近期体重无明显变化。

【既往史】疾病史：否认高血压、糖尿病、冠心病等慢性病史。传染病史：否认肝炎、结核等传染病。手术外伤史：无。输血史：无。药物过敏史：否认。预防接种史：不详。

【个人史】出生并久居于内蒙古自治区呼和浩特市，无疫区、疫情、疫水接触史；无特殊地区居住史；无工业毒物、粉尘、放射性物质接触史；无吸毒史；无吸烟史；无饮酒史；无冶游史。

【婚育史】婚姻状况：已婚，结婚年龄 21 岁。配偶健康情况：健康。生育史：2-0-1-2，人工流产 1 次，足月顺产 2 次，1 子 1 女，均体健。

【月经史】13 岁 $\frac{4\text{天}}{28\text{天}}$ 50 岁，月经量正常，颜色正常，无血块，无痛经，经期规律，白带量少，色白，无异味。

【家族史】否认家族相关遗传病史。

2. 脚本

医生	患者
您好！请问您叫什么名字？	您好！我叫冯晓。
我是您的接诊医生。我需要了解您生病的情况，如果涉及您的隐私，我会保密，希望您能配合。	好的。
您多大年龄？	我 55 岁。
平时做什么工作？	我没有工作。
您觉得怎么不舒服？	夫妻生活后有阴道流血。

医生	患者
有多长时间了？	大概半年。
之前有没有一样的情况？	没有。
同房后阴道出血量有多少？	量很少。
什么颜色？	暗红色。
持续几天？	不一定，一般很快就没有了。
阴道出血怎么处理的？	不用弄，自己就好了。
出血的时候有没有肚子疼？	没有。
平时阴道分泌物颜色、气味、量有没有异常？	没有。
这半年阴道出血量有增多吗？	没有。
您这半年去医院检查过吗？	没有。因为血很快就没有了，所以没重视。
最近有加重吗？	大概有 1 周严重了。
这 1 周您觉得加重是血量增多？还是出血持续时间变长了？	血量增多了，已经持续 3 天了。
颜色呢？	还是暗红色。
您下腹有坠胀感吗？	有。
那您有没有其他不舒服？	没有。
最近去哪看过吗？	一周前来医院检查的。
做了什么检查？带了吗？	这是我的检查结果（TCT、HPV、阴道镜检查、宫颈活检）。 医生，我这种情况严重吗？是不是晚期了？（SP 紧张。）
您别太紧张，现在病理结果确定是“宫颈鳞状细胞癌”，但是具体分期需要进一步完善相关检查后我再和您详细解释。	好的。
您近期有没有头晕、头痛？	没有。
有心慌、气短吗？	没有。
有恶心、呕吐吗？	没有。
您精神状态怎么样？	挺好的。
吃饭怎么样？	挺好的。
睡眠好吗？	也挺好。
大便怎么样？	正常。
有没有尿频尿急？	没有。
最近体重有什么变化吗？	没有。
好的，您的情况我基本了解了，我和您叙述一下，您看我说的和您的情况是否一致（叙述上述病史情况）。	一致。

医生	患者
那我再问您一些其他问题。	好的。
您有妇科相关的疾病吗?	没有。
您有高血压吗?	没有。
有糖尿病吗?	没有。
有心脏方面的疾病吗?	没有。
得过肝炎、结核或者其他传染病吗?	没有。
接触过上面说的这些传染病的患者吗?	没有。
做过手术吗？	没有。
受过外伤吗?	没有。
输过血吗?	没有。
有过敏的药物、食物吗?	没有。
您小时候的疫苗都接种了吗?	记不清了。
您吸烟吗?	不吸。
您喝酒吗?	不喝。
接触过有害物质、特殊理化毒物（举例说明，比如家周围有化工厂等）吗?	没有。
您接触过毒品吗?	没有。
您结婚了吗?（年长患者可以不问。）	结婚了。
多大年龄结婚的?	21 岁。
您爱人身体状况怎么样?	挺好的。
只有您爱人一个性伴侣吗?	是的。
您绝经了吗?	已经绝经了。
多大年龄绝经的?	50 岁。
阴道分泌物有没有异常?	没有。
有没有口服雌激素类药物?	没有。
您有几个孩子?	2 个。
姑娘、儿子?	1 个男孩，1 个女孩。
是顺产还是剖腹产?	都是顺产。
都是足月吗?	是的。
有早产的情况吗?	没有。
有过流产吗?	有过一次手术流产。
孩子们身体状况怎么样?	挺好的。
您的父母或者兄弟姐妹有患什么疾病吗?	没有。
好的，我要问的就是这些，接下来会给您安排检查。	好的，谢谢。

3. 评分表（表 6-24）

表 6-24　宫颈癌患者问诊评分表

项目	评分细则	分值	得分
一般项目	考生是否进行自我介绍	1	
	是否核对患者基本信息	1	
现病史	患者起病情况	2	
	患病时间（6 个月前、1 周各 1 分）	2	
	主要症状特点（性生活后阴道流血量、颜色、持续时间、缓解方式、伴随症状各 2 分）	10	
	病因与诱因	2	
	病情发展与演变	3	
	伴随症状	4	
	诊治经过（检查化验结果 3 分，诊断 2 分，治疗方案 2 分，疗效 2 分）	9	
	病程中的一般情况（睡眠、饮食、精神、体重、大小便各 1 分）	5	
系统回顾	未回顾 0 分，部分回顾 2 分，回顾全面 4 分	4	
既往史	疾病史（针对所患疾病的系统询问）	3	
	基础疾病史（高血压、糖尿病、心脏相关疾病各 1 分）	3	
	传染病史（肝炎、结核、其他各 1 分）	3	
	药物过敏史（药物过敏、食物过敏各 1 分）	2	
	手术外伤史	1	
	输血史	1	
	预防接种史	1	
个人史	有害物质接触史、特殊理化毒物接触史、吸毒史各 1 分	3	
	吸烟史（吸烟史 1 分，对戒烟表示鼓励或劝导戒烟 1 分）	2	
	饮酒史	1	
	冶游史、雌激素用药史	4	
婚育史	婚姻状况、配偶身体情况、性伴侣数、子女数、子女身体情况	5	
月经史	月经初潮、月经周期及持续时间、末次月经时间、月经具体情况、绝经年龄、有无激素补充治疗	6	
家族史	家庭成员患病情况	2	
问诊技巧	问诊顺序是否合理	2	
	问诊内容是否偏离主诉	2	
	是否进行归纳小结	2	
	是否使用了过渡性语言	2	

续表

项目	评分细则	分值	得分
问诊技巧	是否使用了医学术语（否为正确）	2	
	问诊时间把握是否合理	2	
	是否存在诱导性提问	2	
人文关怀沟通能力	考生对 SP 的提问是否做出正面回应	2	
	考生对 SP 的表现是否有人文关怀	2	
	问诊语速、语气、语调是否恰当	2	
总分		100	

总体评价：

评分人签名：

年　　月　　日

4. 小贴士

（1）本案例主要针对“阴道出血”症状进行问诊要点的练习。

（2）针对冶游史部分问诊要点，需依据个体情况选择合适提问方式。

（3）使用道具：妇科检查报告单、病理报告单。

（赵荣伟）

案例 25：急性胃肠炎

1. 问诊内容

【一般项目】患儿张宝玉，男，10 个月，散居。

【主诉】呕吐 3 天，腹泻伴发热 2 天。

【现病史】患儿于 3 天前无明显诱因出现呕吐，呈非喷射状，呕出胃内容物，无咖啡色及黄绿色物，量中等，2～3 次 / 日，进食后明显，无新增食物种类，未进食不洁食物。2 天前出现大便次数增多，6～8 次 / 日，为蛋花汤样便，每次量不等，无黏液及脓血，无腥臭味；同时伴有发热，2～3 次 / 日，体温最高可达 39 ℃，发热时无寒战及皮疹，家长自行给予患儿“布洛芬混悬液”6 ml 口服后体温可降至正常，但容易反复。就诊于社区门诊，诊断为“小儿腹泻病”，给予“蒙脱石散”1 袋 / 次，2 次 / 日，“双歧杆菌片”1 片 / 次，2 次 / 日，口服治疗 2 天，患儿发热呕吐好转，但仍有腹泻，且出现精神差及尿量减少。现为进一步诊治，就诊于我院。病程中，患儿哭时泪少，无烦躁哭闹，无惊厥及意识障碍，无咳嗽咳痰，无多汗及面色发白，睡眠一般，饮食差，无尿频，小便颜色变深。

【既往史】疾病史：无。传染病史：无感染性腹泻接触史。否认结核病史，否认肝炎等其他传染病病史及接触史。手术外伤史：无。输血史：无。食物药物过敏史：否认。预防接种史：按计划接种；卡介苗已接种；无漏种。

【个人史】患儿系 G1P1，足月顺产。出生体重：3400 g。无产伤史，围生期无窒息缺氧，出生后混合喂养，6 个月开始添加辅食。3 个月抬头，7 个月独坐。无有害物质接触史。

【家族史】家族成员均健康，无慢性腹泻病患者。

2. 脚本

医生	患者
您好！请问您是张宝玉家长吗？	是的。
我是孩子的接诊医生。现在我需要了解孩子生病的情况，如果涉及隐私，我会保密，希望您能配合。	好的。
孩子是男孩、女孩？	男孩。
今年多大了？	10 个月。
咱们宝宝是怎么不舒服了？	又吐又烧，还拉肚子。
那呕吐、发热、拉肚子分别是什么时候开始的？	吐有 3 天了，发热和拉肚子是 2 天。
您觉得和什么因素有关？比如着凉什么的？	我也不知道呀，前几天一直都好好的，突然就吐了（SP 情绪急迫）。
有没有可能是和饮食有关？	应该不是，我一直都很注意卫生，而且这几天也没给他喂过特殊的辅食。
感觉肚子有没有受凉？	也没有呀！
哦，那给我描述一下宝宝 3 天前呕吐的样子吧？	先是干呕，后来就恶心地吐了。
吐的是什么样的东西呢？	就是吃进去的东西，多数是吃完不一会儿就吐了。
有没有咖啡色或黄绿色的东西？	没有。
量有多少？	每次也不一样，算是中等哇。
每天大约吐几次？	2～3 次左右。
是吐的第 2 天就腹泻了吗？	是。
那大便是什么样的？	全是稀水，就像蛋花汤一样。
有黏液或脓血吗？	没有。
有特殊气味吗？	好像没有，可能会有什么味？
比如说腥臭味？	没有。
量有多少？	每次都不少，我感觉挺多。
每天有几次？	6～8 次。
宝宝拉肚子的时候有没有看着特别不舒服？	没有。
你觉得发现有加重或缓解的情况吗？	没有。
宝宝是除了拉肚子，还有发烧对吗？	对。
体温最高多少℃？	最高有 39 ℃左右。
每天烧几次？	有 2～3 次。
宝宝发烧时有寒战或皮疹出现吗？	没有。

医生	患者
发烧时给孩子做啥特殊处理没?	我自己给他喂了布洛芬混悬液。
喂了几次，每次喂多少?	每次烧的超过 38.5 ℃就喂 6 毫升。
那宝宝喝完布洛芬体温能降至正常吗?	能是能，但是过几个小时后又会烧。
那去医院看过吗?	看过。
什么地方看的?	我们家门口的社区门诊。
诊断什么病?	说是小儿腹泻病。
做过什么检查吗?	没做过检查。
当时是怎么治疗的?	那儿的医生给配的药。
给配的什么药，怎么吃的?	蒙脱石散 1 袋 / 次，2 次 / 日， 双歧杆菌片 1 片 / 次，2 次 / 日。
用了几天?	2 天。
这些药吃完后呕吐、发烧和拉肚子加重了还是减轻了?	发烧呕吐是减轻了，但是还有稀水样的大便，次数也多，关键今天精神不好、尿的也少了。
那哭的时候有泪吗？或者泪有没有减少?	有泪，感觉比平时少点。
那就是说宝宝 3 天前有呕吐，2 天前有发烧和拉肚子，今天发烧呕吐好转了，但还有拉肚子，而且还感觉宝宝精神不好，尿量也减少了？对吗?	就是，急死我了!
您先别急，您想想宝宝除了咱们刚才提到的，还有别的不舒服吗?	好像没有了，还有可能会出现啥情况？我这也是着急懵了!
有过流鼻涕和咳嗽吗?	没有流涕，有咳嗽。
咳嗽是什么样的?	就是普通的一声一声地咳。
有痰吗?	没有。
有没有多汗或者面色发白?	没有。
有没有烦躁哭闹?	没有。
宝宝今天是精神不好，有过惊厥或者意识障碍吗?	没有。
尿的也不多，那尿的次数多吗?	不多，比平时少了。
尿的颜色呢?	颜色比平时深。
这几天晚上睡得好吗?	一般。
饮食情况怎么样?	不好，开始是吃完老吐，这几天索性都喂不进去，就不吃!
好，这次宝宝病的情况我基本了解了，我和您叙述一下，您看我说的和您宝宝的情况是否一致（叙述上述病史情况）。	一致。大夫，我们孩子这么小，好几天没吃东西，这哪能受得了，您快给想想办法吧。
好的，您放心，咱们尽快把孩子情况了解全面，之后能更有针对地安排检查和治疗。	好的，谢谢大夫。

医生	患者
孩子平常有什么疾病吗？比如糖尿病、先心病？	没有。
得过或者接触过肝炎、结核或者其他传染病吗？	没有。
有过外伤吗？	没有。
做过手术吗？	没有。
输过血吗？	没有。
有过敏的药物或者食物吗？	没有。
孩子接触过有害物质吗？	没有。
孩子都接种过哪些疫苗还记得吗？	都按时打了。
宝宝是第几胎、第几产？	第1胎，第1产。
足月吗？顺产还是剖腹产？	足月顺产。
出生体重多少？	6斤8两。
母乳喂养还是混合喂养？什么时候开始添加辅食？	一直都是混合喂养，6个月左右就开始添加的辅食。
多大能抬头？多大会坐的？	3个月能抬头，7个月能独坐。
有家族遗传性疾病吗？	没有。
家里有人患慢性腹泻病吗？	没有。
有传染病接触史吗？	没有。
家人和宝宝近期有外出吗？	没有。
好了，宝宝的基本情况我已经了解，非常感谢您的配合！	孩子病了，我着急的，可能有的说得不好，如果还有想了解的可以随时问我。医生，我们家宝宝的病严重吗？
您先别着急，根据您提供的病史，我会给宝宝完善相关体格检查和化验，尽快告知您病情及下一步诊治计划。您还有问题吗？	没有了。谢谢您医生！

3. 评分表（表6-25）

表6-25　急性胃肠炎患者问诊评分表

<table>
<tr><th>项目</th><th colspan="2">评分细则</th><th>分值</th><th>得分</th></tr>
<tr><td rowspan="2">一般项目</td><td colspan="2">考生是否进行自我介绍</td><td>1</td><td></td></tr>
<tr><td colspan="2">是否核对患者基本信息</td><td>1</td><td></td></tr>
<tr><td rowspan="4">现病史</td><td colspan="2">起病情况</td><td>3</td><td></td></tr>
<tr><td colspan="2">起病时间：呕吐、腹泻、发烧时间各1分</td><td>3</td><td></td></tr>
<tr><td colspan="2">病因诱因不洁饮食2分、受凉2分（不问不得分）</td><td>4</td><td></td></tr>
<tr><td>主要症状的特点</td><td>大便次数、量、性状、有无黏液及脓血、有无便时腹痛各2分</td><td>10</td><td></td></tr>
</table>

续表

项目	评分细则		分值	得分
现病史	伴随症状	发热（发热次数、体温变化、退热方式、是否反复各 2 分）	8	
		呕吐（呕吐次数、呕吐物及量、有无黄绿色及咖啡色各 2 分）	6	
		其他伴随症状（有无流涕、多汗或面色苍白、惊厥、烦闹共 2 分）	2	
	病情演变	出现精神状态不好、尿量减少各 1 分	2	
	诊治经过	诊治时间地点、药物、用法、疗效各 2 分	8	
	病程中的一般情况（睡眠、饮食、精神、其他系统症状各 1 分）		4	
既往史	既往患病情况		3	
个人史	出生史（胎产数、胎龄、生产方式、出生体重各 1 分）		4	
	喂养史（喂养方式、辅食各 2 分）		4	
	生长发育史（抬头起坐时间 ）		4	
	预防接种史（按计划接种，有无漏种）		2	
	传染病史（肝炎、结核、其他传染病各 1 分）		3	
	手术史		1	
	外伤史		1	
	输血史		1	
	有害物质接触史		1	
	食物、药物过敏史各 1 分		2	
家族史	家族中慢性腹泻病史和遗传病史		2	
问诊技巧	问诊顺序是否合理		2	
	问诊内容是否偏离主诉		2	
	是否进行归纳小结		2	
	是否使用了过渡性语言		2	
	是否使用了医学术语（否为正确）		2	
	问诊时间把握是否合理		2	
	是否存在诱导性提问		2	
人文关怀沟通能力	考生对 SP 的提问是否做出正面回应		2	
	考生对 SP 的表现是否有人文关怀		2	
	问诊语速、语气、语调是否恰当		2	
总分			100	

总体评价：

评分人签名：

年　　月　　日

4. 小贴士

（1）本案例主要示范“呕吐、腹泻、发热”症状进行问诊要点的练习。

（2）针对传染病史、疫苗接种史、家族史部分进行问诊要点的练习。

（3）使用道具：无。

（张春霞）

案例 26：儿童社区获得性肺炎

1. 问诊内容

【一般项目】患儿张依依，女，7 岁，学生。

【主诉】发热伴咳嗽 5 天。

【现病史】患儿于 5 天前着凉后出现发热，体温最高达 39.0 ℃，热峰 3～4 次 / 日，发热时无寒战及皮疹，家长自行给予“布洛芬混悬液”10 ml，口服，可降至正常，但易反复；伴咳嗽，初为阵发性干咳，后有痰不易咳出，活动后或者夜间咳嗽明显。发热时有呼吸急促，但无明显喘息及呼吸困难，无发绀，遂就诊于社区门诊，诊断为“支气管炎”，给予口服“头孢”（具体药名不详）75 mg/ 次，2 次 / 日，“氨溴特罗口服液（易坦静）”10 ml/ 次，2 次 / 日，治疗 4 天，患儿仍有发热，且咳嗽频率较前增加，为进一步明确诊治就诊于我院。病程中患儿无鼻塞流涕，无恶心呕吐，无腹痛腹胀，无头晕头痛，无异物吸入，无盗汗乏力，精神睡眠一般，饮食差，大小便正常，近期体重无明显变化。

【既往史】疾病史：无。传染病史：否认结核病史，否认肝炎等其他传染病病史及接触史。手术外伤史：无。输血史：无。否认药物过敏。预防接种史：按计划接种；卡介苗已接种；无漏种。

【个人史】患儿系 G1P1，足月顺产，出生体重：3300 g。无产伤史，围生期无窒息缺氧，生长发育正常，智力正常。无有害物质接触史。

【家族史】父母体健；无明确家族遗传性疾病。

2. 脚本

医生	患者
您好！请问您是张依依家长吗？	是的。
我是孩子的接诊医生。我需要了解孩子生病的情况，如果涉及隐私，我会保密，希望您能配合。	好的。
孩子是男孩、女孩？	女孩。
今年多大了？	7 岁。
咱们孩子是怎么不舒服了？	发烧，还有咳嗽。
那发烧、咳嗽分别是什么时候开始的？	基本都有 5 天了。
您觉得和什么因素有关？	孩子爸爸之前带孩子去游乐场玩了，当天夜里就发烧咳嗽（SP 着急）。

医生	患者
家里或者学校里有感冒的人吗？	没有。
每天发烧几次？	3～4次。
体温最高有多少度？	最高体温有39.0 ℃。
发烧时有寒战或皮疹吗？	没有。
发烧时给过特殊处理没？	喂过药。
喂的什么药？具体量是多少？	烧的厉害时给喂过布洛芬混悬液，每次喂10 ml。
喂完退烧药体温能降下来吗？	能是能，但几个小时后又容易烧起来。
孩子还有咳嗽，是吗？	是的。
您能描述一下咳嗽的情况吗？	就是一声声地咳嗽。
有痰吗？	感觉是有了。
能吐出来痰吗？	就是咳嗽时听着有痰的声音，但吐不出。
这个咳嗽什么时候明显？	孩子活动后或晚上睡着明显。
孩子还有别的不舒服吗？	别的好像没有，还可能会有啥情况？我这是都懵了，不知道了。
孩子病了这几天有没有喘息或呼吸困难？	没有，就是烧起来的时候呼吸比较快。
有没有嘴唇紫或者手指头、脚趾头变紫的情况？	没有。
那就是说孩子主要是发烧咳嗽对吗？	对。
这几天去医院给孩子看过吗？	看过。
什么地方看的？	我们家门口社区门诊。
诊断什么病？	支气管炎。
做过什么检查？	没做过检查。
给配的什么药，怎么吃的？	头孢75 mg/次2次/日， 易坦静10 ml/次2次/日。
用了几天？	4天。
这些药吃完后发烧咳嗽加重了还是减轻了？	还是有发烧，而且咳嗽得更厉害了。
就是说孩子主要是发烧咳嗽5天，吃了4天药，没好，反而感觉重了，对吗？	就是，急死我了！
您再好好想想孩子除了咱们刚才提到的还有别的不舒服吗？	应该没有了！
有没有鼻塞流涕？	没有。
有没有恶心呕吐？	没有。
有没有腹痛腹胀？	没有。
有没有头晕头痛？	没有。

医生	患者
有没有过异物吸入？	没有。
有没有晚上睡着之后出汗的情况？	没有。
有浑身没劲儿吗？	没有。
孩子精神好不好？	不好。
晚上睡得好吗？	不好，主要晚上咳嗽的睡不好。
饮食情况怎么样？	不好，这几天不想吃饭！
孩子大小便怎么样？	这个都正常。
孩子这次病的情况我基本了解了，我和您叙述一下，您看我说的和您宝宝的情况是否一致（叙述上述病史情况）。	一致。
孩子有没有先天性心脏病？	没有。
孩子以前得过肺炎吗？	没有。
以前得过什么病没？	没有。
手术外伤有过吗？	没有。
有没有食物或药物过敏？	没有。
打过卡介苗吗？	打过。
别的疫苗按要求接种了吗？	对，一直都是按要求接种的。
宝宝是第几胎、第几产？	第1胎，第1产。
足月吗？出生的时候是顺产还是剖宫产？	足月顺产。
出生体重多少？	出生体重6斤6两。
母乳喂养还是混合喂养？什么时候开始添加辅食？	一直都是混合喂养，6个月左右开始添加的辅食。
多大能抬头？多大会坐的？	3个月能抬头，7个月能独坐。
学习成绩怎么样？	班里中上游。
有家族遗传性疾病吗？	没有。
家里有人患慢性咳嗽病吗？	没有。
有肝炎、结核病等传染病接触史吗？	没有。
家人和孩子近期有外出吗？	没有。
好了，孩子的基本情况我已经了解，非常感谢您的配合！	孩子病了，我着急的可能有的说得不好，如果还有想了解的可以随时问我。医生我们家宝宝的病严重吗？
您先别着急，根据您提供的病史，我会给宝宝完善相关体格检查和化验，尽快告知您病情及下一步诊治计划。您还有问题吗？	没有了。谢谢您医生！

3. 评分表（表 6-26）

表 6-26　儿童社区获得性肺炎患者问诊评分表

<table>
<tr><th>项目</th><th colspan="2">评分细则</th><th>分值</th><th>得分</th></tr>
<tr><td rowspan="2">一般项目</td><td colspan="2">考生是否进行自我介绍</td><td>1</td><td></td></tr>
<tr><td colspan="2">是否核对患者基本信息</td><td>2</td><td></td></tr>
<tr><td rowspan="10">现病史</td><td colspan="2">患者起病情况</td><td>3</td><td></td></tr>
<tr><td colspan="2">患病时间</td><td>3</td><td></td></tr>
<tr><td rowspan="3">主要症状的特点及其发展变化情况</td><td>发热（发热次数、体温最高、退热方式、是否反复、有无皮疹寒战各 2 分）</td><td>10</td><td></td></tr>
<tr><td>咳嗽（单声咳、有痰咳不出、渐加重、活动后明显各 2 分）</td><td>8</td><td></td></tr>
<tr><td>病情变化（仍有发热、咳嗽加重各 1 分）</td><td>2</td><td></td></tr>
<tr><td colspan="2">病因与诱因</td><td>3</td><td></td></tr>
<tr><td colspan="2">病情发展与演变</td><td>3</td><td></td></tr>
<tr><td colspan="2">伴随症状（呼吸急促、有无喘息及呼吸困难、有无发绀各 2 分）</td><td>6</td><td></td></tr>
<tr><td colspan="2">诊治经过（就诊时间、地点各 1 分，用药名称、用法、疗效情况各 2 分）</td><td>8</td><td></td></tr>
<tr><td colspan="2">病程中的一般情况（睡眠、饮食、精神、大小便、其他系统症状各 1 分）</td><td>5</td><td></td></tr>
<tr><td>系统回顾</td><td colspan="2">未回顾 0 分，部分回顾 2 分，回顾全面 4 分</td><td>4</td><td></td></tr>
<tr><td>既往史</td><td colspan="2">相关的既往史（肺炎、先天性心脏病史、其他疾病各 1 分）</td><td>3</td><td></td></tr>
<tr><td rowspan="8">个人史</td><td colspan="2">出生史（胎产数、胎龄、生产方式、出生体重各 1 分）</td><td>4</td><td></td></tr>
<tr><td colspan="2">喂养史（喂养方式、辅食各 1 分）</td><td>2</td><td></td></tr>
<tr><td colspan="2">生长发育史（抬头起坐时间、智力发育情况各 2 分）</td><td>4</td><td></td></tr>
<tr><td colspan="2">疫苗接种史（出生接种卡介苗、疫苗是否按时接种各 1 分）</td><td>2</td><td></td></tr>
<tr><td colspan="2">手术外伤史</td><td>1</td><td></td></tr>
<tr><td colspan="2">输血史</td><td>1</td><td></td></tr>
<tr><td colspan="2">有害物质接触史</td><td>1</td><td></td></tr>
<tr><td colspan="2">食物、药物过敏史</td><td>2</td><td></td></tr>
<tr><td>家族史</td><td colspan="2">家族中传染病和遗传病史</td><td>2</td><td></td></tr>
<tr><td rowspan="7">问诊技巧</td><td colspan="2">问诊顺序是否合理</td><td>2</td><td></td></tr>
<tr><td colspan="2">问诊内容是否偏离主诉</td><td>2</td><td></td></tr>
<tr><td colspan="2">是否进行归纳小结</td><td>2</td><td></td></tr>
<tr><td colspan="2">是否使用了过渡性语言</td><td>2</td><td></td></tr>
<tr><td colspan="2">是否使用了医学术语（否为正确）</td><td>2</td><td></td></tr>
<tr><td colspan="2">问诊时间把握是否合理</td><td>2</td><td></td></tr>
<tr><td colspan="2">是否存在诱导性提问</td><td>2</td><td></td></tr>
</table>

续表

项目	评分细则	分值	得分
人文关怀沟通能力	考生对 SP 的提问是否做出正面回应	2	
	考生对 SP 的表现是否有人文关怀	2	
	问诊语速、语气、语调是否恰当	2	
总分		100	

总体评价：

评分人签名：

年　　月　　日

4. 小贴士

（1）本案例主要示范“发热、咳嗽”症状进行问诊要点的练习。

（2）针对过敏史、疫苗接种史部分进行问诊要点的练习。

（3）鉴别诊断展开思路：见思维导图。

（4）使用道具：无。

（张春霞）

案例 27：化脓性脑膜炎

1. 问诊内容

【一般项目】患者王鑫鑫，女，3 岁 2 个月，散居。

【主诉】呕吐 2 天，发热伴惊厥 1 天。

【现病史】患儿于 2 天前无明显诱因出现呕吐 1 次，喷射样，呕吐物为胃内容物，无黏液，无咖色和胆汁样物质，家长未予特殊处理。1 天前患儿出现发热，体温未测，伴惊厥，表现为：意识丧失，呼之不应，双眼上翻，双手握拳，双上肢屈曲抖动，双下肢僵直，无口唇及颜面青紫，无口角流涎及口吐白沫，无大小便失禁，持续约 5 分钟自行缓解，缓解后入睡。急就诊于我院，就诊过程中患儿再次惊厥，表现同前，测体温 40 ℃，给予吸氧并“10% 水合氯醛”0.85 g 保留灌肠，持续 10 余分钟缓解，缓解后入睡。为进一步诊治，门诊以“惊厥原因待查，发热原因待查”收入院。病程中患儿嗜睡，无烦躁，无头痛，无咳嗽，无腹泻，无尿频尿痛，无皮疹，精神状态差，饮食差，大小便如常，近期无明显性格改变，体重无明显变化。

【既往史】疾病史：无。传染病史：否认结核病史，有肺结核患者接触史（外祖父曾患结核，自述已治愈），否认肝炎等其他传染病病史及接触史。手术外伤史：5 月前不慎从 2 楼坠落，就诊我院诊断“急性轻型开放性颅脑损伤、气颅、颅底骨折”，保守治疗，好转出院。输血史：无。药物过敏史：否认。预防接种史：按计划接种；卡介苗已接种；无漏种。

【个人史】患儿系 G1P1，足月顺产，出生体重：3200 g。无产伤史，围生期无窒息缺氧，出生后母乳喂养，6 个月开始添加辅食，3 个月抬头，6 个月独坐，1 岁会走，目前可跑跳，智力正常。无有害物质接触史。

【家族史】父母体健；无明确家族遗传性疾病。

2. 脚本

医生	患者
请问您的孩子叫什么名字？	叫王鑫鑫。
您好，我是您孩子的接诊医生，现在要问您一些孩子生病的情况，谢谢您的配合。	您好。
孩子几岁了？	3岁。
怎么不舒服了？	发烧、抽。
什么时候开始发烧的？	昨天凌晨3点多烧起来的。
当时体温多少？	没量。
那吃退烧药了吗？	没有，家里没有退烧药，想着等天亮了去买呢，然后孩子就抽了（SP焦急），医生我们家孩子是不是很严重？
您先别着急，等问完孩子的具体情况，咱们尽快安排一些检查明确一下孩子生病的原因，再和您进一步详细解释。	好。
孩子发烧前有着凉或者接触发烧的病人吗？	没有。
孩子抽的时候是几点？	大概四点多吧？
当时孩子在睡觉吗？	嗯，突然就抽了。
最开始是什么样的表现？	翻白眼，脖子往后仰，我就叫她名字，她也不答应，然后腿蹬得直直的，握着拳头，全身抖。
您看着孩子嘴唇或者脸面发青发紫吗？	没有，白的，一点血色都没有。
有吐白沫或者流口水吗？	没有。
咬牙吗？	咬着呢，咬得紧紧的。
胳膊也是直的吗？	这样的（SP做出双上肢屈曲动作），硬的，掰不动。
抽的时候孩子大便或者小便了吗？	没有。
持续了多长时间缓过来的？	大概有5分钟左右吧。
缓过来以后孩子是什么状态？呼唤孩子她能回应吗？	抽完就睡了，叫不醒，后来上救护车就醒了，能叫妈妈了。
后来再抽没？	抽了，来急诊后孩子就又抽了。
急诊给了什么治疗？	就吸了氧，量了体温。屁屁里灌了药。这是病历（SP出示医院诊疗记录）。
当时体温是多少？	40 ℃。
这次抽和上次大概隔了多长时间？	不到1个小时吧。
这次表现是什么样的？	和上次一样，就是抽的时间更长了。
这次抽了多久？	10多分钟吧。

医生	患者
后来再抽过吗?	没再抽了。
近1～2周孩子有没有总想睡觉，或者不愿意动?	没有。
有没有烦躁、易怒的表现?	有点，脾气不好，我们想着可能受伤那段时间太由着她了。
什么时候受的伤? 怎么伤的?	差不多5个月前，孩子不小心从2楼上摔下去了，就在这个医院住了6天。
当时头部有伤吗?	有呢。
耳朵或者鼻子里有流东西吗?	有，左耳朵里有过。
后来孩子恢复得怎样?	挺好的。
孩子最近有过耳朵疼吗? 或者耳朵里再流出来东西吗?	没有。
说过头疼或者总用手敲脑袋吗?	没有。
呕吐过吗?	发烧前1天吐过1次。
什么情况下吐的?	刚睡醒。
喷出来的还是恶心吐的?	喷出来的。
吐的什么?	就是吃的东西，没别的。
有没有黏液、脓血或者黄绿色的东西?	没有。
有鼻塞或者黄色鼻涕吗?	没有。
有咳嗽吗?	没有。
起疹子了吗?	没有。
那最近孩子食欲好吗?	不太好，没有以前愿意吃饭。
睡得好吗?	还行。
有晚上睡着出汗的表现吗?	没有。
孩子有没有短时间内体重明显下降?	没有。
孩子大便正常吗?	正常。
小便呢?	也正常的。
有尿频或者尿痛的情况发生吗?	没有。
好的，您孩子的情况我基本了解了，我和您叙述一下，看我说的和孩子的情况是否一致（叙述上述病史情况）。	一致。
孩子以前抽过吗?	没有，这是第一次。
平常有什么疾病吗? 比如糖尿病、先心病?	没有。
得过或者接触过肝炎、结核或者其他传染病吗?	没得过，她外祖父以前得过肺结核，但是治好了。
孩子和外祖父经常接触吗?	也不经常，逢年过节会回老家探望。

医生	患者
最近一次见到外祖父是什么时候？	2～3 个月前大概。
外祖父肺结核是在哪里治的？治了多久？	在老家医院治的，治多久真忘了，好多年前的事情了。
孩子输过血吗？	没有。
孩子有过敏的药物吗？	没有。
孩子都接种过哪些疫苗还记得吗？	具体记不清了，疫苗本上要求的都打了。
打过卡介苗吗？	打过。
其他有漏接的吗？	没有。
这是您的第几个孩子？	就这一个。
足月的？	足月。
顺产还是剖腹产？	顺产的。
出生体重多少？	6 斤 4 两。
孩子出生前有过缺氧吗？	没有。
出生后有抢救、窒息或者缺氧的情况发生吗？	没有，生下来可健康呢。
生产过程中孩子受到什么损伤了吗？	没有。
母乳喂养还是奶粉喂养？	母乳喂养。
什么时候添加的辅食？	6 个月。
孩子几个月会抬头？	3 个月。
几个月会稳稳地坐在那儿？	6 个月。
什么时候会走？	差不多 1 岁吧。
会跑步、会跳了吗？	会了。
会念儿歌、会数数了吗？	这些都会。
孩子接触过有害物质吗？	没有。
您和孩子的爸爸身体状况怎么样？	都挺好。
家族里有患癫痫的人或者小时候发烧抽的人吗？	没有。
好的，我要问的就是这些，下面会给您孩子进行体格检查、做化验，安排治疗等等，谢谢。	好的。

3. 评分表（表 6-27）

表 6-27　化脓性脑膜炎患者问诊评分表

项目	评分细则	分值	得分
一般情况	考生是否进行自我介绍	1	
	是否核对患者基本信息	1	

续表

<table>
<tr><th>项目</th><th colspan="2">评分细则</th><th>分值</th><th>得分</th></tr>
<tr><td rowspan="10">现病史</td><td colspan="2">患者起病情况</td><td>4</td><td></td></tr>
<tr><td colspan="2">患病时间（1 天前）</td><td>3</td><td></td></tr>
<tr><td rowspan="3">主要症状的特点</td><td>发热（体温、服药情况各 1 分）</td><td>2</td><td></td></tr>
<tr><td>惊厥表现（惊厥发生时患儿的状态 1 分、意识情况 2 分、双眼情况 2 分、口唇情况 2 分、四肢及肌肉张力情况 2 分、是否大小便失禁 1 分、持续时间 1 分、缓解后患儿情况 1 分）</td><td>12</td><td></td></tr>
<tr><td>呕吐</td><td>2</td><td></td></tr>
<tr><td colspan="2">病因与诱因（提到发热诱因即得分）</td><td>3</td><td></td></tr>
<tr><td colspan="2">病情发展与演（发热相关 2 分；惊厥相关：是否再次惊厥 2 分，两次间隔时 2 分，两次发作表现差异 2 分）</td><td>8</td><td></td></tr>
<tr><td colspan="2">伴随症状（咳嗽 2 分，皮疹 2 分，呕吐 3 分，腹泻 1 分，盗汗 2 分，耳痛 / 耳道流液 2 分，鼻塞 / 黄脓涕 2 分，尿频、尿急、尿痛 1 分）</td><td>13</td><td></td></tr>
<tr><td colspan="2">诊治经过（就诊时间、检查化验结果、治疗用药情况、治疗效果、就诊结果各 1 分）</td><td>5</td><td></td></tr>
<tr><td colspan="2">病程中的一般情况（睡眠、饮食、精神、体重变化、大小便情况各 1 分）</td><td>5</td><td></td></tr>
<tr><td>系统回顾</td><td colspan="2">未回顾 0 分，部分回顾 2 分，回顾全面 4 分</td><td>4</td><td></td></tr>
<tr><td rowspan="6">既往史</td><td colspan="2">疾病史（针对所患疾病的详细询问）</td><td>1</td><td></td></tr>
<tr><td colspan="2">传染病史</td><td>1</td><td></td></tr>
<tr><td colspan="2">预防接种史</td><td>1</td><td></td></tr>
<tr><td colspan="2">手术外伤史</td><td>1</td><td></td></tr>
<tr><td colspan="2">输血史</td><td>1</td><td></td></tr>
<tr><td colspan="2">药物过敏史</td><td>1</td><td></td></tr>
<tr><td rowspan="3">个人史</td><td colspan="2">出生史</td><td>2</td><td></td></tr>
<tr><td colspan="2">生长发育史</td><td>2</td><td></td></tr>
<tr><td colspan="2">有害物质接触史、特殊理化毒物接触史</td><td>1</td><td></td></tr>
<tr><td>家族史</td><td colspan="2">成员患病情况，具体到是否有癫痫或发热惊厥者</td><td>2</td><td></td></tr>
<tr><td rowspan="9">问诊技巧</td><td colspan="2">问诊顺序是否合理</td><td>2</td><td></td></tr>
<tr><td colspan="2">问诊内容是否偏离主诉</td><td>2</td><td></td></tr>
<tr><td colspan="2">是否进行归纳小结</td><td>2</td><td></td></tr>
<tr><td colspan="2">是否使用了过渡性语言</td><td>2</td><td></td></tr>
<tr><td colspan="2">是否使用了医学术语（否为正确）</td><td>2</td><td></td></tr>
<tr><td colspan="2">问诊时间把握是否合理</td><td>2</td><td></td></tr>
<tr><td colspan="2">是否存在诱导性提问</td><td>2</td><td></td></tr>
<tr><td colspan="2">问诊顺序是否合理</td><td>2</td><td></td></tr>
<tr><td colspan="2">问诊内容是否偏离主诉</td><td>2</td><td></td></tr>
</table>

项目	评分细则	分值	得分
人文关怀 沟通能力	考生对 SP 的提问是否做出正面回应	2	
	考生对 SP 的表现是否有人文关怀	2	
	问诊语速、语气、语调是否恰当	2	
总分		100	

总体评价：

评分人签名：

年 月 日

4. 小贴士

（1）本案例主要示范“呕吐、发热、惊厥”症状进行问诊要点的练习。

（2）针对传染病史、手术外伤史、出生史、生长发育史部分进行问诊要点的练习。

（3）使用道具：门诊病历本。

（刘潇婷）

案例 28：IgA 血管炎

1. 问诊内容

【一般项目】患儿李明明，男，6 岁，幼托儿童。

【主诉】腹痛 3 天，双下肢皮疹 1 天。

【现病史】患儿于 3 天前无明显诱因出现腹痛，以脐周为主，呈阵发性，疼痛性质描述不清，改变体位不能缓解，家长给予“健胃消食片”2 片口服 1 次，腹痛未缓解，出现呕吐 1 次，非喷射样，呕吐物为胃内容物，无胆汁及咖啡色物，无鲜血。就诊于私人门诊给予肌内注射“6-542”针治疗 1 次，腹痛略缓解。1 天前家长发现患儿双足背出现散在鲜红色皮疹，次日蔓延至双腿，不伴瘙痒，为求进一步诊治就诊于我院，门诊以“过敏性紫癜？”收入院。患儿病程中无发热，无头痛、头晕，无视物模糊，无咳嗽、咳痰，无腹泻，无便血，无血尿、泡沫尿，无尿频、尿急、尿痛，无鼻出血及牙龈出血，无关节疼痛，无水肿。精神状态一般，饮食差，睡眠可，大小便如常，近期体重无明显变化。

【既往史】疾病史：无。传染病史：否认结核病史，否认肝炎等其他传染病病史及接触史。手术外伤史：无。输血史：无。食物、药物过敏史：否认药物过敏史，食用芒果、牛奶过敏。预防接种史：按计划接种；卡介苗已接种；无漏种。

【个人史】患儿系 G1P1，足月顺产，出生体重：3500 g。无产伤史，围生期无窒息缺氧，生长发育正常，智力正常。无有害物质接触史。

【家族史】父母体健；无明确家族遗传性疾病。

2. 脚本

医生	患者（家长代述）
家长您好，请问孩子叫什么名字？	叫李明明。
您好，我是您孩子的接诊医生，现在要问一些孩子生病的情况，谢谢您的配合。	好的。
孩子几岁了？	6岁。
是怎么不舒服了？	先是肚子疼，然后腿上起来好多疹子。
肚子疼是什么时候开始的？	有3天了，前天晚上吃完饭就说疼。
晚饭吃什么了？	面条。
孩子吃得多吗？	1碗，平时也就吃这些。
当天饮食上有什么特殊吗？吃很多零食或者去饭店了吗？	都没有。
有着凉吗？	没有。
具体肚子哪个地方疼可以描述吗？	就肚脐周围。
有没有觉得转着疼？一会儿这边一会儿那边？	没有。
是绞着痛还是胀着痛？	不太清楚，小孩子自己也说不清。
一直在疼，还是中间可以缓解一会儿？	一阵儿一阵儿地疼。
有没有觉得哪个固定的姿势能缓解？	没有。
那您是怎么处理的？	我以为他积食了，给吃了2片“健胃消食片”。
吃完好点吗？	没有，还吐了。
吐了几次？	1次。
吐的是什么？	吐的饭。
喷出来的还是恶心吐的？	恶心吐的。
吐出来有咖啡色、黄绿色的东西或者鲜血吗？	没有。
吐之后您怎么处理了吗？	我就带他去门口诊所看了看。
诊所怎么说？	说是可能胃肠炎，给打了1针，打完好一些。
具体打的什么药您知道吗？	有个单子您看看（SP出示单子）。
缓解了多久又开始疼的？	一晚上没事，第二天早上又开始疼。
还是一样的部位吗？	是的。
疹子什么时候出来的？	昨天晚上，要洗脚的时候看见的。
先从哪发现的？	两个脚背上，开始还以为啥过敏了，就那么几个，今天早上一看满腿都是了。
疹子是什么样子的还记得吗？或者疹子您有拍照吗？	我拍照了，您看一下（SP出示照片）。
其他地方有类似的疹子吗？	我仔细看过，没发现别的地方有。

医生	患者（家长代述）
痒痒吗？	开始有点，后来不痒了。
生病期间量过体温吗？	量了，36 度多。
有头疼、头晕吗？	没有。
有看东西看不清的时候吗？	没有。
有咳嗽、咳痰吗？	没有。
有腹泻吗？	没有。
大便正常吗？	正常的。
有没有见到血丝、鲜血或者脓团？	没有。
小便的颜色有变化吗？	没有。
尿量正常吗？和平时比。	没啥变化，正常的。
尿里有泡沫吗？	没有。
有尿频、尿急的表现吗？	没有。
睾丸疼过吗？	没有。
有鼻出血或者牙龈出血吗？	没有。
有过脚腕、膝盖这些关节疼吗？	没有。
身体有水肿的地方吗？	没有。
孩子病前有过感冒吗？发热、流鼻涕、咳嗽这些症状？	上周流过几天鼻涕，后来自己就好了。没咳嗽。
这几天孩子精神状态如何？	有点蔫。
睡得好吗？	睡得还行。
食欲如何？	不行，一直肚子疼，也不想吃。
孩子的体重近期有什么变化吗？	没有。
好的，您的情况我基本了解了，我和您叙述一下，您看我说的和您宝宝的情况是否一致（叙述上述病史情况）。	一致。大夫，我们孩子这是不是得了紫癜？
您先别着急，现在还不能完全确定，等问完孩子的具体情况，咱们尽快安排一些检查明确一下孩子生病的原因，再针对性地治疗。	行吧。
孩子以前有什么疾病吗？比如肠套叠、疝气、糖尿病、先心病？	没有。
得过或者接触过肝炎、结核病或者其他传染病吗？	没有。
有过外伤吗？	没有。
做过手术吗？	没有。
输过血吗？	没有。
有过敏的药物或者食物吗？	药没有。吃的话芒果和牛奶好像有点过敏。
过敏是什么表现？	芒果吃完嘴唇周围能红一圈儿，牛奶是一喝就拉肚子。

医生	患者（家长代述）
孩子接触过有害物质、特殊理化毒物吗？	没有。
孩子都接种过哪些疫苗还记得吗？	该打的都打了，自费的也打了。
这是您的第几个孩子？	就这一个。
足月吗？	足月。
顺产还是剖腹产？	顺产的。
出生体重多少？	7 斤。
孩子出生前有过缺氧吗？	没有。
出生后有抢救、窒息或者缺氧的情况发生吗？	没有。
生产过程中孩子受到什么损伤了吗？	没有。
孩子的生长发育正常吗？	和周围小孩差不多。
您和孩子的爸爸身体状况怎么样？	都挺好。
您的父母或者兄弟姐妹有患什么疾病吗？	没有。
好的，我要问的就是这些，下面会给您孩子进行体格检查、做化验，安排治疗等，谢谢。	好的。

3. 评分表（表 6-28）

表 6-28　IgA 血管炎患者问诊评分表

项目	评分细则		分值	得分
一般项目	考生是否进行自我介绍		1	
	是否核对患者基本信息		1	
现病史	患者起病情况		1	
	患病时间，腹痛、皮疹各 2 分		4	
	主要症状的特点	腹痛（性质、部位、持续时间 / 间断还是持续、有无被动体位各 2 分）	8	
		皮疹（首发部位、皮疹形态、是否伴痒感、蔓延顺序各 2 分）	8	
	病因与诱因（是否饮食不当、受凉感冒各 1 分）		2	
	病情发展与演变（腹痛相关、皮疹相关各 2 分）		4	
	伴随症状（发热、呕吐及腹泻、关节痛、头痛及头晕、视物模糊、水肿、鼻出血、牙龈出血、睾丸痛各 1 分）		9	
	诊治经过（检查化验结果、诊断、治疗方案、疗效各 2 分）		8	
	病程中的一般情况（睡眠、尿量、是否有泡沫各 1 分）		9	
既往史	疾病史（强调疝气、糖尿病、肠套叠病史，未提到不得分）		3	
	传染病史（肝炎、结核病、其他各 1 分）		3	

续表

项目	评分细则	分值	得分
既往史	预防接种史	2	
	手术外伤史	1	
	输血史	1	
	食物及药物过敏史（药物过敏 2 分，食物过敏 1 分）	3	
系统回顾	未回顾 0 分，部分回顾 2 分，回顾全面 4 分	4	
个人史	出生史	2	
	生长发育史	2	
	有害物质接触史、特殊理化毒物接触史各 1 分	2	
家族史	成员患病情况	2	
问诊技巧	问诊顺序是否合理	2	
	问诊内容是否偏离主诉	2	
	是否进行归纳小结	2	
	是否使用了过渡性语言	2	
	是否使用了医学术语（否为正确）	2	
	问诊时间把握是否合理	2	
	是否存在诱导性提问	2	
人文关怀沟通能力	考生对 SP 的提问是否做出正面回应	2	
	考生对 SP 的表现是否有人文关怀	2	
	问诊语速、语气、语调是否恰当	2	
总分		100	

总体评价：

评分人签名：

年　　月　　日

4. 小贴士

（1）本案例主要示范“腹痛、皮肤黏膜出血”症状进行问诊要点的练习。

（2）针对过敏史部分进行问诊要点的练习。

（3）使用道具：用药清单、手机图片。

（刘潇婷）

二、中医学专业（门诊）

案例 29：不寐　心脾两虚证

1. 问诊内容

【一般项目】患者姜晓霞，女，47 岁，百货公司职员，已婚。

【主诉】睡眠差半年余。

【现病史】半年前因心事重，出现夜间入睡困难，多梦易醒，不规律服用“地西泮”1 片 / 次，每次于晚上睡前服用。服药后虽可入睡，但次日常感精神倦怠，久则无法正常工作。2 天前曾于社区医院做心电图：窦性心律。上腹部彩超：肝、胆、胰、脾未见明显异常。妇科彩超：子宫及双附件未见明显异常，遂来诊。现症见：入睡困难，多梦易醒，神疲食少，心悸健忘，头晕目眩，面色少华，腹胀便溏。舌淡苔薄，脉细无力。

【既往史】患者平素体健，否认药物过敏史。

【个人史】无吸烟史；无饮酒史。

【月经史】经期周期规律，月经量少，颜色较淡，余无特殊。

【家族史】否认家族相关遗传病史。

2. 脚本

医生	患者
您好，请问您叫什么名字？	我叫姜晓霞。
我是您的接诊医生，我需要了解您生病的情况，如果涉及您的隐私，我会保密，希望您能配合。	好的。
我先问一下您的基本信息，您多大年龄？	47 岁。
平时做什么工作？	我是百货公司的职员。
您结婚了吗？	结了。
请问您哪里不舒服？	睡觉特别不好。
多长时间了？	有半年多了。
之前有没有出现过这样的情况？	没有。
您觉得是什么原因引起睡眠不好的？和饮用浓茶、咖啡或者服用药物这些因素有关系吗？	半年前有一段时间家里遇到点事情，之后就睡眠不好。和饮用浓茶、咖啡或者服用药物没关系。
您主要是入睡困难还是睡着了容易醒？还是整夜都睡不着呢？做梦多吗？	主要是入睡困难，躺在床上很长时间才能睡着，好不容易睡着又爱做梦，半夜也容易醒。
您除了睡觉不好以外还有别的不舒服吗？	有，总是头晕眼花，身上没劲儿，总感觉累得不行，有时候心慌，记性也不好，而且肚子胀。
最近吃饭怎么样？	食欲不好，吃得很少。
喝水多吗？	喝水还行。
大小便正常吗？	大便不成形，有时候特别稀，小便没怎么注意。

医生	患者
最近体重有变化吗？	体重没啥变化。
这次发病以来做过什么检查吗？	2 天前在社区医院查过心电图，还做了上腹部彩超和妇科子宫附件彩超。
大夫怎么说呢？	说检查没什么问题。
您吃过什么药吗？	最近一个星期吃过 3 次“地西泮片”。
您吃“地西泮片”服药规律吗？每次吃多少？	我就是实在睡不着的时候吃，每次吃 1 片。
那您吃上“地西泮”效果怎么样？	吃上虽然能睡着，但是白天感觉特别没有精神，没法正常工作。
这半年来您感觉这些症状是逐渐加重的还是有所缓解呢？	哎，不光没缓解，反而感觉越来越难受了。长期睡不好觉，身体也越来越差了。大夫，您说我这个能调理好吗？
您尽量调整好心情，不要想太多；注意饮食要清淡；要正常起居，养成按时睡眠的习惯，不要熬夜；睡觉前不要饮用咖啡或者浓茶，也不要做过于兴奋的活动，白天多到户外活动活动。配合上咱们的治疗，希望能有所改善。	好的，谢谢您。
您有高血压、糖尿病、冠心病这些慢性病吗？	没有。
以前有得过什么病吗？	没有。
您有没有过敏的食物、药物或者对粉尘之类的过敏？	目前还没发现过敏的东西。
您抽烟、喝酒吗？	不抽烟，不喝酒。
您月经量怎么样？	月经量比较少。
规律吗？	规律的。
月经颜色怎么样？	月经颜色比较淡。
有血块吗？	没有血块。
有痛经吗？	不痛经。
白带正常吗？	正常。
您家里人有没有什么遗传病或其他的疾病？	没有。
请您伸出手，我给您诊一下脉。	（SP 配合医生诊脉，医生告知脉象：脉细无力。）
您伸伸舌头，我观察一下舌象。	（SP 配合医生伸舌，医生告知舌象：舌淡苔薄。）
目前来看，您的情况属于“不寐”，也就是失眠，心脾两虚证。我给您开几服汤药。	好的，谢谢您。

3. 评分表（表 6-29）

表 6-29 不寐 心脾两虚证患者问诊评分表

项目	评分细则	分值	得分
一般项目	考生是否进行自我介绍	1	
	是否询问患者基本信息（姓名、年龄、职业、婚姻状况）	4	
主诉	最难过的症状、发病时间各 3 分	6	
现病史	起病	3	
	主症特点	6	
	伴随症状	6	
	一般情况（饮食、二便、体重）	6	
	诊治经过（检查化验结果，服药情况）	5	
	疾病发展与演变	3	
既往史	疾病史（针对所患疾病的系统询问）	3	
	基础疾病史（高血压、糖尿病、心脏相关疾病各 1 分）	3	
	过敏史（药物过敏 2 分，食物过敏 1 分，粉尘等其他过敏 1 分）	4	
个人史	吸烟、饮酒史	4	
月经史	月经量、月经颜色、月经周期、行经期、是否痛经、白带色质量各 1 分	7	
家族史	家庭成员患病情况	2	
舌诊	请患者伸手诊脉，做出正确诊脉动作	6	
脉诊	请患者伸舌查看舌象	6	
初诊	简要告知初步诊断、治疗方案	3	
医嘱	治疗期间注意事项	4	
问诊技巧	问诊顺序是否合理	2	
	问诊重点是否突出	2	
	问诊内容是否偏离主诉	2	
	是否使用了过渡性语言	2	
	是否使用了医学术语（否为正确）	2	
	问诊时间把握是否合理	2	
人文关怀沟通能力	考生对 SP 的提问是否做出正面回应	2	
	考生对 SP 的表现是否有人文关怀	2	
	问诊语速、语气、语调是否恰当	2	
总分		100	

总体评价：

评分人签名：

年　　月　　日

（陈　琨）

案例 30：咳嗽 痰湿蕴肺证

1. 问诊内容

【一般项目】患者齐欣，女，60 岁，退休，已婚。

【主诉】咳嗽、咳痰反复发作 2 年，再发加重 2 周。

【现病史】患者 2 年前“重感冒”之后，出现咳嗽、咳痰，痰白量多，无胸痛、咯血等症，服用止咳药（具体不详细）后缓解。近两年上述症状反复出现。2 周前受凉后上述症状加重，咳嗽声重，咳嗽伴白色痰，痰量多质黏，不易咳出，每于晨起和食后咳甚痰多，痰出则咳嗽减轻，伴有胸闷脘痞，乏力，无发热气喘，无胸痛咯血。未经系统检查和服用药物，仅加大了日常饮用热水量，症状持续不解，遂来诊。本次发病以来睡眠尚可，食欲缺乏，大便时溏，小便量多，未见明显体重减轻。舌淡胖，边有齿痕，苔白腻，脉濡滑。

【既往史】患者平素体健，否认药物过敏史。

【个人史】无吸烟史；无饮酒史。平素喜食肥甘厚味。

【家族史】否认家族相关遗传病史。

2. 脚本

医生	患者
您好，请问您叫什么名字？	我叫齐欣。
我是您的接诊医生，我需要了解您生病的情况，如果涉及您的隐私，我会保密，希望您能配合。	好的。
我先问一下您的基本信息，您多大年龄？	60 岁。
平时做什么工作？	已经退休了。
已婚吧？	是的。
请问您哪里不舒服？	咳嗽、咳痰特别厉害。
多长时间了？	反反复复有 2 年了。
您 2 年前是什么原因引起咳嗽的还记得吗？	2 年前得过一次“重感冒”，就咳嗽、咳痰，后来感冒好了，咳嗽咳痰经常发作。
当时咳嗽咳痰，痰多吗？	量比较多。
什么颜色？	白色的。
当时咳嗽有胸痛、咯血吗？	没有胸痛，不咯血。
当时治疗了吗？	服用止咳药后缓解了。
记得吃什么药物吗？	忘记了。
那这次加重是什么原因呢？	2 周前着凉了。
您咳嗽在什么时间比较严重？	每天早晨睡起来还有吃完饭以后严重。
您咳嗽声音大吗？	（SP 咳嗽两声，让医生听到咳声较重）大。
您咳痰量多吗？	多。
痰是什么颜色的？	白色的。

医生	患者
痰的性质是什么样的？	黏稠的。
您的这个咳痰好往出咳吗？	不好咳，有痰就想咳嗽，咳出来就好点。
您除了咳嗽、咳痰，还有其他不舒服的吗？	有，总觉得胸闷，胃这里堵得不舒服，身上没劲儿。
您发热、气喘吗？	没有。
有胸痛吗？	没有。
咳过血吗？	没有。
最近吃饭怎么样？	食欲不好，吃得很少。
喝水多吗？	喝热水挺多。
大便怎么样呢？	大便不成形，有时候特别稀。
小便呢？	小便量多。
您最近睡眠怎么样？	睡觉还可以。
最近体重有变化吗？	体重没啥变化。
这次发病以来做过什么检查或者吃过什么药吗？	都没有。
您感觉自发病以来，病情有什么变化吗？	就是最近这两周加重了。
您有高血压、糖尿病、冠心病这些慢性病吗？	没有。
以前有得过什么病吗？	没有。
您有没有过敏的食物、药物或者对粉尘之类的过敏？	目前还没发现对啥过敏。
您抽烟、喝酒吗？	不抽烟，不喝酒。
平常喜欢吃什么类型的食物呢？	我特别喜欢吃肥肉，还有就是吃饭比较口重。大夫，您看我要是吃中药的话，需要吃多长时间啊？吃中药对肝肾影响大不大呀？（SP 表现担忧。）
这个疗程相对会时间长一些，等您复诊时候咱们看看效果，随时调整，另外如果之前您肝肾功能没什么问题的话，中药不会产生太大影响。	好的，谢谢您。
请您伸出手，我给您诊一下脉。	（SP 配合医生诊脉，医生告知脉象：脉濡滑。）
您伸伸舌头，我观察一下舌象。	（SP 配合医生伸舌，医生告知舌象：舌淡胖，边有齿痕，苔白腻。）
目前来看，您的情况考虑为咳嗽，痰湿蕴肺证。我先给您开几服汤药，饭后服用，每日 2 次。您要按时服药，注意饮食要清淡，尽量不吃油大的和甜食，禁止吃生冷的食物。喝水量保持正常即可。	好的，谢谢您。

3. 评分表（表 6-30）

表 6-30　咳嗽　痰湿蕴肺证患者问诊评分表

项目	评分细则	分值	得分
一般项目	考生是否进行自我介绍	1	
	是否核对患者基本信息（姓名、年龄、职业、婚姻状况）	4	
主诉	最难过的症状、发病时间各 3 分	6	
现病史	起病（您觉得是什么原因引起咳嗽的？）	3	
	主症特点（咳嗽的时间、声音、频率、有痰无痰，痰的量、色、质）	7	
	伴随症状（除了咳嗽还有什么不舒服？）	6	
	一般情况（饮食、二便、睡眠、体重）	6	
	诊治经过（检查、化验结果，服药情况）	5	
	疾病发展与演变	3	
既往史	疾病史（针对所患疾病的系统询问）	3	
	基础疾病史（高血压、糖尿病、心脏相关疾病各 1 分）	3	
	过敏史（药物过敏 2 分，食物过敏 1 分，粉尘等其他过敏 1 分）	4	
个人史	吸烟史	5	
	饮酒史	5	
家族史	家庭成员患病情况	2	
舌诊	请患者伸手诊脉，做出正确诊脉动作	6	
脉诊	请患者伸舌查看舌象	6	
初诊	初步诊断	3	
医嘱	治疗期间注意事项	4	
问诊技巧	问诊顺序是否合理	2	
	问诊重点是否突出	2	
	问诊内容是否偏离主诉	2	
	是否使用了过渡性语言	2	
	是否使用了医学术语（否为正确）	2	
	问诊时间把握是否合理	2	
人文关怀沟通能力	考生对 SP 的提问是否做出正面回应	2	
	考生对 SP 的表现是否有人文关怀	2	
	问诊语速、语气、语调是否恰当	2	
总分		100	

总体评价：

评分人签名：

年　　月　　日

（陈　琨）

案例 31：腰痛 瘀血腰痛

1. 问诊内容

【一般项目】患者王林海，男，35 岁，建筑工人，已婚。

【主诉】腰痛反复发作 1 年，加重 2 周。

【现病史】患者 1 年前于建筑工地推车运货时不慎扭伤腰部，自行口服药物及贴敷膏药（具体药物不详）后腰痛好转，遇劳反复。2 周前劳累后腰痛加重，未行诊治。现症见：腰痛如刺，痛有定处，入夜尤甚，转侧不利，痛处拒按，寐差，纳食尚可，饮水较少，大便正常，小便偏少。舌质紫暗，有瘀斑，脉涩。

【既往史】疾病史：否认高血压、糖尿病、冠心病等慢性病史。传染病史：否认肝炎、结核等传染病。否认手术外伤史。输血史：无。药物过敏史：否认。

【个人史】无吸烟史；无饮酒史。

【家族史】否认家族相关遗传病史。

2. 脚本

医生	患者
您好，我是您的接诊医生，我需要了解您生病的情况，如果涉及您的隐私，我会保密，希望您能配合。	好的。
请问您叫什么名字？	我叫王林海。
您多大年龄？	35 岁。
平时做什么工作？	我是建筑工人。
结婚了吗？	结了。
请问您哪里不舒服？	腰疼。
多长时间了？	差不多一年，最近两个星期疼得厉害了。
一年前为什么腰痛还记得吗？去医院看过吗？	一年前在工地推车运货时扭伤过，疼了一阵子，没去过医院，自己吃药加上贴膏药就好了。
还记得当时吃的什么药、贴的什么膏药吗？	不记得了。
您感觉这次腰痛是什么原因引起的？	我估计就是一年前扭过腰，落下病根了，加上最近两个星期工作比较劳累，疼得更厉害了。
具体是哪个部位？	这儿（指出来）。
您腰痛是怎样的疼法？	像针扎那样疼。
有固定的疼痛部位和时间吗？	部位固定，晚上疼得厉害。
有没有加重疼痛的诱因？	按压或者干活时疼痛加重。
那您平时怎么样能缓解腰痛？	休息几天会好点。
除了腰疼还有别的症状吗？	就是疼得翻身不利索，弯腰困难。
这次发病以来做过什么检查或者吃过什么药吗？	这次疼痛加重没做检查也没吃药。
感觉发病以来病情有什么变化吗？	这两个星期感觉一天比一天疼得厉害。大夫，我用不用做针灸啊？我还挺害怕扎针的。

医生	患者
您先别着急，我们会根据您的病情为您制定最适合您的治疗方案。而且针灸也不会很疼，我们的大夫都很专业。	好的，谢谢。
最近吃饭怎么样?	吃饭还行。
喝水多吗?	喝水不多。
睡眠好吗?	睡得不好，晚上睡觉腰疼得厉害。
大便怎么样?	大便正常。
小便呢?	小便偏少。
最近体重有变化吗?	没什么变化。
您有高血压、糖尿病、冠心病这些慢性病吗?	没有。
以前有得过什么病吗?	没有。
做过手术吗?	没有。
有得过肝炎、结核这些传染病吗?	没有。
输过血吗?	没有。
您有没有过敏的食物、药物或者对粉尘之类的过敏?	目前没有。
您抽烟、喝酒吗?	不抽烟，不喝酒。
您家里人有没有什么遗传病?	没有。
请您伸出手，我给您诊一下脉。	（SP 配合医生诊脉，医生告知脉象：脉涩。）
您伸伸舌头，我观察一下舌象。	（SP 配合医生伸舌，医生告知舌象：舌质紫暗，有瘀斑。）
根据您的情况，考虑为瘀血腰痛，稍后再给您做一些体格检查。我给您开几服汤药吃，饭后温服，一天两次。最近要多休息，避免劳累，按时服药。如果有什么不舒服的要及时就诊。	好的，谢谢医生。

3. 评分表（表 6-31）

表 6-31　腰痛　瘀血腰痛患者问诊评分表

项目	评分细则	分值	得分
一般项目	考生是否进行自我介绍	1	
	是否核对患者基本信息（姓名、年龄、职业、婚姻状况）	4	
主诉	最难过的症状、发病时间各 3 分	6	
现病史	起病（什么原因引起腰痛的？）	3	
	主症特点（腰痛的部位、疼痛的时间、疼痛性质、加重的诱因等）	6	

续表

项目	评分细则	分值	得分
现病史	伴随症状	5	
	一般情况（饮食、二便、体重）	5	
	诊治经过（检查、化验结果，服药情况）	5	
	疾病发展与演变	3	
既往史	疾病史（针对所患疾病的系统询问）	3	
	基础疾病史（高血压、糖尿病、心脏相关疾病各 1 分）	3	
	传染病史（肝炎、结核、其他各 1 分）	3	
	过敏史（药物过敏 2 分，食物过敏 1 分，粉尘等其他过敏 1 分）	4	
	手术、外伤史	4	
	输血史	2	
个人史	吸烟、饮酒史	4	
家族史	家庭成员患病情况	2	
舌诊	请患者伸手诊脉，做出正确诊脉动作	6	
脉诊	请患者伸舌查看舌象	6	
初诊	初步诊断	3	
医嘱	治疗期间注意事项	4	
问诊技巧	问诊顺序是否合理	2	
	问诊重点是否突出	2	
	问诊内容是否偏离主诉	2	
	是否使用了过渡性语言	2	
	是否使用了医学术语（否为正确）	2	
	问诊时间把握是否合理	2	
人文关怀沟通能力	考生对 SP 的提问是否做出正面回应	2	
	考生对 SP 的表现是否有人文关怀	2	
	问诊语速、语气、语调是否恰当	2	
总分		100	

总体评价：

评分人签名：

年　月　日

（吴　昊）

案例 32：泄泻 脾胃虚弱证

1. 问诊内容

【一般项目】患者李汇，男，25 岁，学生，未婚。

【主诉】反复大便溏泻 1 年。

【现病史】患者 1 年前因夏天食用西瓜过多，出现大便溏泄，每于饮食油腻或着凉而发，反复发作，患者曾自行口服“黄连素”“蒙脱石散”等用于止泻，起初有效，后效果欠佳，未经系统诊治。患者病情持续未见好转，遂来诊。现症见：每日大便 4～5 次，时溏时泻，或完谷不化，偶见腹痛，无黏液脓血便，无里急后重感，无发热，无恶心呕吐，脘闷不舒，倦怠乏力，食少纳呆，喜饮热水，小便正常，睡眠较差，近期体重未见明显下降。舌质淡，苔白，脉细弱。

【既往史】从小体质瘦弱，否认高血压、糖尿病、心脏病病史。否认药物过敏史。

【个人史】无吸烟史；无饮酒史。平素喜食水果及甜点。

【家族史】否认家族相关遗传病史。

2. 脚本

医生	患者
您好，请问您叫什么名字？	我叫李汇。
我是您的接诊医生，我需要了解您生病的情况，如果涉及您的隐私，我会保密，希望您能配合。	好的。
您多大年龄？	25 岁。
平时做什么工作？	在上研究生。
那您结婚了吗？	还没有。
请问您哪里不舒服？	经常拉肚子。
多长时间了？	反反复复有 1 年了。
以前有没有出现过这样的情况？	没有。
您觉得是什么原因引起腹泻的？	1 年前夏天吃了很多西瓜，就开始经常拉肚子。
什么情况下腹泻会发作或者加重？	我感觉就是吃得油大了或者着凉了就会加重。
发作的时候一天大便几次？	得有四五次。
大便成形吗？	有时候不成形，有时候就像拉水。
大便里有没有不消化的食物？	有时会有。
有黏液、脓或者血吗？	没有。
拉肚子时肚子疼吗？	有时候疼，有时候也不怎么疼。
有没有想大便却排不出来的感觉？	没有。
有发热吗？	没有。
有恶心呕吐吗？	没有。
您除了拉肚子，还有其他不舒服的吗？	有，胃这里也经常不舒服，身上没劲儿没精神。

医生	患者
最近吃饭怎么样？	食欲不好，吃得很少。
喝水多吗？喜欢喝热水吗？	喝热水挺多。
小便正常吗？	正常。
您最近睡眠怎么样？	睡觉不太好。
最近体重有变化吗？	体重没啥变化。
发病以来做过什么检查吗？	没做过检查。
吃过什么药吗？	我自己吃过“黄连素”“蒙脱石散”。
您吃“黄连素”和“蒙脱石散”是按说明吃吗？效果怎么样？	是按说明吃的，一开始吃上还挺好，后来吃的次数多了效果就不太好了。
您感觉自发病以来，病情有什么变化吗？	没什么，就是一直不见好。大夫，您说现在这个季节适不适合吃中药啊？
目前咱们中药的调理都是按照您病情的需要来制定药方，和季节没有必然的关系。	好的，那吃中药的话我脸上会不会容易起痘啊？
这个和个人体质有关系，口服中药期间饮食上也会有一些注意事项，稍后我会给您详细解释。	好的，谢谢大夫。
您平常身体怎么样？	我从小体质就弱，大病倒是没生过。
有高血压、糖尿病、冠心病这些慢性病吗？	没有。
您有没有过敏的食物、药物或者对粉尘之类的过敏吗？	目前还没发现对啥过敏。
您抽烟、喝酒吗？	不抽烟，不喝酒。
您平时的饮食有什么偏好吗？	我喜欢吃水果和甜食。
您父母或者兄弟姐妹有什么遗传性疾病吗？	没有。
请您伸出手，我给您诊一下脉。	（SP 配合医生诊脉，医生告知脉象：脉细弱。）
您伸伸舌头，我观察一下舌象。	（SP 配合医生伸舌，医生告知舌象：舌质淡，苔白。）
目前来看，您的情况考虑为泄泻，脾胃虚弱证。我先给您开几服汤药，饭后温服，每日 2 次。您要按时服药，注意饮食要清淡，尽量不吃油大的和甜食，禁止吃生冷的食物。注意腹部保暖。平时要加强体育锻炼，增强体质。	好的，谢谢您。

3. 评分表（表 6-32）

表 6-32　泄泻　脾胃虚弱证患者问诊评分表

项目	评分细则	分值	得分
一般项目	考生是否进行自我介绍	1	
	是否核对患者基本信息（姓名、年龄、职业、婚姻状况）	4	

续表

项目	评分细则	分值	得分
主诉	最难过的症状、发病时间各 3 分	6	
现病史	起病（您觉得是什么原因引起腹泻的？）	4	
	主症特点（腹泻的次数、大便的性状、引发腹泻的原因、有无腹痛、有无黏液、脓、血、排便的感觉）	8	
	伴随症状（除了腹泻还有什么不舒服？有无恶心呕吐、有无发热？）	6	
	一般情况（饮食、小便、睡眠、体重）	4	
	诊治经过（检查、化验结果，服药情况等）	5	
	疾病发展与演变	3	
既往史	疾病史（针对所患疾病的系统询问）	3	
	基础疾病史（高血压、糖尿病、心脏相关疾病等）	3	
	过敏史（药物过敏 2 分，食物过敏 1 分，粉尘等其他过敏 1 分）	4	
个人史	吸烟、饮酒史、饮食习惯、平素身体状况	10	
家族史	家庭成员患病情况	2	
舌诊	请患者伸手诊脉，做出正确诊脉动作	6	
脉诊	请患者伸舌查看舌象	6	
初诊	初步诊断	3	
医嘱	治疗期间注意事项	4	
问诊技巧	问诊顺序是否合理	2	
	问诊重点是否突出	2	
	问诊内容是否偏离主诉	2	
	是否使用了过渡性语言	2	
	是否使用了医学术语（否为正确）	2	
	问诊时间把握是否合理	2	
人文关怀沟通能力	考生对 SP 的提问是否做出正面回应	2	
	考生对 SP 的表现是否有人文关怀	2	
	问诊语速、语气、语调是否恰当	2	
总分		100	

总体评价：

评分人签名：

年　　月　　日

（吴　昊）

三、精神医学专业

案例 33：焦虑障碍

1. 问诊内容

【一般项目】患者王桂花，女，40 岁，企业职工。

【主诉】失眠，紧张不安，心悸 6 个月。

【现病史】患者于 6 个月前因母亲做手术住院治疗，需要患者陪护，同时单位有重大项目需要她负责，时间紧、任务重，不久患者逐渐出现睡眠差，入睡困难，反复思考问题，自己不能控制。入睡后似睡非睡，迷迷糊糊，晨起头脑昏昏沉沉。总是提心吊胆，内心不安，孩子上学担心路上不安全，丈夫出差害怕出事，为此坐立不安，来回踱步；阵发性心悸、胸闷、出汗、四肢发麻，有时持续 1 个小时以上。感到非常痛苦，食欲差，体力弱，以致不能上班工作。曾在内蒙古医科大学附属医院心内科、神经内科就诊，行心电图、心脏彩超、甲状腺彩超、冠状动脉 CT、头颅 CT、血常规、生化等检查未见异常，建议精神科就诊，在精神科门诊接受药物治疗后效果不好，又担心病好不了，要“疯了”，要“失去控制了”。反复诉说自己的担心和不适，询问家里的人自己是否好不了。每天从下午就开始紧张，担心晚上睡不着，经常哭泣，不让丈夫离开自己，否则就发脾气，认为丈夫不理解自己，又觉得自己给丈夫带来很多麻烦。有时想到一死了之，又担心孩子还小，自己死后没人照顾，家人为进一步诊治来诊。自发病以来，患者精神状态差，进食量少，体重下降约 2 kg 左右，小便次数频繁，大便正常。

【既往史】否认中枢神经系统疾病，否认精神病史，否认高血压、糖尿病、冠心病等慢性病史。否认肝炎、结核等传染病。否认手术外伤史、否认输血史。否认食物药物过敏史。预防接种史：已按序接种。

【个人史】胞 2 行 1，足月顺产，出生情况良好。大专毕业后在一家企业上班，能胜任工作。病前性格：内向，但是胆小、敏感，做事认真、严谨，对自己要求严格，与人相处融洽，喜欢文学和电影。否认烟酒等不良嗜好，否认精神活性物质滥用史。无冶游史。

【婚育史】25 岁结婚，自由恋爱，顺产一子，夫妻感情好，儿子学习成绩优良。

【家族史】精神病家族史：阴性。

2. 脚本

医生	患者
您好，我是您的接诊医生，请问您叫什么名字？	王桂花。
今年多大年龄？	40 岁。
请问有什么困扰需要我帮助您？	医生，我都快难受死了。
能具体说说吗？	睡不着觉，一天到晚总是提心吊胆的，担心这担心那，浑身也特别不舒服，感觉快活不下去了，医生你快帮帮我吧。

医生	患者
（点头）好的，我想了解一下您这种提心吊胆、浑身不舒服有多长时间了？	差不多半年了。
有什么原因吗？	那段时间我母亲骨折住院治疗，得需要我陪护她，当时单位正有个特别重要的项目需要我很快整理出来，压力挺大，也很着急。
当时您怎么不舒服？	开始因为赶项目我每天忙到很晚才睡，但躺下怎么也睡不着，就担心别哪个环节弄错了，脑子里反反复复想问题，心里想快别想了，赶紧睡觉，明天还有很多事情呢，可是就是不由自己。有时迷迷糊糊地睡了一会儿，但是感觉和没睡一样，非常痛苦。医生你说我的病能看好吧。
我先了解一下您的情况，能具体说一下您的痛苦吗？	晚上睡不好，第二天昏昏沉沉，脑子反应也慢，做事情都不能集中注意力，不知为啥，心里一点都不踏实。
都担心什么？	刚开始就担心我母亲刚做完手术别留下后遗症，手术其实做得挺好的，可是我还是担心别发生什么问题；担心我儿子、丈夫，怕他们会生病，怕儿子上学路上的安全问题，担心别叫坏人给骗走了；丈夫出差担心人家安全问题；还担心自己的工作保不住；担心家里会变穷，很多很多。其实什么事情都没有，家里人一开始还劝慰我，可是我就是控制不住担心，控制不住往坏里想。这些想法总是在大脑中挥之不去，感觉非常痛苦，医生您能理解吧？
我确实听不少病人说有这样的感觉，那的确是非常苦恼的体验。	是的，根本无法摆脱。一天到晚生活在提心吊胆当中。
除了提心吊胆，还有什么让您感觉困扰的吗？	就是紧张，总感觉坐也不是，站也不是，躺着也不是。静不下来，来回在地上走。另外，一阵阵地心慌、胸闷，有时候担心到心都要跳出来的感觉，手心出汗，手也哆嗦。担心没有那么厉害的情况下，这些稍微好一点。有时候特别严重地发作一阵以后，会有头晕甚至头痛，四肢发麻的感觉。
这种情况每次持续多长时间？	时间长短不等，有时就那么一下就过去了，有时持续1～2个多小时，长则一天都是这样，下午重些。
多长时间发生一次？	基本每天都有这种情况发生。
去医院看过没？	刚开始以为是心脏的问题还去医院看，做了很多检查。
都做了什么检查？	心电图、心脏彩超、甲状腺彩超、冠状动脉CT都做了，还有抽血的检查，医生我这都带着呢（给医生看检查报告）。
（医生一边看报告一边问）当时医生怎么说？	去了几次医生都说检查结果没啥问题，叫我放松心情，有一次有个大夫说我这是焦虑，建议我看精神科。
那您看了吗？	2周前我来门诊看了，说我是焦虑，叫我吃药治疗。
吃的什么药还记得吗？	盐酸曲唑酮。
怎么吃的？	就晚上吃半片到一片，我吃了几天后也没有好转又担心副作用就停了，这两天更严重了。
怎么严重了？	担心得更厉害了，我觉得“我要疯了”，要“失去控制了”，坐卧不安，一步也不能叫我老公离开我。医生你说我这病能看好吧？

医生	患者
（给予点头）患病后影响到您的生活了吗？	影响了，特别痛苦，开始强忍着还能做点事情，勉强做家务和上班，现在什么也做不了，休假在家了，不敢一个人待着，一个人待着莫名地害怕，不叫丈夫离开我，就怕自己万一不行了，身边没人怎么办，可是他也得上班，我就和他发脾气，哭闹。
睡眠怎么样？	不行，对上床睡眠这件事极度恐惧，就怕一晚上睡不着怎么办，睡不着的时候反复上厕所小便，每次也没有多少小便。
吃饭怎么样？	时好时坏，不难受的时候吃得也还可以，但总体比以前少了。
心情怎么样？	不好，这么难受心情能好呢？
嗯，是挺难受的，那您有没有觉得活着没有意思，有不想活的念头？	偶尔闪过这种想法，但我知道我不能这样，我的孩子还小呢。医生我的病能治好吧，我不会是疯了吧。
您先别着急，等把您的情况了解完，再和您进一步详细解释。	好的。
有没有连续两周都情绪低落、不得缓解的时候？	没有，不难受的时候心情也挺好，一难受心情就不好。
得病后有没有一段时间心情特别好，说话比平时多，特别兴奋的情况？	没有。
您平时和周围人相处得怎么样？	挺好的。
下面的问题可能不一定发生在您身上，可是非常重要，我们要弄清楚，您务必认真回答。	好的。
有没有一个人待着的时候凭空听见有人说话的声音？	没有。
有没有看见别人看不见的东西？	没有。
有没有觉得周围人对您不怀好意、跟踪你、要害你的感觉？	没有。
您内心的想法不说别人会知道吗？	怎么可能知道呢。
记忆力怎么样？	还行，就是难受时候注意力集中不了。
平时工作做得怎么样？	没病前，单位一些重要的工作，领导都安排我去做。病了我就不敢做了，就怕出错呢。
您对自己的情况怎么看的？	开始以为就是没睡好导致的，现在觉得精神上出现问题了。
病好了，以后有什么打算吗？	好好上班、培养孩子。
最近这半年吃饭怎么样？	吃得比较少。
那您体重有什么变化吗？	瘦了差不多有 8 斤。
小便怎么样？	除了起夜次数多了，别的没什么。
大便呢？	正常的。

医生	患者
您平常身体怎么样？	这之前身体状况一直挺好。
原先得过脑炎、脑瘤或者癫痫等疾病吗？	没有。
您原先有过其他精神类疾病吗？	没有。
有高血压吗？	没有。
有糖尿病吗？	没有。
有心脏方面的疾病吗？	没有。
得过乙肝、结核或者其他传染病吗？	没有。
做过手术吗？	没有。
受过外伤吗？	没有。
输过血吗？	没有。
有过敏的药物、食物吗？	没有。
您小时候的疫苗都接种了的吗？	记不清了。
兄弟姐妹几个人？	两个人，我是老大。
相处得怎么样？	挺好的。
您是足月出生的吗？	是的。
顺产还是剖腹产？	顺产。
出生时候有没有窒息、缺氧被抢救？	没有。
别人怎么评价你的性格呢？	偏内向、胆很小、做事认真、严谨，与人相处还算挺融洽的。
您有什么兴趣爱好吗？	我比较喜欢文学和电影。
您吸烟吗？	不吸。
您喝酒吗？	不喝。
接触过有害物质、特殊理化毒物（比如家周围有化工厂）吗？	没有。
您有没有接触过毒品？	没有。
多大年龄结婚的？	25 岁。
您爱人身体状况怎么样？	挺好的。
您和您爱人关系融洽吗？	融洽的。
您有几个孩子？	1 个。
姑娘、儿子？	1 个儿子。
您的孩子身体状况怎么样？	挺好。
学习怎么样呀？	成绩不错，班级前十名吧。

医生	患者
您父母双方近三代的亲戚，有出现过和您类似的情况吗?	没有。
您还有什么想要补充的吗?	没有了。
好的，我下面给您进行体格检查，请您不要紧张。	好的，谢谢。

3. 评分表（表 6-33）

表 6-33　焦虑障碍患者问诊评分表

项目	评分细则	分值	得分
一般项目	考生是否进行自我介绍	1	
	是否核对患者基本信息	1	
现病史	主要症状（失眠紧张不安心悸）	4	
	症状出现时间（6 个月）	4	
	发病条件及相关发病因素（压力大）	4	
	主要症状表现失眠（入睡困难、睡眠质量差）、紧张不安、心悸（阵发性）	16	
	伴随症状自主神经功能紊乱（胸闷、出汗、四肢发麻、夜尿增多） 运动性不安（来回踱步）	4	
	感知觉障碍（幻听、幻视、幻味、幻嗅或幻触）	5	
	消极观念	4	
	消极行为	4	
	自知力	4	
	疾病发展及演变过程、发病前情况与发病后情况对比	4	
	诊治经过（辅助检查、诊断，服用相关药物）	6	
	一般情况（食欲、体重、工作、学习、饮食、生活自理、与周围环境接触情况、对疾病的认识情况、消极观念、自伤自杀、伤人冲动行为）	4	
既往史 躯体及	相关既往史（情绪高涨的病史询问）、精神疾病病史	3	
	躯体疾病史（中枢神经系统疾病）	1	
个人史	吸毒史	3	
	吸烟史	2	
	饮酒史	2	
	性格特点	2	
	窒息、缺氧、抢救	2	
	生活中的特殊经历	2	

续表

项目	评分细则	分值	得分
婚育史	婚姻状况、配偶身体情况、子女数及其身体情况	2	
家族史	家庭成员精神科疾病史	2	
问诊技巧	问诊顺序是否合理	2	
	问诊内容是否偏离主诉	2	
	是否使用了过渡性语言	2	
	是否使用了医学术语（否为正确）	2	
	是否存在诱导性提问	2	
	考生对 SP 的表现是否有人文关怀	2	
	问诊语速、语气、语调是否恰当	2	
总分		100	

总体评价：

评分人签名：

年 月 日

案例 34：抑郁障碍

1. 问诊内容

【一般项目】患者李兰，女，35 岁，会计员。

【主诉】情绪低落、失眠 3 个月。

【现病史】患者于 3 个月前因网上购物受骗后（被骗 10 万元钱）出现情绪低落，感觉内心压抑，高兴不起来，总是想这件事情。自卑、自责，觉得自己不如别人，认为自己各方面能力均很差，觉得自己没有用、委屈，时常独自哭泣。夜间睡眠差，主要表现入睡困难、早醒。晨起心情低落显著，心烦、发愁，有度日如年的感觉。没精神，活动明显减少，精力减退，上班感觉工作效率差，注意力不集中，回家多卧床休息。不愿照顾孩子，应该送孩子去舞蹈班，却给孩子请假不参加舞蹈培训。兴趣减少，以前每天出去锻炼身体，现在不出去锻炼，以前喜欢唱歌，现在也不唱了。不愿见人，不愿与人交流，不愿看手机，听见手机声音心烦。脑子觉得一片空白，自觉每天活着就是受罪，什么也不想干，有轻生想法，曾想从家中阳台跳下去，但想到孩子未付诸于行动。1 周前曾就诊于内蒙古医科大学附属医院门诊行抽血、心电图、心脏彩超、胃镜（未见结果），未见明显异常，口服药物治疗（具体不详），症状未见明显好转。今为进一步诊治就诊于我院门诊。自发病以来，患者精神状态差，进食量少，体重下降约 4 kg，大小便正常。

【既往史】否认中枢神经系统疾病，否认精神病史，既往体健。否认肝炎、结核等传染病。否认食物药物过敏史。

【个人史】胞 2 行 1，足月顺产，出生情况良好。大学毕业后一直从事会计工作，能胜任工作。病前性格：内向、要强、追求完美。否认烟酒等不良嗜好，否认精神活性物质滥用史。无冶游史。

【婚育史】婚姻状况：已婚，结婚年龄22岁。配偶健康情况：健康，夫妻关系和谐。生育史：育有1个女孩，孩子8岁。

【家族史】否认两系三代有类似精神病史。

2. 脚本

医生	患者
您好，我是某某某医生。现在需要了解一下您生病的情况，如果交谈中有涉及您隐私的地方，我会保密的，希望您不要紧张、放松点儿，可以吗（表情给予鼓励、微笑）?	好的（患者低头，说话声音低）。
您叫什么名字?	李兰（低头不看医生，表情愁苦，说话声音低）。
今年多大年龄?	35岁（低头不看医生，说话声音低）。
平时做什么工作?	会计员。
病了有多长时间了?	3个月了（语速慢）。
有什么原因吗?	患者低头不语。
您看您来医院，我特别想帮到您，希望您和我聊一聊。	（停顿一会儿）我网上买东西被骗了（说话声音低）。
怎么被骗了?	在淘宝网上买完东西2天接到一个电话，说我的快递邮丢了，要给我补双倍价钱，他说的订单号、产品和我买的一模一样，我就以为是真的，就按着他说的操作了，结果卡里的10万块钱就没了（说着患者默默流泪）。
心情不好，是吗（给递纸巾）?	是，我本身就没钱，还被骗了这么多钱（患者边说边擦眼泪）。
能具体描述一下吗?	心里感觉特别压抑、难受，总是想这个事情，一想起这事就感觉特别委屈，（抽泣）也特别恨自己，感觉自己很没用，有时都觉得自己智商有问题，做啥都没信心。
（可以做出适当安慰动作）在单位感觉怎么样?	不行，工作总是出错，干啥都心不在焉的，记忆力也很差，经常记不住领导吩咐的事情，啥也不想做。
平时喜欢做什么?	之前我喜欢听听歌，没事时候经常和同学一起在网上K歌，每天早上出去锻炼，跑跑步。
现在还做吗?	不做了，连基本家务活也做不了，以前我是一个特别勤快的人，家里都收拾得利利索索的，现在看见家务活就发愁，每天没精神。
感觉特别疲劳吗?	嗯，身上一点劲都没有，就想躺着，连送孩子去上舞蹈课都送不了，不想活动，不想见人，同学组织聚会我也不想参加。
为什么不参加聚会?	自己变成这样了，怕人家笑话呢，脑子就和糨糊一样，别人说话我也反应不过来。
还有其他不舒服的吗?	有时心慌。

医生	患者
心烦吗？	烦呢，看见人多也心烦，听见手机响的声音也心烦。
睡觉怎么样？	不好。
能说一下睡眠怎么不好吗？	躺在那好长时间睡不着，脑子就和过电影一样，就想不好的事情。
多长时间能入睡？	我一般10点多躺下估计得12点或者凌晨1点多才能睡着，睡一会儿就醒了，感觉睡得一点儿都不踏实。
一般几点醒？	差不多4点左右就醒了，醒来后心里特别难受，心里就和猫抓似的。
心情不好一天中有什么变化吗？	有，早晨那会最难受。
这种难受大概持续到什么时候？	到了晚上就感觉心情好像比早上好点。
还能坚持上班吗？	开始上了，后来出错太多，难受得不能上。
吃饭怎么样？	不行，吃上东西胃这儿就憋得很，一点食欲也没有。
体重有下降吗？	降了。
下降了多少？	差不多8斤吧，别人见到我都说我瘦了。
有没有觉得活着没有意思？	有呢，我觉得每天活着就是受罪。
有不想活的念头吗？	点头。
怎么想的？	（停顿）想从家里阳台跳下去，这样死了就轻松了。
采取过行动吗？	没有，想到孩子还小，还是觉得不能这样做。
病了之后看过医生吗？	一周前去医科大学附属医院看过。
做了什么检查？	抽血、心电图、心脏彩超、胃镜什么的。
带做过的检查了吗？	没有。
医生当时怎么说？	说是身体没有什么问题，说可能是情绪问题。
给您用药了吗？	用了。
用的什么药？	我也忘了。
吃了效果怎么样？	我吃了两顿感觉没啥效果就没吃。
还看过其他医生吗？	没有，这段时间难受得更厉害了，家里人就带着来这看了。
您愿意来这看病吗？	嗯。
您以前有过这种情况吗？	没有。
病了以后有没有一段时间心情特别好、兴奋、话多的时候？	没有。
平时乱花钱吗？	不。
和周围人相处得怎么样？	挺好的，别人都说我性格挺好。
下面的问题可能不一定发生在您身上，可是非常重要，我们要弄清楚，请您务必认真回答。	好的。

医生	患者
您一个人待着的时候有没有凭空听见有人说话的声音?	没有。
有没有看见别人看不见的东西?	没有。
有没有觉得周围环境不安全?	没有。
或者觉得别人看您的眼神不对?	没有。
前面您说记性不好，那我考一考您可以吗?	(患者点头)
我在开始的时候和您说我姓什么了?	某某某医生(回答正确)。
记忆力可以的。	不如以前了。
原先得过脑炎、脑瘤或者癫痫等疾病吗?	没有。
您原先有过其他精神类疾病吗?	没有。
过去还有别的病吗?	没有，身体挺好的。
得过乙肝、结核这些传染病或者接触过这类的患者吗?	没有。
对什么食物或者药物过敏吗?	没有。
兄弟姐妹几个人?	两个，我是老大。
您是足月出生的吗?	是的。
顺产还是剖腹产?	顺产。
出生时候有没有窒息、缺氧被抢救?	没有。
您是什么文化水平?	本科。
您工作情况怎么样?	大学毕业之后一直干会计，能胜任吧。
别人如何评价您的性格呢?	不太爱说话，内向、要强、追求完美。
平时抽烟、喝酒吗?	不，偶尔亲戚朋友聚会或逢年过节喝点酒，也不多。
有使用过成瘾的药物或毒品吗?	没有。
您多大结婚的?	22岁。
和您丈夫关系处理得怎么样?	我们一直不错。
有孩子吗?	有个8岁的女儿。
您父母双方近三代的亲戚，有出现过和您类似的情况吗?	没有。
您还有什么想要补充的吗?	没有了。
好的，我要问的就是这些，下面会给您进一步检查。	好的，谢谢。

3. 评分表（表 6-34）

表 6-34　抑郁障碍患者问诊评分表

项目	评分细则	分值	得分
一般项目	考生是否进行自我介绍	1	
	是否核对患者基本信息	1	
现病史	主要症状（情绪低落、失眠）	4	
	发病缓急（3 个月）	2	
	发病条件及相关发病因素（购物受骗）	2	
	症状表现情绪低落：兴趣减退、没有愉悦感，自我评价（工作 / 家务能力低），自责自罪（内疚感），动作迟缓（思维慢 / 动作慢）	16	
	症状表现失眠：睡眠特点（有昼重夜轻）	4	
	伴随症状：精力下降	4	
	注意力（下降）	4	
	感知觉障碍（幻听、幻视、幻味、幻嗅或幻触）	5	
	消极观念	4	
	消极行为	4	
	自知力	4	
	诊治经过（辅助检查、诊断，服用相关药物）	6	
	一般情况（食欲、体重）、工作、学习、饮食、生活自理、与周围环境接触情况、对疾病的认识情况、消极观念、自伤自杀、伤人冲动行为	4	
既往史 躯体及	相关既往史（情绪高涨的病史询问）、精神疾病病史	3	
	躯体疾病史（中枢神经系统疾病）	1	
个人史	吸毒史	3	
	吸烟史	2	
	饮酒史	2	
	性格特点	2	
	窒息、缺氧、抢救	2	
	生活中的特殊经历	2	
婚育史	婚姻状况、配偶身体情况、子女数及其身体情况	2	
家族史	家庭成员精神科疾病史	2	
问诊技巧	问诊顺序是否合理	2	
	问诊内容是否偏离主诉	2	
	是否使用了过渡性语言	2	
	是否使用了医学术语（否为正确）	2	
	是否存在诱导性提问	2	

续表

项目	评分细则	分值	得分
问诊技巧	考生对 SP 的表现是否有人文关怀	2	
	问诊语速、语气、语调是否恰当	2	
总分		100	

总体评价：

评分人签名：

年　月　日

四、口腔医学专业（门诊）

案例 35：下颌骨骨折

1. 问诊内容

【一般项目】患者李磊，男，25 岁，学生，未婚。

【主诉】颜面外伤 1 小时。

【现病史】患者 1 小时前自行车骑行过程中与另一自行车碰撞，左侧面部着地，左侧下颌角处剧烈疼痛，稍肿胀，皮肤擦伤。左侧上下后牙之间咬紧，右侧上下后牙间有一间隙，无法咬合接触。当时无昏迷、呕吐等症状，打车到我院就诊，首诊于急诊外科，检查“未见颅脑损伤和躯干四肢骨骨折”，诊断为“左膝部擦伤”“颌骨骨折”，行“左膝部清创术”后转至我科。

【既往史】疾病史：否认高血压、糖尿病、心脏病等慢性病史；传染病史：否认肝炎、结核等传染病；手术外伤史：无；输血史：无；否认药物过敏史。

【个人史】无吸烟史；无饮酒史。

【家族史】否认家族遗传病史。

2. 脚本

医生	患者
您好，请问您叫什么名字？	我叫李磊。
我是您的接诊医生，接下来我将了解您的外伤和全身情况。如果涉及隐私我会保密，请您配合。	好的。
您今年多大了？	25 岁。
什么职业？	学生。
结婚了吗？	没有。
今天来是哪里不舒服？	我左脸疼。
多长时间了？	1 个小时了。
怎么弄得？	骑车和别人碰撞摔倒了。

医生	患者
摔倒时哪儿先着地的?	左脸还有左面的膝盖。
当时有没有昏迷、呕吐等症状?	没有。
头疼不?	还好。
怎么来的医院?	自己打车来的。
左脸疼得厉害不?	特别疼，不敢碰。
左脸除了疼痛，还有其他不舒服的吗?	有点胀。
这边的嘴唇麻不麻?	不麻。
现在看起来左右侧面部不对称，受伤之前是这样吗?	不是的，受伤之前对称。
牙齿咬合有没有不正常?	左边后牙紧咬牙，很难张开。右边后牙有缝，咬不住。
受伤前两边的牙能正常咬住吗?	能。
能不能张开嘴?	可以张开，不能张太大。
嘴里有没有破的?	有呢，牙龈破了，有点出血。
牙齿有没有松动?	不松，但感觉这面的牙高低不一样了。
耳朵周围痛不痛?	不痛。
除此之外，还有其他不适吗?	左脸颊这儿出血了。
嗯，这儿擦伤了。	这用不用缝?
这不用缝，我一会儿给你清创消毒一下。	好的。
来我这里就诊之前，有没有去过别的科室?	去了，先去了急诊外科。
那里的医生对你做了什么检查和治疗?	做了几个CT。
检查的结果怎样?	这个是CT片子，您看一下。
好的，我看一下。	大夫，我这用不用住院啊?
就这个片子的情况来看您骨折了，咱们还得再问一些问题，做一下口腔检查。	好的。
在那边做了什么治疗吗?	就是清理了左腿膝盖的伤口，包扎起来了。
你有没有心脏病、高血压这些病?	没有。
糖尿病、甲状腺疾病呢?	没有。
有没有乙肝、丙肝、梅毒、艾滋病等传染病?	没有。
有没有药物和食物过敏的情况?	没有。
以前有没有受过外伤?	没有。
做过手术没?	没有。
输过血没?	没有。
平时吸烟吗?	不抽。

医生	患者
喝酒吗？	很少。
父母或兄弟姐妹有没有什么遗传疾病？	没有。
好的，接下来我将给您做一下口腔检查，希望您配合。	好的。

3. 评分表（表 6-35）

表 6-35　下颌骨骨折患者问诊评分表

项目	评分细则	分值	得分
一般项目	考生是否进行自我介绍	1	
	是否核对患者基本信息（姓名、年龄、职业、婚姻状况）	4	
现病史	患者起病情况	3	
	患病时间	3	
	主要症状的特点（咬合错乱、疼痛、肿胀各 3 分）	9	
	病因与诱因	3	
	病情发展与演变	4	
	伴随症状（骨折段移位、骨折段异常动度、下唇麻木、张口受限、牙龈撕裂各 2 分）	10	
	诊治经过（检查化验、诊断、治疗方案各 2 分）	6	
	病程中的一般情况（睡眠、饮食、精神、体重、大小便各 2 分）	12	
既往史	疾病史（针对所患疾病的系统询问）	3	
	基础疾病史（高血压、糖尿病、心脏相关疾病各 1 分）	3	
	传染病史（肝炎、结核、其他各 1 分）	3	
	药物过敏史（药物过敏 2 分，食物过敏 1 分）	3	
	手术外伤史	3	
	输血史	3	
个人史	吸烟史	3	
	饮酒史	3	
家族史	家庭成员患病情况	3	
问诊技巧	问诊顺序是否合理	2	
	问诊重点是否突出	2	
	问诊内容是否偏离主诉	2	
	是否使用了过渡性语言	2	
	是否使用了医学术语（否为正确）	2	
	问诊时间把握是否合理	2	

续表

项目	评分细则	分值	得分
人文关怀沟通能力	考生对 SP 的提问是否做出正面回应	2	
	考生对 SP 的表现是否有人文关怀	2	
	问诊语速、语气、语调是否恰当	2	
总分		100	

总体评价：

评分人签名：

年　　月　　日

（李　琦）

案例 36：咬肌间隙感染

1. 问诊内容

【一般项目】患者赵伟，男，27 岁，公司职员，未婚。

【主诉】左下后牙反复肿痛 6 月余，左颊肿痛 3 天。

【现病史】患者述近半年左下后牙区反复肿痛，每次“上火”时肿胀明显，自行口服“人工牛黄甲硝唑胶囊”，一周左右好转，2 个月前肿胀到某口腔诊所就诊，拍口腔 X 线片，诊断为“阻生齿”，给予局部冲洗上药，口服“阿莫西林胶囊”和“甲硝唑”，告知炎症消除后拔除阻生齿，因工作忙未遵医嘱。1 周前进食辛辣刺激食物后出现左下后牙区肿痛，症状逐渐加重，咀嚼及吞咽时疼痛明显，影响进食，口内有异味。3 日前出现左颊区红肿疼痛，张口困难，不敢触压，伴头痛、发热，体温 38 ℃，自行口服“布洛芬”2 次，每次 0.3 g，同时口服“阿莫西林胶囊”，未见好转，遂来诊。

【既往史】否认高血压、糖尿病、心脏病等慢性病史。传染病史：否认肝炎、结核等传染病。手术外伤史：无。否认药物过敏史。否认拔牙史。

【个人史】吸烟史：3 年，10 支 / 天，未戒烟。饮酒：白酒，每次 250 ml，每周 1～2 次。

【家族史】否认家族遗传病史。

2. 脚本

医生	患者
您好！请问您叫什么名字？	我叫赵伟。
我是您的接诊医生，我需要了解您的病情，如果涉及隐私，我会保密，希望您能配合。	好的。
您多大年龄？	27 岁。
您是做什么工作的？	公司职员。
结婚了吗？	没有。
您哪里不舒服？	我牙疼，脸也肿了。

医生	患者
多长时间了？	这次1个星期了。
以前也肿过？	是呢，不过没这么严重。
什么时候？	这半年反复肿了好几次了。
每次肿之前有什么原因吗？	着急上火的时候。
有没有看过医生？	之前看过，医生说我长智齿了。
怎么处理了？	冲洗了一下，上了点药。
还弄别的了吗？	让口服甲硝唑和阿莫西林，说是消了炎把智齿拔了。
药怎么吃的？	按说明吃的。
几天好的？	差不多一周吧。
去拔牙没？	没有，当时工作忙，没时间去，就没处理。
后来又肿过吗？	肿过，一般吃点药，过几天就好了。
这次肿之前有吃什么或者用什么特别的吗？	吃了一顿辣火锅，第二天就肿了。
最开始是哪肿？	开始就是左面下面最里面的牙龈肿。
嘴里的牙疼不疼？	还好，有一点胀。
前牙还是后牙？	后牙。
之后呢？	后来肿得越来越厉害。
嘴里有没有糜烂？	没有，就是红肿得厉害。
喝冷热水会加重疼痛吗？	不会。
晚上会更疼吗？	有时候吧。
影响吃饭吗？	影响呢，不敢咬东西，吞咽的时候也疼，这几天就吃流食呢。
这几天刷牙吗？	不敢刷，疼的。
口腔卫生怎么样？	用舌头舔有咸味的东西，这几天我都不敢张嘴，感觉有味道。
能张大嘴吗？	能张开一些，但是张不大。
感觉呼吸困难吗？	呼吸倒是挺顺畅的，没有特别的感觉。
这1周里症状有没有变化？加重或者减轻了吗？	嗯，加重了，越来越张不开嘴，左脸也开始肿了。
左脸肿了几天了？	3天了，你看我现在这边又红又肿。大夫，你说我这能完全好吗？现在这左右脸都不对称了。
等消肿之后就会好很多，我抓紧继续把问题问完，然后咱们检查一下看看情况。	好的。
脸疼不疼？	疼呢，不敢碰，带着我这边头也疼。
都怎么疼呢？	胀着疼，憋胀的感觉。
都什么时候疼呢？	一直都疼。

医生	患者
有没有发烧？	这两天有点低烧。
多少度？	38 ℃左右。
这次去看过没？	没有，还是用的阿莫西林和甲硝唑，烧起来还吃了“布洛芬”。
吃了几天？	吃了 3 天了。
效果咋样？	这次不咋管用，感觉越来肿了。
还有别的不舒服吗？	我脖子这淋巴结也肿了，有点害怕，赶快过来看看。这不是得了什么大病了吧？
淋巴结肿大的原因有很多种，炎症引起的还是比较常见。咱们之后也会安排一些相关的检查，明确一下。	好的。
拍过片子吗？	拍过。
有片子吗？	手机里有，您看。
这两天做过血的化验吗？	没有。
睡眠好吗？	以前挺好的，这几天不行。
精神状态呢？	疼得我感觉全身都不舒服。
大小便正常吗？	肠干。
您之前有什么疾病吗？比如高血压、糖尿病、心脏病等。	没有。
有没有肝炎、结核或者其他传染病？	没有。
以前做过手术吗？	没有。
受过外伤吗？	没有。
有没有过敏的药物或者食物？	没发现。
您抽烟吗？	嗯。
抽几年了？	3 年吧。
每天抽几支？	1 天半包。
建议您少抽烟，抽烟对身体危害挺大的。	嗯，这几天疼得也不抽了。
喝酒吗？	有应酬的时候喝点，1 周一两回。
什么酒？	一般是白酒。
喝多少？	每次半斤差不多。
您的父母牙齿怎么样？	我父亲的牙齿一直都不好，总看。
您的父母或者兄弟姐妹有患什么疾病吗？	没有。
好的，接下来我将给您做一下口腔检查，希望您配合。	好的。

3. 评分表（表 6-36）

表 6-36 咬肌间隙感染患者问诊评分表

项目	评分细则	分值	得分
一般项目	考生是否进行自我介绍	1	
	是否核对患者基本信息（姓名、年龄、职业、婚姻状况）	4	
现病史	患者起病情况	3	
	患病时间（半年，7 天各 4 分）	8	
	主要症状的特点（后牙区肿痛，左颊红肿、压痛各 4 分）	12	
	病因与诱因	4	
	病情发展与演变	4	
	伴随症状（张口受限、淋巴结肿大各 4 分）	8	
	诊治经过（X 线片、诊断、治疗方案、疗效各 3 分）	12	
	病程中的一般情况（睡眠、饮食、精神、大小便各 1 分）	5	
既往史	疾病史（针对所患疾病的系统询问）	3	
	基础疾病史（高血压、糖尿病、心脏相关疾病各 1 分）	3	
	传染病史（肝炎、结核、其他各 1 分）	3	
	药物过敏史（药物过敏 2 分，食物过敏 1 分）	3	
个人史	吸烟史（吸烟史 2 分，对戒烟表示鼓励或劝导戒烟 1 分）	3	
	饮酒史	3	
家族史	家庭成员患病情况	3	
问诊技巧	问诊顺序是否合理	2	
	问诊重点是否突出	2	
	问诊内容是否偏离主诉	2	
	是否使用了过渡性语言	2	
	是否使用了医学术语（否为正确）	2	
	问诊时间把握是否合理	2	
人文关怀沟通能力	考生对 SP 的提问是否做出正面回应	2	
	考生对 SP 的表现是否有人文关怀	2	
	问诊语速、语气、语调是否恰当	2	
总分		100	

总体评价：

评分人签名：

年　　月　　日

（李　琦）

案例 37：复发性阿弗他溃疡

1. 问诊内容

【一般项目】患者王红，女，28 岁，企业高管，未婚。

【主诉】口腔溃疡反复发作 2 年余。

【现病史】患者 2 年来口腔内反复发生溃疡，且发生部位不定，每次发作 3～5 个，10 天左右愈合，间隔半个月到 1 个月复发，发作时疼痛明显，影响进食。近 4 天舌部出现溃疡，疼痛明显，影响进食。自行口服“维生素 B_2” 1 日 3 次，1 次 2 片，未见明显好转，遂来诊。平素工作压力大，睡眠不好，大小便正常。

【既往史】患者平素体健，否认高血压、糖尿病、心脏病等病史。否认药物过敏史。否认肝炎、结核、艾滋等传染病病史。

【个人史】否认吸烟史；否认饮酒史。

【家族史】否认家族相关遗传病史。

2. 脚本

医生	患者
您好！请问您叫什么名字？	您好！我叫王红。
我是您的接诊医生。我需要了解您生病的情况，如果涉及您的隐私，我会保密，希望您能配合。	好的。
我先问一下您的基本信息，您多大年龄？	28 岁。
是做什么工作的？	在私企上班。
您结婚了吗？	还没有。
您觉得怎么不舒服？	口腔溃疡反复发作。
有多长时间了？	2 年多了。
之前有没有一样的情况？（追问病史。）	以前偶尔起一个，很快就好了，这两年起的比较频繁。
每次起之前有什么原因吗？	着急上火的时候。
一般一次起几个？	3 到 5 个。
每个大概有多大？	黄豆大小。
都起在什么部位？	嘴唇、舌头位置不定。
溃疡是什么颜色的？	一个白点，周围有点红。
什么形状？	圆形或椭圆形。
伴有疼痛吗？	疼，特别疼。
影响进食吗？	影响。
溃疡能自己好吗？	可以。
一般多久会好？	10 多天吧。
会留疤痕吗？	不留疤痕。

医生	患者
总是嘴里起这样的溃疡吗？	是的。
多长时间起一次？	半个月或几个月不一定。
最近有什么变化吗？	舌头这起了一个 4 天了。
舌头哪里？	左边。
这个溃疡有多大？	大概米粒大小。
能描述一下样子吗？	就也是一个圆点，周围有点发红。
这个溃疡疼吗？	疼。
2 年来在哪儿看过吗？	没有，我工作比较忙，能坚持就坚持了。
有问题还是建议您及时就医，症状改善了也能更好地工作生活呀。您吃过药吗？	吃过维生素 B_2。
吃上以后效果怎么样？	吃上好得快一些，但还是起。
做过什么检查吗？	没有。
身上其他部位起溃疡吗？比如眼睛、会阴部位、手和脚。	没有。
起溃疡前会不会发热？	不会。
溃疡前会不会起疱？	不会。
嘴里有没有坏的牙，牙有没有磨舌头？	没有。
工作压力大不大？	比较大。
睡眠怎么样？	一般，有时候会失眠。
饮食呢？有没有挑食这些？	没有，平时吃蔬菜水果挺多的。
大小便正常吗？	正常。
有没有过放射治疗史？	没有。
有没有传染病，比如乙肝、结核、艾滋病这些？	没有。
有没有慢性病，比如糖尿病、高血压、心脏病这些？	没有。
有没有食物和药物过敏的？	没有。
近期有没有接种疫苗？	没有。
您吸烟吗？	不吸。
您经常喝酒吗？	不喝。
您的父母或者兄弟姐妹有频发口腔溃疡这种情况吗？	我妈妈也经常口腔溃疡。
有没有家族遗传病？	没有。
好的，我要问的就是这些，下面咱们看看您口腔的情况吧。	好的，谢谢。

3. 评分表（表6-37）

表6-37　复发性阿弗他溃疡患者问诊评分表

项目	评分细则	分值	得分
一般项目	考生是否进行自我介绍	1	
	是否核对患者基本信息（姓名、年龄、职业、婚姻状况各1分）	4	
现病史	患者起病情况	3	
	患病时间	4	
	主要症状的特点（复发性、周期性、自限性、疼痛各4分）	16	
	病因与诱因（压力大、睡眠不好）	6	
	病情发展与演变（无发疱期）	6	
	伴随症状（无发热、无眼部症状、无生殖器溃疡各3分）	9	
	诊治经过（诊断、治疗方案、疗效各3分）	9	
	病程中的一般情况（睡眠、饮食、精神、体重、大小便各1分）	6	
既往史	基础疾病史（高血压、糖尿病、心脏相关疾病各1分）	3	
	传染病史（肝炎、结核、其他各1分）	3	
	药物过敏史（药物过敏2分，食物过敏1分）	3	
个人史	吸烟史	3	
	饮酒史	3	
家族史	家庭成员患病情况	3	
问诊技巧	问诊顺序是否合理	2	
	问诊重点是否突出	2	
	问诊内容是否偏离主诉	2	
	是否使用了过渡性语言	2	
	是否使用了医学术语（否为正确）	2	
	问诊时间把握是否合理	2	
人文关怀 沟通能力	考生对SP的提问是否做出正面回应	2	
	考生对SP的表现是否有人文关怀	2	
	问诊语速、语气、语调是否恰当	2	
总分		100	

总体评价：

评分人签名：

年　　月　　日

（马　萍）

案例 38：急性牙髓炎

1. 问诊内容

【一般项目】患者张维生，男，40 岁，公司职员，已婚。

【主诉】右上后牙刺激痛 1 个月，伴自发痛 5 天。

【现病史】患者述 1 个月前右侧上颌后牙遇冷热刺激疼痛，无自发痛。5 日前自觉右侧上颌后牙自发性、阵发性剧烈疼痛，并放射至右侧颞部，夜间加重明显，喝热水时疼痛加剧，含冷水可缓解。昨日开始出现跳痛，不能入睡。痛时口服布洛芬 0.3 g，效果不明显。无发热、无鼻塞。

【既往史】口腔治疗史：半年前补牙病史。疾病史：否认高血压、糖尿病、冠心病等慢性病史。传染病史：否认肝炎、结核等传染病。药物过敏史：否认。

【个人史】吸烟，吸烟 20 年，每日 10 支，否认饮酒。

【家族史】否认家庭成员有类似情况；否认特殊遗传病史。

2. 脚本

医生	患者
您好！请问您叫什么名字?	您好！我叫张维生。
我是您的接诊医生。我需要了解您生病的情况，如果涉及您的隐私，我会保密，希望您能配合。	好的。
您多大年龄?	我 40 岁。
平时做什么工作?	公司职员。
您结婚了吗?	结婚了。
您哪里不舒服?	我右边牙疼，带着整个右侧的脸和头都疼。
有多长时间了?	5 天了。
您之前这颗牙疼过吗?	大概 1 个月之前。
什么情况下会疼呢?	只要喝热水或者吃凉的东西就会疼，但是疼几秒就会过去。
您怎么处理了吗?	我没太在意，疼得也不厉害。
那您说这 5 天前，是加重了吗?	是的。
都怎么疼呢?	一阵一阵的，特别疼，从昨天开始跳着疼。
都什么时候疼呢?	什么都不做，时不时就会疼。
每次能疼多长时间?	开始的时候是疼几分钟、之后就好了，这两天疼的时间越来越长，一整天都疼。
可以确定是哪颗牙疼吗?	不能，这半面都疼，这两天带着头也疼。
吃冷的热的疼不疼?	最近一直不敢吃过冷过热的，一碰到特别疼；这两天嘴里含点冷水反而会舒服一点，能缓解点疼。
晚上睡觉时会疼吗?	会疼，比白天还疼，疼得睡不着。

医生	患者
有没有去其他医院或者诊所看过呢？	最近没有去过。
嘴里有没有牙齿坏的？	有呢！
哪颗牙？	右边下面倒数第二颗牙。
当时是怎么补的？有没有杀神经？	没有，就是直接补的材料。
补了多久了？	半年了。
拍过牙片吗？	拍过，在我手机上。
有没有牙齿掉了的？	没有。
平时有没有牙龈出血？	没有。
吃东西会塞牙吗？	不会。
牙齿有没有松动的？	没有。
张闭嘴有没有困难？	没有。
有没有摸到或者碰到脸上的某个部位就出现疼痛的情况？	没有。
这几天有发烧吗？	没有。
这几天有鼻塞的情况吗？	没有。
这两天跑或蹲下的时候有没有疼痛加重？	没有。
有没有吃过什么药呢？	疼的时候吃过 1 次布洛芬。
什么牌子的布洛芬，吃了几粒？	联邦的，吃了 1 粒。
效果如何？	疼痛稍微好了一点
什么时候吃的药？	昨天晚上。
今天吃了吗？	今天来看就没吃。
那我再问您一些其他问题。	好的。
您有高血压、心脏病、糖尿病这些慢性病吗？	没有。
得过肝炎、结核或者其他传染病吗？	没有。
有没有接触过有毒有害物质这些？	没有。
有过敏的药物、食物吗？	没有。
您吸烟吗？	吸烟。
大概 1 天吸几支烟？	大概 1 天 10 支。
吸烟对身体不好，建议您戒烟，您喝酒吗？	不喝。
您的父母或者兄弟姐妹有类似的情况吗，有患什么疾病吗？	没有。
好的，我要问的就是这些，下面会给您安排检查。	好的，谢谢。

3. 评分表（表 6-38）

表 6-38　急性牙髓炎患者问诊评分表

项目	评分细则	分值	得分
一般项目	考生是否进行自我介绍	3	
	是否询问患者基本信息（姓名、年龄、职业、婚姻状况）	4	
现病史	患者起病情况	4	
	患病时间（半年前、1 个月、5 天各 3 分）	9	
	主要症状的特点（自发性阵发性痛、夜间痛、温度刺激痛、疼痛不能定位各 4 分）	12	
	病因与诱因	5	
	病情发展与演变	5	
	伴随症状（热痛冷缓解）	5	
	诊治经过（X 线片、诊断、治疗方案、疗效各 3 分）	12	
	病程中的一般情况（睡眠、饮食、精神、大小便各 1 分）	4	
既往史	疾病史（针对所患疾病的系统询问）	3	
	基础疾病史（高血压、糖尿病、心脏相关疾病各 1 分）	3	
	传染病史（肝炎、结核、其他各 1 分）	3	
	药物过敏史（药物过敏 2 分，食物过敏 1 分）	3	
个人史	吸烟史（吸烟史 2 分，对戒烟表示鼓励或劝导戒烟 1 分）	3	
	饮酒史	2	
家族史	家庭成员患病情况	2	
问诊技巧	问诊顺序是否合理	2	
	问诊重点是否突出	2	
	问诊内容是否偏离主诉	2	
	是否使用了过渡性语言	2	
	是否使用了医学术语（否为正确）	2	
	问诊时间把握是否合理	2	
人文关怀沟通能力	考生对 SP 的提问是否做出正面回应	2	
	考生对 SP 的表现是否有人文关怀	2	
	问诊语速、语气、语调是否恰当	2	
总分		100	

总体评价：

评分人签名：

年　　月　　日

（马　萍）

病例 39：急性化脓性根尖周炎

1. 问诊内容

【一般项目】患者张伟，男，40 岁，教师，已婚。

【主诉】左上后牙咬合痛 2 周，伴肿胀跳痛 2 天。

【现病史】患者述 2 周前自觉左上后牙区肿胀，咬合时有轻微钝痛，咬紧时反而稍感舒服，2 天前饮酒后症状加重，出现自发的、剧烈持续的跳痛，自觉牙齿伸长，牙齿不能咬合，咬合时疼痛加剧，影响睡眠和进食，遂来诊，近期未曾服药及诊治。

【既往史】患者平素体健，口腔病史：半年前有牙痛史。否认药物过敏史。疾病史：否认高血压、糖尿病、冠心病等慢性病史。传染病史：否认肝炎、结核等传染病。手术外伤史：无。药物过敏史：否认。

【个人史】吸烟 20 年，每天 10 支，未戒烟。偶尔少量饮酒。

【家族史】否认特殊遗传病史。

2. 脚本

医生	患者
您好！请问您叫什么名字？	我叫张伟。
我是您的接诊医生，我需要了解您的一些情况，希望您可以配合。您今年多大年龄？	我 40 岁。
您是做什么工作的？	我是老师。
您哪里不舒服？	我牙疼。
疼多久了？	2 周。
您觉得有什么原因引起您牙疼吗？	没有。
是一直疼还是断断续续地疼？	一直在疼。
什么样的一个疼法？像针扎着疼？胀着疼？	胀着疼。
什么情况会加重或者缓解你疼痛？	不敢用这边咬东西，轻轻一咬的话有点疼，但使劲儿咬住吧，反而能好点。
疼得厉害吗？	刚开始还可以，这两天越来越疼。
可以确定疼痛部位吗？	可以，左上后牙。
吃冷热的疼不疼？	还好。
有没有牙齿掉了的？	没有。
平时有没有牙龈出血？	没有。
平时吃东西塞牙吗？	会塞。
牙齿有没有松动？	有一点。
张嘴闭嘴有没有困难？	这个没啥影响。
嘴里有没有其他不舒服的？	这个牙周围有点肿，按上去很疼。
肿了几天了？	也有 2 天了。

医生	患者
那这回加重您觉得有什么原因吗?	感觉和朋友出去喝酒之后就严重了。
有感觉一跳一跳地疼吗?	有。
能咬牙吗?	我上下牙都不敢挨在一起了，而且感觉牙比原先高出来，就像长长了一样。
您有发烧吗？	没有。
您之前有过疼痛的经历吗?	半年前我这边的牙疼过那么几天，但后来没啥事了。
那这边的牙以前有没有治疗过?	没看过，我自己吃了几天阿莫西林胶囊，吃过之后好多了。
这两天吃药了吗?	这喝酒了，咱也不敢吃药了。大夫你说我这个和喝酒有关系吗?
这个原因不能完全确定，不过还是建议您最好少饮酒，喝酒可能不光影响口腔健康，对身体其他地方也没有什么好处呀。	哦。
您之前有什么疾病吗?比如高血压、糖尿病、心脏病等。	没有。
传染病呢?比如肝炎、结核这些。	没有。
您有药物过敏史吗?	没有。
食物有过敏的吗?	没有。
以前有没有看过牙?	好久没看过了，有点怕。
平时每天刷几次牙?	两次，早晚各一次。
以前有没有受过外伤?	没有。
您平时吸烟喝酒吗?	喝酒不多，偶尔吧，抽烟。
抽了几年了，每天几支?	20 多年了，两天一包。
建议您少吸烟，定期口腔检查。	好的。
您有家族遗传病吗?	没有。
现在我要给您做一些详细检查，可能有点疼，希望您配合。	好的没问题。

3. 评分表（表 6-39）

表 6-39 急性化脓性根尖周炎患者问诊评分表

项目	评分细则	分值	得分
一般项目	考生是否进行自我介绍	3	
	是否询问患者基本信息（姓名、年龄、职业、婚姻状况）	4	

续表

项目	评分细则	分值	得分
现病史	患者起病情况	4	
	患病时间（2 周、1 天各 3 分）	6	
	主要症状的特点（咬合痛、持续跳痛各 5 分）	10	
	病因与诱因（饮酒）	6	
	病情发展与演变	6	
	伴随症状（肿胀、牙齿松动各 4 分）	8	
	诊治经过（X 线片、诊断、治疗方案、疗效各 3 分）	12	
既往史	疾病史（针对所患疾病的系统询问）	4	
	基础疾病史（高血压、糖尿病、心脏相关疾病各 1 分）	3	
	传染病史（肝炎、结核、其他各 1 分）	3	
	药物过敏史（药物过敏 2 分，食物过敏 1 分）	3	
	吸烟史（吸烟史 2 分，对戒烟表示鼓励或劝导戒烟 1 分）	3	
	饮酒史	3	
家族史	家庭成员患病情况	4	
问诊技巧	问诊顺序是否合理	2	
	问诊重点是否突出	2	
	问诊内容是否偏离主诉	2	
	是否使用了过渡性语言	2	
	是否使用了医学术语（否为正确）	2	
	问诊时间把握是否合理	2	
人文关怀沟通能力	考生对 SP 的提问是否做出正面回应	2	
	考生对 SP 的表现是否有人文关怀	2	
	问诊语速、语气、语调是否恰当	2	
总分		100	

总体评价：

评分人签名：

年 月 日

（田亚敏）

案例 40：慢性牙周炎

1. 问诊内容

【一般项目】患者李梅，女，65 岁，经商，已婚。

【主诉】刷牙出血5年，牙龈肿痛2周。

【现病史】患者述5年来刷牙时牙龈出血，偶有咬硬物出血，渐出现牙龈退缩。近1年牙齿松动移位，咀嚼无力，进食塞牙。6个月前就诊于某口腔门诊予以“龈上洁治”，症状减轻。2周前右上后牙出现牙龈肿痛，有咸咸的液体溢出，自服“人工牛黄甲硝唑”每次2粒，1日3次，共用5天，未见明显好转，遂来诊。

【既往史】糖尿病10年，服用“拜糖平”，空腹血糖控制在正常范围内。否认高血压、冠心病等慢性病史。否认乙肝、丙肝、结核、艾滋、梅毒等传染病。否认药物过敏史。

【个人史】吸烟史：吸烟30年，每日20支，未戒烟。否认饮酒史。

【家族史】母亲有相似病史，现佩戴全口覆盖义齿。

2. 脚本

医生	患者
您好，请问您叫什么名字？	您好，我叫李梅。
我是您的接诊医生，我需要了解您生病的情况，如果涉及您的隐私，我会保密，希望您能配合。	好的。
我先问一下您的基本信息，您多大年龄？	我65岁。
平时做什么工作？	我是做贸易的，经商。
是已婚吗？	是的。
您觉得怎么不舒服？	牙龈出血。
有多长时间了？	至少5年了吧。
之前有没有一样的情况？（追问病史。）	没注意。
什么情况下出血呢？	主要是刷牙时出，有时吃硬东西也出。
出血可以自动停止吗？	可以。
5年来有什么变化？严重了还是减轻了？	最近感觉严重了。
还有其他症状吗？	觉得牙有点松，还出现了牙缝。
什么时候发现的？	大概1年了。
是一颗牙松还是多颗牙松？	好几个牙松了。
哪些牙松了？	前门牙还有后面的大牙。
吃东西塞牙不？	后面的牙经常塞。
牙龈有没有肿过？	有过。
牙龈有没有糜烂过？	没有。
嘴里有异味吗？	家里人说有。
牙有没有疼过？	牙不疼，就是有时候吃酸甜的有点敏感。
还有别的什么症状吗？	感觉牙越来越长，牙龈萎缩了，牙缝变宽了，不好看。
5年来是否治疗过？	半年前洗过一次牙。

医生	患者
在哪洗的？	我家门口有个口腔诊所。
洗完以后出血有好转吗？	好一些。
有没有做后续治疗？	没有，人家让我去了，后来我没去。结果2周前牙龈开始肿了。
是哪个位置的牙龈肿？	就是右侧上面后面的牙龈，使劲儿一吸是咸的。
那您怎么处理了？	我自己吃了点“人工牛黄甲硝唑”。
怎么吃的？	每次2粒，1天3次。
吃了多久？效果怎么样？	5天吧，没什么效果。
您拍过片子吗？	拍过，这个是半年前的（出示牙片）。
行呢，这个时间长了，您需要再拍一个。	好的。
父母及兄弟姐妹是否有牙齿松动的症状？	有呢，我母亲60多岁的时候牙齿就掉没了，现在是全口假牙。我也担心我得戴假牙呢！
我一会儿检查一下您的牙齿咱们仔细看看，尽早开始规律治疗还是能控制这个进展的，我再问您几个问题。	好的。
您之前得过其他口腔的疾病吗？	没有。
您有没有血液系统疾病？	没有。
是否长期服用抗凝药物？比如阿司匹林、华法林、波立维这些。	没有。
有没有心脏病、高血压等心脑血管疾病？	没有。
您有糖尿病、甲状腺疾病吗？	我有糖尿病，没有甲状腺疾病。
糖尿病在哪里诊断的？	市医院。
多少年了？	10年。
用的啥药呢？	我在吃“拜糖平”。
怎么吃的？	1天3次，1次1片。
控制得怎么样？	还行，空腹血糖6左右。
有没有乙肝、丙肝、结核、艾滋、梅毒这些传染病？	没有。
有过敏的药物、食物吗？	没有。
您吸烟吗？	吸。
吸烟多少年了？	30年了。
每天吸多少？	1包吧。
抽烟对您的身体不好，建议您以后要戒烟。	好的。
您经常喝酒吗？	不经常喝。

医生	患者
您平时注重口腔卫生吗？	现在很注意，吃完饭就漱口。
每天刷几次牙？	每天2～3次，而且我用的牙膏可好了，都是抗菌消炎的。
平常用牙线吗？	不用。
除了刚才说您母亲有义齿之外，您的父亲或者兄弟姐妹还有没有其他相关疾病或者遗传病？	没有。
好的，我要问的就是这些，咱们现在看看您口腔的情况吧。	好的。

3. 评分表（表 6-40）

表 6-40　慢性牙周炎患者问诊评分表

项目	评分细则	分值	得分
一般项目	考生是否进行自我介绍	1	
	是否核对患者基本信息（姓名、年龄、职业、婚姻状况各1分）	4	
现病史	患者起病情况	4	
	患病时间（5年、2周各3分）	6	
	主要症状的特点（牙龈出血、牙齿松动各4分）	8	
	病因与诱因（刷牙、吃硬的东西各3分）	6	
	病情发展与演变（牙龈出血、牙龈萎缩、食物嵌塞、牙齿松动各4分）	12	
	伴随症状（牙龈肿痛、牙齿敏感、口臭各3分）	6	
	诊治经过（5年、2周经过各4分）	8	
	病程中的一般情况（睡眠、饮食、精神、体重、大小便各1分）	6	
既往史	疾病史（针对所患疾病的系统询问）	3	
	基础疾病史（高血压、糖尿病、心脏相关疾病各1分）	3	
	传染病史（肝炎、结核、其他各1分）	3	
	药物过敏史（药物过敏2分，食物过敏1分）	3	
个人史	吸烟史	3	
	饮酒史	3	
家族史	家庭成员患病情况	3	
问诊技巧	问诊顺序是否合理	2	
	问诊重点是否突出	2	
	问诊内容是否偏离主诉	2	
	是否使用了过渡性语言	2	
	是否使用了医学术语（否为正确）	2	
	问诊时间把握是否合理	2	

续表

项目	评分细则	分值	得分
人文关怀沟通能力	考生对 SP 的提问是否做出正面回应	2	
	考生对 SP 的表现是否有人文关怀	2	
	问诊语速、语气、语调是否恰当	2	
总分		100	

总体评价：

评分人签名：

年　　月　　日

（田亚敏）

第七章 医患沟通的方法与技巧

一、语言沟通技能

医学先驱希波克拉底曾说，“医生有三件法宝——语言、药物、手术刀”。用好医生手中的第一件法宝——语言，既是构建和谐医患关系的基础，也是建立良好医患关系的重要手段。医务人员必须善于运用语言艺术，同时要讲究语言沟通技巧，达到有效沟通，提高患者依从性，保证诊疗顺利开展。

（一）态度和蔼，语气平缓

处在病痛中的患者往往存在紧张、焦虑、恐惧、易激惹等心理状态，比正常状态下更脆弱、更敏感，而医生在繁重的工作中、紧张的医患关系下，也容易处于烦躁、警惕等不良的精神状态，导致对患者没有耐心，态度冷漠，语气生硬，这时医患沟通就容易出现问题，小摩擦变成大争执，甚至引发医患纠纷。因此，态度亲切和蔼，语气平缓是良好沟通的先决条件。

（二）用亲近的称谓称呼患者

绝大多数患者就医时作为求助者处于弱势位置，对医务人员存有敬畏之心，医务人员作为拯救者则处于优势位置，具有先天的心理优势。因此，医务人员使用尊重的、亲近的称谓称呼患者有利于拉近医患之间的距离，起到增进双方情感的作用，为以后的交往打下互相尊重、互相信任的基础。使用合适的称谓可遵循以下原则：①要根据患者年龄、身份、职业等具体情况因人而异，力求恰当；②避免直呼其名，尤其是初次见面呼名唤姓不礼貌；③不可用床号、挂号顺序号取代称谓。

（三）避免使用医学术语

要充分考虑患方的接受和理解能力，语言应简洁明了，通俗易懂，尽量避免使用医学专业术语，努力做到让患者“清清楚楚就医，明明白白治疗”。对于必须使用专业术语的，可以使用图片、模型等给予形象化解释，也可根据自己的学科特色，总结专业术语的通俗化替代用语，比如“机械性通气”可以解释为借助一个机器帮助呼吸，“盗汗”可以解释为晚上睡觉出很多汗。

（四）恰当利用语言的幽默

幽默就是创作机会使别人感觉到快乐，在医患沟通中有着重要的作用。幽默是语言的润滑剂。幽默风趣，能使医患双方很快熟悉起来，增进双方的亲近感。但幽默一定要注意场合，区分对象，不能让人有油滑之感，同时要态度和蔼，内容高雅，行为适度，使患者产生愉悦的心情。

（五）使用保护性的语言

整个医疗过程中医务人员要注意有技巧地使用保护性语言。医生婉言相告有损于患者的信息，可使患者在接受坏消息时得到医生的同情和鼓励，缓解坏消息带给患者的负面情绪。比如向一名癌症患者交代疾病预后，一名医生这样说："像您这种情况死亡率是80%。"而另一名医生却这样表述："您的情况虽然很严重，但能够战胜病魔的机会也有20%，所以希望您不要放弃。"患者满怀希望来就诊，前者就像被当头泼了一盆冷水，后者则传递给患者生的希望。表达相同的信息用不同的表达方式带来不同的沟通效果。因此，在医患沟通时应尽量避免使用以下几种伤害性语言：①直接伤害性语言，如"你怎么才来？""没治了。""你这个人怎么这么不讲理。"②消极暗示性语言，如"想吃点什么就吃点什么吧。""你早干什么去了？""这已经是最好的了。"③窃窃私语。

（六）讲究提问技巧

提问是医务人员了解患者病情，实施诊疗的重要技能。有技巧的提问能帮助医务人员迅速了解情况，发现患者的真实感受。在与患者交谈时，主要采取开放式提问，适时采用封闭式提问，要尽量避免审问式提问。开放式提问既可以使患者主动、自由的表达自己的病情、感受和想法，建立患者参与的诊疗模式，同时也给医生留下倾听和思考的时间和空间，便于全面了解患者。封闭式提问要求患者回答"是"或"不是"，有助于缩小讨论的范围，收集精确信息，澄清信息细节，帮助患者集中注意主要问题。审问式提问往往以命令的语气要求对方"必须……"或者反问"你怎么会……"。审问式提问不利于医患沟通和交流，甚至起破坏作用，因此在医患沟通中应该避免审问式提问。

（七）不评价他人诊疗工作

中国传统医家孙思邈告诫医生不可"炫耀声名，訾毁诸医，自矜己德"。由于每个医院的条件不同，医生的技术水平不同，对同一疾病认识可能有不同，因而对同一疾病的处理方法也有可能不同，更何况疾病的发生和发展本就是一个复杂的动态过程，故医生不要评价他人的诊疗，否则常会导致患者的不信任，甚至引发医疗纠纷。

（八）沉默是金

沉默本身也是一种信息交流，在整个沟通过程中可不必一直采用语言表述的方法，在适当的时候，以温暖、关切的态度表示沉默会起到无声胜有声的作用。它给患者思考的时间，也给医护人员观察患者和调适自己的机会。尽管沉默有一定的积极作用，但不宜长时间或过多使用，因为沉默，可使双方情感分离。在适当的时候，医务人员可以通过问话来打破僵局，结束沉默，比如“您是否可以告诉我，现在我能帮您做些什么吗？”

二、非语言沟通技能

医患双方在运用语言进行沟通交流的同时，常常需要借助于表情、眼神、身体姿势等的配合，补充和深化语言表达的效果。沟通双方利用表情、眼神、身体姿势和肢体接触等非语言的表达方式进行信息交流和表达就称为非语言沟通。一方面医务人员自然真诚的笑容、温暖关切的目光、端庄文雅的姿势等都在自觉或不自觉地向患者传递着特定的信息，对患者的心理和情绪产生微妙的影响；另一方面医护人员可以通过留心观察患者及家属的表情、眼神、姿势等体态语，觉察他们的内心世界，读懂隐匿在对方言语之外的暗示信息，帮助诊断和治疗疾病。因此，医护人员应具备一定的非语言沟通技巧并有意识地操控自身体态语，充分发挥非语言沟通在传递信息、交流思想、表达情感中的作用，以牢固医患信任关系、促进医患和谐。

（一）用心倾听

倾听是首要的沟通交流技巧。对患者的倾听不仅可以全面获得患者的信息，有利于病情的诊治，同时也体现了医务人员对患者的重视和尊重，是发展良好医患关系的重要环节。倾听不仅是用耳朵来听患者的言辞，还要设身处地地用心倾听，并做出积极回应。一个好的倾听者应该做到以下几点：①耐心专注，不随意打断。医患沟通时医务人员手机可调至静音模式，空出专门的时间，身体向对方微前倾，重视眼神配合，保持良好的视觉接触，表示对谈话感兴趣，给患者留充足的时间讲述自己的病情。如迫不及待地打断患者，未能让患者有较为详细陈述，或在简单了解后即给予结论均会让患者觉得你对他不重视，不了解，他的问题还没有得到解决，引发不满。②重感受，轻批判。医患沟通中，医务人员应尝试感受患者话语中所蕴含的情感、情绪，有时候，患者仅是需要有人听他倾诉，有人表现出对他感受的理解和体会就够了，并不希望你去评判。碰到这种情况，当患者说出自己看法后，医务人员可以真诚地说出，“您的想法很对……您说得很好……”等相关语句，使得患者安心。③抓言外之意，听弦外之音。面对过多担心就医状态的患者和患者家属，要注意辨别患者及家属所讲的是否存在“话外音”，并要迅速捕捉主要信息点，就相关问题提出合理建议，让患者及家属感受到医务人员对患者的关爱与呵护。④礼貌尊重，医务人员应当避免在沟通过程中身体左摇右摆，东张西望，甚至打哈欠，不要不停看手表或手机，或摆弄手中的笔等，避免重复提问患者同一问题。这些均容易使患者对医务人员产生不信任感，不利于医患沟通顺利进行。

（二）表情

表情是一种最常用的非语言行为，人的喜怒哀乐都可以从面部表情上反映出来。如开心时，人的面部肌肉上扬，表现出来的是“眉飞色舞、喜上眉梢、神采飞扬”。反之，悲伤时，人的脸部肌肉下沉，表现出来的是“垂头丧气、黯然神伤、心灰意冷”。在医患沟通的过程中，医务人员要注意细心体察患者面部表情所传递的情绪信息，以便随时调整沟通的内容和方向。此外，医者的表情也在向患者及其家人传达着某种信息、情感和态度，要善于运用表情表达自己，也要避免可能会给患者造成伤害或负面影响的表情，比如说诊断出疑难杂症时大惊失色。在医患沟通中，最易让患者接受和喜欢的面部表情是微笑。患者就医时往往是生命中最脆弱、最需要温暖的时刻，此时医护人员真诚地微微一笑，往往可以消除患者的陌生感、恐惧感，将医者的善意与关爱传递给患者，使患者能够放下戒备，增加他们对医护人员的信任，从而拉近医患间的距离，为良好的沟通奠定基础。当然，也要注意不要一味地盲目微笑，过犹不及，不该微笑时就要保持严肃，得体有度。

（三）目光、眼神

人们常说眼睛是心灵的窗户，所以在医患沟通过程中目光、眼神的交流也是非常重要的。在沟通中，我们要注意在注视部位上，以患者的嘴、双眼、脸颊两侧范围内为宜，注视范围过小会给人以压迫感，反之则会给人漫不经心，不受重视的感觉。在注视方式上，眼神应向患者传递的是尊重、关爱和友善，让患者从中体会到来自医务人员的鼓励和安慰，任何情绪化的目光，比如烦躁、生气、鄙视等都是应该避免的。在注视时间上不可长时间注视患者，也不可频繁扫视患者，在交流过程中，我们要不时用短促的目光注视患者，让患者感到医生在聚精会神地听他诉说，这样有助于取得患者的信赖。另外，医务人员也可以通过与患者的目光接触来判断你所想传递给患者的信息是否被患者接受以及对方的心理状态。

（四）仪表

仪表是指一个人容貌、体形、神态、姿势、着装、发型等综合表现，在一定程度上反映了一个人的精神风貌，对人们的初次交往来说极为重要，即所谓的“第一印象”。人都有以第一印象定好坏的习惯，认为一个人好时，就会爱屋及乌，认为一个人不好时，就会全盘否定。在医患接触时，患者首先感受到的是医生的着装、举止、姿势等外在的表现，得体的衣着、和蔼可亲的言谈、稳重的举止，可使患者产生尊敬、信任的心理，觉得亲切可靠。患者的仪表也可以为医务人员提供一些线索。因此，医务人员要注意自己的仪表，力求服饰干净、整洁、端庄大方，女性医务工作者工作期间切忌化浓妆，根据工作要求不佩戴首饰或者避免佩戴繁杂奢华的饰品。

（五）身体姿势

姿势指身体躯干部位表现出的非语言行为，姿势的表现部位包括头、躯干、腿和脚等部位的动作与状态，还包括全身性的坐、立、行、卧等动作与状态。身体姿势既能传递个人情绪状态，也能反映交谈双方彼此的态度、关系和交谈的愿望。不同的身体姿势及其在不同环境下代表的含义是不同的。微坐表示谦恭谨慎，满坐表示自信或傲气；身体向对方微前倾代表热情和倾听；身体后仰表示若无其事；双腿并拢表示谦虚，跷二郎腿与摇腿表示满不在乎、大大咧咧；站姿端正代表尊敬，站姿歪斜代表心不在焉；侧转身表示嫌弃和轻蔑；背朝人表示不懈理睬。一般的医患沟通都是面对面进行，医患双方的身体姿势每时每刻都在被阅读和理解，医务人员通过观察患者的身体动作可快速了解患者的感觉，患者也可通过观察医务人员的肢体语言了解其态度。因此，在医患沟通过程中，医务人员应尽可能读懂患者身体姿势的含义，引导会谈的方向，控制节奏，理解、体谅患者并及时纠正其不良的心态，并通过合理使用肢体语言让患者感受到医务人员给予的关心和重视。

（六）人际距离

人际距离是交往双方之间的空间距离。人类学家爱德华将人际距离分为 4 种：①亲密距离（0～0.5 m），即亲人、夫妻之间的沟通和交际距离；②个人距离（0.5～1.2 m），即朋友之间交往的距离，此距离可以感知大量的体语信息；③社会距离（1.2～3.5 m），即彼此认识的人之间的交往距离，商业交往多发生在这个距离；④公众距离（3.5～7.5 m），即在正式场合、演讲或其他公共场合沟通时的人际距离。一般情况下，医患沟通时可采用个人距离，这样既可以避免面对面的直视，又能使患者和医生的目光可以自由地接触和分离，而不至尴尬和有压迫感。医护人员对患者表示安慰、安抚时距离可采用亲密距离，这样有利于情感沟通，但对敏感患者、异性患者的交往距离应适当远些。总之，医患沟通的距离应根据双方的关系和具体情况来掌握。

（七）肢体接触

一般情况下，医生与患者之间肢体接触发生在查体过程中。在医患沟通过程中，应该在什么时候接触并没有严格规定，需要根据患者的性别、年龄、文化背景等进行综合判断，一般标准是根据医生的感觉来判断。肢体接触需要简短，并且仅限于患者的手、肩、后背上半部等更具有“公开性”的体表部位。恰当的肢体接触作为一种无声的语言是一种很有效的沟通方式，可以表达关心、体贴、理解、安慰和支持。如医生听诊时焐热冰凉的听诊器，查体结束后为患者整理一下衣服表示对患者的关心；当患者焦虑害怕时，紧握患者的手，传递安全的信息，给其安全感；也可以伸出双臂安慰一个痛苦的患者，或者把手放在患者的手上表示同情、安慰。但是要注意男女有别、东西方的不同礼仪规范、文化差异等，若使用不当，反而会起到不良作用。

总之，临床中医生所面对的患者各式各样，不同的患者需要采用不同的交流沟通方式，这些都需要医生在临床工作中反复实践才能不断提高，坚持理论与实践相结合，用理论指导实践，在实践中发展理论，努力成为患者眼中的好医生。

（张彦芬）

第八章　医患沟通案例

案例 1：有创操作（骨髓穿刺术）

1. 病例摘要　患者，王茹，女，37 岁，大学学历，公务员。因“双下肢皮肤紫癜 1 周，鼻出血 1 天”入院。患者 10 天前受凉后出现咽痛、流涕，体温正常，无咳嗽、咳痰，未行诊治。1 周前发现双下肢鲜红色出血点，约小米粒大小，无痒感，压之不褪色，无发热，无乏力，无腹痛，无关节肿痛。1 天前无明显诱因出现鼻出血，不易止血，遂就诊于我院急诊，查血常规示：白细胞计数 5.10×10^9/L；血红蛋白 125 g/L；血小板计数 12×10^9/L。急诊以“血小板减少”收入院。病程中，患者精神饮食可，睡眠可，大小便正常，近期体重无明显减轻。

【既往史】无特殊。

【入院查体】发育正常，神清语利，查体合作，贫血征（–），出血征（+），巩膜无黄染，浅表淋巴结未触及肿大，伸舌居中，咽不红，扁桃体无肿大，颈软，气管居中，无颈静脉怒张，甲状腺未触及；胸廓对称，无畸形，胸骨压痛（–），呼吸 18 次 / 分，节律规整，触觉语颤双侧对称，无胸膜摩擦感，肺部听诊呼吸音清，未闻及干、湿啰音；心前区无隆起，心尖搏动不弥散，心率 78 次 / 分，律齐，未闻及附加音，各瓣膜听诊区未闻及病理性杂音，桡动脉搏动 78 次 / 分，搏动有力，腹平软，无压痛、反跳痛，肝、脾肋下未触及，全腹叩诊呈鼓音，肠鸣音 4 次 / 分，无增强及减弱；脊柱呈生理弯曲，四肢活动自如，双下肢无水肿。

【入院后检查及治疗】入院后复查血常规，白细胞计数及分类正常，红细胞计数正常，血小板计数 9×10^9/L；肝功能、肾功能、血糖值在正常范围内；凝血功能正常；甲状腺功能检查正常；幽门螺杆菌抗体阴性；抗核抗体谱阴性；腹部超声，肝胆胰脾未见异常。入院给予预约血小板、卡络磺钠止血等对症治疗。

2. 任务　请你作为住院医师与患者沟通骨髓穿刺的必要性并签署骨髓穿刺术同意书。

3. 沟通要点

（1）患者不了解骨髓穿刺术，非常担心抽骨髓会对自己健康有不利的影响，不愿意做骨髓穿刺术。

（2）骨穿正式报告需 3～5 个工作日，患者担心会耽误治疗。

4. 准备事项

（1）尽可能安排一段不被打扰的时间，并将手机调成静音模式。

（2）选择一个安静、相对隐私的环境，比如示教室。

（3）掌握患者临床资料，如凝血、药物过敏史，查体时注意穿刺部位有无皮肤感染，排除骨髓禁忌证。

（4）掌握与骨髓穿刺相关的知识，如穿刺目的、并发症。

（5）准备骨髓穿刺知情同意书。

5. 脚本

医生	患者
您好！请坐。请问您是王茹吗？	是的。
我是您的住院医师 ***。您可以称呼我 * 医生。	* 医生，你好！
我找您来主要想跟您谈一下您的病情和接下来需要做的检查，您还有其他家属想一起了解一下吗？	医生你就跟我说就行，我自己做主。医生，我鼻子出血的原因找到了吗？
您鼻子出血，包括您皮肤的出血点都是由于血小板减少导致的。	那我为什么会血小板减少呢？
导致血小板减少的原因主要有三大类：第一类就是血小板生成减少；第二类就是血小板被破坏或消耗过多；第三类就是分布异常，如脾大导致血小板被脾截留，从而使得外周血中血小板数目减少。结合您目前的症状、体征及检查化验结果，您是原发免疫性血小板减少性紫癜可能性大，属于血小板生成减少和被破坏或者消耗过多导致血小板减少，但还需要再做骨髓穿刺术，我们简称为骨穿，来进一步明确诊断。	医生，其他的检查不能说明问题吗？这个不做行不行？
刚才我们讲到血小板减少的原因有很多，做骨穿是为了抽取骨髓液观察骨髓增生情况并观察骨髓中各阶段血细胞形态和数目是否正常，以达到诊断和鉴别诊断的作用。目前没有其他检查可以替代骨穿。	那骨穿是直接扎骨头吗？听着挺害怕的，具体是怎么做？有没有危险？
骨穿是一个临床常规操作，是相对安全的，它是医生借助骨穿针在髂骨（具体部位指给患者）的骨髓腔中抽取一点骨髓液，制作成骨髓液涂片，然后在显微镜下观察骨髓中血细胞包括白细胞、红细胞、产生血小板的巨核细胞数量以及形态有没有异常。穿刺过程是比较安全的，但是也有穿刺不成功的可能，这就需要换部位重新穿刺，我们会安排穿刺经验丰富的医生给您完成此次穿刺，您不用太紧张。骨穿后也有部分患者会出现并发症，最常见的就是穿刺点皮肤发红、局部疼痛，穿刺中严格无菌操作、穿刺中及穿刺后及时按压止血可以尽可能地减少并发症发生。	医生，你刚才说到要抽骨髓吗？抽多少呀？会不会对我的健康产生影响？
嗯，是要抽取骨髓液，在操作过程中只抽取 0.1～0.2 ml 骨髓液，非常少，就注射器针乳头（注射器演示）的量，对您的健康没有任何影响，而且骨髓里的血细胞都是可以再生的。	好的，我明白了。我还是害怕，骨穿疼不疼？我特别怕疼。
在穿刺前会先打麻醉针以减轻疼痛，在操作过程中我们也会尽可能地轻柔，整个骨穿过程大概仅需要 5～10 分钟，大部分患者仅在抽吸骨髓液时会有短暂的酸胀感，很快就会过去。您不用担心。	好的，谢谢医生！那我就不那么担心了。那穿刺完我需要注意一些什么吗？需要卧床休息吗？

医生	患者
骨穿完是不需要卧床休息的，但是您现在血小板比较低，而且还有皮肤和黏膜的出血，所以还是尽量减少活动，以休息为主。此外，骨穿结束后您在24小时之内要注意穿刺点别沾水。	好的，医生，我这个骨穿什么时候出结果？
正式报告得等3～5个工作日。	这么长时间才出报告，会不会影响下一步治疗？
不会的，骨髓形态室的医生会在拿到骨髓涂片1个小时左右就会有一个口头报告，我会及时和骨髓形态室的老师联系。	好的，那辛苦你了。
应该的，关于骨穿您还有其他想要了解的吗？	暂时没有了。
好的，我还需要了解一下您有没有什么药物过敏，特别是对利多卡因麻药过敏吗？	没有，不过敏。
好的，那您先看一下骨穿的知情同意书，在做穿刺之前需要您在骨穿知情同意书上签字表达您同意行骨穿检查，有任何不明白的都可以问我（给患者留时间浏览骨穿同意书）。	没有问题了，和你刚才讲到的都一样。
好的，后期您有任何问题都可以随时联系我，感谢您的配合。	谢谢你！

6. 评分表

评估项目	评估要点	分值	得分
任务完成情况（60分）	自我介绍	4	
	确认患者信息	4	
	了解患者其他家属是否参加	4	
	介绍患者目前病情及诊断	6	
	告知下一步需实行骨髓穿刺术	6	
	介绍骨髓穿刺术必要性	8	
	介绍骨髓穿刺术简要过程	8	
	介绍骨髓穿刺术并发症及术后注意事项	8	
	解释骨髓穿刺术报告时效（理由使患者信服即可）	4	
	恰当回答患者咨询的相关问题	4	
	总结确认签字	4	
综合表现（40分）	传达消息分布合理	4	
	表达共情（同情）	4	
	适度等待，给患者说话的时间和机会	4	
	提供正面信息	4	
	没有复杂难懂的专业术语，避免诱导式/命令式提问	4	

续表

评估项目	评估要点	分值	得分
综合表现（40分）	没有不符合实际的承诺	4	
	患者参与病情、治疗方案的讨论，考虑患者意见	4	
	承诺给患者提供持续的支持	4	
	语速、语音、语调恰当，使人舒适	4	
	用心倾听，适当的目光接触及肢体语言	4	
总分		100	

总体评价：

评分人签名：

年　月　日

（张彦芬）

案例 2：手术知情同意

1. 病例摘要　患者，张翠芝，女，30 岁，公司职员，因“突发右下腹痛 2 天”就诊。患者 2 天前因过度劳累后出现上腹部胀痛，呈持续性，无放射性，伴恶心，未呕吐，无发热、咳嗽咳痰，约 6 小时后在睡眠中突感寒战醒来，感腹痛位于右下腹部，明显压痛，持续性加重，自测体温达 38.5 ℃，后自行下降至正常体温。天明后就诊当地医院急诊科，行腹部彩超、血常规等检查化验诊断为急性阑尾炎。为进一步治疗，急诊以“急性阑尾炎”收入院。病程中，患者精神饮食差，睡眠差，二便如常，近期体重未明显减轻。

【既往史】无特殊。

【入院查体】体温：37.8 ℃，心率 78 次 / 分，血压：115/76 mmHg，发育正常，神清语利，查体合作，巩膜无黄染，浅表淋巴结未触及肿大，伸舌居中，咽不红，扁桃体无肿大，颈软，气管居中，无颈静脉怒张，甲状腺未触及；胸廓对称，无畸形，胸骨压痛（–），呼吸 18 次 / 分，节律规整，触觉语颤双侧对称，无胸膜摩擦感，肺部听诊呼吸音清，未闻及干湿啰音；心前区无隆起，心尖搏动不弥散，心率 78 次 / 分，律齐，未闻及附加音，各瓣膜听诊区未闻及病理性杂音，桡动脉：78 次 / 分，搏动有力；腹平软，右下腹压痛、反跳痛阳性，肝脾肋下未触及，全腹叩诊呈鼓音，肠鸣音 4 次 / 分，无增强及减弱；脊柱呈生理弯曲，四肢活动自如，双下肢无水肿。

【入院后辅助检查】血常规：白细胞计数 14.1×10^9/L，中性粒细胞百分数 80%；肝功能、肾功能、血糖正常；凝血功能正常；腹部彩超示：右下腹阑尾壁增粗约 5 mm，周围可见积液包裹。

【诊疗经过】患者入院后给予完善相关术前检查，并给予抗炎对症治疗。

2. 任务　患者具备手术指征，拟行阑尾切除术。请你作为主治医师与患者本人签署手术知情同意书。

3. 沟通要点

（1）手术的必要性。

（2）治疗方案选择。

（3）简要介绍手术步骤。

（4）简要概括手术风险告知及应对措施。

（5）简要概括手术费用及术后康复事项。

4. 准备事项

（1）选择一个安静的环境，比如医生办公室。

（2）准备病历资料：化验单、彩超报告单及其他相关资料等。

（3）掌握与疾病相关知识：疾病治疗方案、预后等。

（4）准备手术知情同意书。

5. 脚本

医生	患者
您好！请问您是5床张翠芝吗？（确认患者信息）	是的
我是您的主治医生 ***，请坐（做请坐动作，与患者一同坐下）。	你好，谢谢！（坐下）
您还有其他家属想一起了解一下吗？因为我们要确定其能承担法律责任。	旁边是我的爱人，他可以签字。
今天来是想谈一下您目前的病情并着重讨论下一步的治疗方案，您有什么问题可以随时提出来。	好的！
您现在肚子疼好一些吗？（沟通过程中多进行眼神交流。）	减轻一点，但还是有点疼！
今天还发烧吗？	还是有些低烧，刚测体温 37.8 ℃。
体温确实还有点高，根据您目前的症状体征及化验检查结果，现在可以明确诊断是急性阑尾炎。	哦，那大夫接下来该怎么治啊？（焦急）
急性阑尾炎有手术治疗和保守治疗两种方法。	大夫，根据我现在这个情况，您建议我选择哪种方式更好？
您最近的彩超提示阑尾周围出现积液包裹，阑尾炎症比较重，输液治疗后发热、腹痛没有完全得到缓解。这说明您阑尾炎的病情没有完全控制。对于您来说，保守治疗时间长，效果不确定，阑尾炎容易复发，影响以后的生活质量。而手术治疗能从根本上解决问题，避免阑尾炎的许多并发症。	我工作挺忙的，而且才30岁，就选择手术吧，省的以后总犯。
好的，那我给您介绍一下阑尾切除术吧。	这是个小手术吧？
阑尾切除术在我们医院是一个常规手术，相对安全，我们的手术医生经验非常丰富，每年都开展上百例这种手术。但任何手术都会存在一定的风险，所以才和你进行术前沟通。	好的。
阑尾切除术目前有两种方法。一种是开腹阑尾切除术，另一种是腹腔镜下阑尾切除术。开腹是传统手术方式，手术切口大、切口感染概率高，腹腔镜是新型的手术方式，相比传统手术有很多优点。	那大夫你看我这是选择哪种手术方法啊？

医生	患者
针对您目前整体情况，我们医疗小组在术前进行讨论分析，建议您优先选择腹腔镜下阑尾切除术。	那就选择腹腔镜吧！你说的这个腹腔镜是不是人们说的微创手术？
对，腹腔镜手术是在病人肚皮上做3个1厘米的小切口，再用特制的加长手术器械在电子视频监视下完成阑尾切除，与开腹手术达到同样的手术效果。	那腹腔镜手术会不会切不干净？（疑问、身体前倾）
不会的，腹腔镜手术的最大优点就是可以放大手术部位，操作起来更加精细，而且手术创伤小。	那听您这么说，我就选择腹腔镜手术吧。
下面我给您简单介绍一下手术过程： 腹腔镜手术的麻醉方式我们选择全身麻醉，这部分内容由麻醉师会向您详细讲解。我给您介绍一下手术步骤（画图）。 阑尾的位置在盲肠末端，我们在腹部做3个小孔，使用腹腔镜器械通过小孔进入在盲肠末端找到阑尾，处理阑尾周围血管，然后在阑尾根部结扎、切断，将阑尾放在标本袋中取出。我这样解释您能听明白吗？	听明白了大夫。
我还需要和您说明一点，如果阑尾周围粘连严重、出血多，腹腔镜操作困难，有可能中转开腹。这个也希望您能够理解。（眼神交流）	这个我能理解。
接下来再和您谈一下手术的相关风险。	好的。
刚才咱们已经说过，腹腔镜阑尾切除术是一种常规手术，但是任何手术都存在一定的风险，对人体都是一种损害，如以下这些（在手术知情同意书上指出）。 围手术期包括术前、术中、术后，在这期间人体处于应激状态，在这种状态下容易诱发心梗、肺梗、脑梗等意外情况，甚至危及生命。	大夫，还有这么严重的情况啊！
如果出现意外情况，我们也会及时做出相应处理，尽量减少意外情况带来的影响。您也不要过分担心，毕竟这种概率还是比较低的。	好的，大夫，我也可以理解。除了这些意外，还有其他风险吗？
在手术过程中如果阑尾周围粘连严重，可能损伤到周围肠管、血管，会造成肠漏、出血，阑尾挤压可能导致细菌播散，出现门静脉炎、败血症等。 同样，术后也有可能出现切口感染、粘连性肠梗阻、阑尾残端炎、粪瘘等并发症，严重时还需要再次手术。	大夫，一个阑尾手术，怎么会有这么多并发症？
我们是把常见的并发症都告诉您，不一定全发生，也不一定会发生，我们会尽最大的努力来规避这些并发症。比如手术中精细操作、放置腹腔引流管、抗感染和定时切口换药等对症处理（眼神交流）。	好的好的，大夫那就拜托你们了。那我术后什么时候可以下地活动？
因为是腹腔镜微创手术，术后第二天患者就可以下地活动，有利于快速康复，减少粘连性肠梗阻的发生。	那太好了，我会积极配合你们。那我们什么时候可以出院？
一般是在术后第三天，第一次切口换药后没有问题就可以出院了。	那我什么时候可以上班？

医生	患者
术后一周门诊复查，我们根据您病情及恢复情况做出评估，在切口拆线后没有特殊情况您就可以上班了。	太好了！我还想问一下，关于手术的费用问题，听说微创手术费用较高！
它是比开腹手术费用高，毕竟用到了一些器械耗材，但大部分是可以医保报销的。	那就放心了！大夫，手术大约需要长时间？
手术常规需要一个小时左右，但是也要根据术中的具体情况而定。	好的。
那您还有什么问题吗？	没有了。
如果您没有问题请您在手术知情同意书上面签字，（给患者递笔）如果还有其他不懂的问题可以随时沟通！	好的（接过笔做签字动作）。
那您回病房休息吧，护士将为您安排术前相关准备。	好的，谢谢大夫！

6. 评分表

评估项目	评估要点	分值	得分
任务完成情况（60分）	自我介绍；引入话题（如询问患者目前病情状态）	4	
	明确谈话对象（病人、病人的配偶、子女、父母等），明确其是否能承担法律责任	4	
	介绍患者目前疾病诊断	4	
	介绍目前治疗手段的优点及不足	5	
	介绍本疾病最适宜的治疗手段	5	
	告知术前沟通的必要性	5	
	告知本手术的安全性（包括术者经验及相关条件）	5	
	告知本手术的手术方式并简要介绍手术流程	5	
	告知此次手术的风险	5	
	告知手术中出现常见风险采取的应急方案	5	
	告知手术后大致的康复过程和预后	5	
	告知本次手术相关费用	4	
	确认签字	4	
综合表现（40分）	告知谈话流程逻辑合理	4	
	表达共情（同情）	4	
	适度等待，给患者说话的时间和机会	3	
	谈话的语言通俗易懂，少用专业术语，态度耐心细致；避免诱导式/命令式提问	4	
	患者参与病情、治疗方案的讨论，考虑患者意见	5	
	鼓励患者积极面对手术，消除对手术的紧张和恐惧心理	4	
	语速、语音、语调恰当，使人舒适	4	

续表

评估项目	评估要点	分值	得分
综合表现（40分）	用心倾听，适当的目光接触及肢体语言	4	
	提供正面信息	4	
	没有不符合实际的承诺	4	
总分		100	

总体评价：

评分人签名：

年　　月　　日

（刘补报）

案例 3：门诊慢性病（健康咨询 / 教育）

1. 病例摘要　患者，李桂梅，女，54 岁，公务员。“多饮、多食、多尿、体重减轻 2 月，发现血糖升高 1 周”就诊于社区门诊。患者 2 个月前无诱因出现饮食量增加伴口渴，饮水量增加，每日饮 3000～5000 ml 水，尿量增加。1 周前单位体检，测空腹血糖 8.0 mmol/L，糖化血红蛋白 7.1%，血压 130/80 mmHg。近 2 月体重减轻了 3 kg。为行诊治，就诊于社区门诊。

【既往史】无特殊

【门诊查体】发育正常，神清语利，查体合作，贫血征（–），出血征（–），巩膜无黄染，浅表淋巴结未触及肿大，伸舌居中，咽不红，扁桃体无肿大，颈软，气管居中，无颈静脉怒张，甲状腺未触及；胸廓对称，无畸形，胸骨压痛（–），呼吸 16 次 / 分，节律规整，触觉语颤，双侧对称，无胸膜摩擦感，肺部听诊呼吸音清，未闻及干、湿啰音；心前区无隆起，心尖搏动不弥散，心率 80 次 / 分，律齐，未闻及附加音，各瓣膜听诊区未闻及病理性杂音，桡动脉 80 次 / 分，搏动有力，腹平软，无压痛反跳痛，肝脾肋下未触及，全腹叩诊呈鼓音，肠鸣音 4 次 / 分，无增强及减弱；脊柱呈生理弯曲，四肢活动自如，双下肢无水肿。

【辅助检查】空腹血糖 8.0 mmol/L，糖化血红蛋白 7.1%。

2. 任务　请你作为社区接诊医生，对患者进行糖尿病健康教育。

3. 沟通要点

（1）患者体检发现空腹血糖升高，不确定是否得了糖尿病。

（2）患者想确认是否需要开始药物治疗。

（3）请对患者进行饮食、运动、血糖监测的健康宣教。

4. 准备事项

（1）一人一诊室，创造一个舒适、安静、相对隐私的环境。

（2）在诊室里准备糖尿病等慢性病的健康宣传手册。

（3）掌握与疾病相关知识，比如疾病诊断、治疗、预后等。

5. 脚本

医生	患者
您好！请坐。请问您叫什么名字?	我叫李桂梅。
我是您的接诊医生，我叫 ***，您可以称呼我 * 大夫。	好的，* 大夫。
请问您多大年纪了?	54 岁。
（微笑地注视患者）您看起来有些心事重重，是最近身体出现什么问题了吗?	医生，我最近总是觉得饿，每顿饭都吃得挺饱的但是不到饭点就饿了，还口渴，特别能喝水，尿得也多。上个星期我们单位体检，我的血糖是 8.0 mmol/L，体检单上说我得了糖尿病，我现在担心的不得了。我是得了糖尿病了吗?
您别着急，我先了解一下您的情况。您的血糖是什么时候测的？吃饭了吗?	没吃饭，早上空肚子抽血化验的。
那您这种吃得多，喝得多，尿得多有多长时间了?	差不多 2 个月了
您这 2 个月来体重有什么变化吗？瘦了没有?	瘦了，2 个月瘦了 6 斤。
哦，我总结一下：您是最近 2 个月胃口变大了，总是饿还容易口渴，尿得也多，1 周前体检发现空腹血糖高，近 2 月体重瘦了 6 斤，是这样吗?	对的。我觉得我的问题就出在血糖上。
您的想法是正确的，结合您目前有多饮、多食、多尿、体重减轻的症状再加上您的空腹血糖已经大于 7 mmol/L，已经达到了糖尿病的诊断标准。	我怎么会得糖尿病啊？不都说是遗传吗，我家里人也没有得这个病的呀
糖尿病的病因十分复杂，目前仍未完全阐明。总的来说，遗传及环境因素共同参与糖尿病的发生。	我和我的家人生活在一样的环境中，为什么我就得了糖尿病?
这里所说的环境是一个广义的概念，包括您年龄的增长、饮食不当导致营养过剩、体力活动不足、子宫内环境改变，等等。	那我现在需不需要吃降血糖的药?
您目前只是化验了空腹血糖和糖化血红蛋白，还需要再抽血化验一下葡萄糖耐量检查和胰岛功能测定来全面了解您的血糖和胰岛功能情况。此外，还需要再监测一下您三餐前和三餐后 2 小时血糖，再决定是否需要开始药物治疗以及选用什么样的药物，但是糖尿病饮食、适当的运动和血糖监测是需要您从现在开始做起的。	医生，那你能给我详细讲讲吃饭需要注意些什么吗?
饮食方面总的原则是要合理饮食，吃动平衡，主食定量，粗细搭配，多吃蔬菜，常吃鱼肉、鸡肉、奶制品及豆制品，鸡蛋适量，要限制加工类肉食品的摄入。具体一会儿我会根据您的身高、体重、活动量确定好您每日需要的总热量及糖、蛋白质、脂肪的组成比例，之后再换算成食物制定成食谱，根据您的生活习惯平均分配到三餐中。饮食方面需要限盐，每日食盐摄入量应限制在 6 g 以下，您可以买一个带刻度的勺子帮您限制盐的摄入。还有在烹饪时尽量采用植物油，保证不饱和脂肪酸的摄入。也可以适当增加高膳食纤维食品的摄入，这样既可以增加饱腹感又可以帮您控制血糖。	好的，* 医生。你说的我基本明白了，还想问一下高膳食纤维的食品有哪些?

医生	患者
这个问题问得好，说明您是一个非常细心的人，相信您接下来在饮食控制方面也会做得很好。常见的高纤维食品包括各种蔬菜，比如绿叶菜有芹菜、韭菜、白菜等，瓜类有南瓜、苦瓜等，菌类有木耳、金针菇等，还有各种粗粮、杂粮，比如玉米、燕麦、全麦面。	好的，* 医生。那我可以吃水果吗？
血糖控制好的情况下是可以的，建议在两餐之间吃，可以选择含糖量较低的水果，如草莓、柚子、猕猴桃等。此外，我想问一下您抽烟、喝酒吗？	我不抽烟、不喝酒。
您这个习惯挺好的，希望您可以继续保持。	好的，* 医生，那运动方面我需要注意些什么吗？
运动可以采用"1，3，5，7，9"运动原则，即餐后1小时运动，每次运动至少30分钟，每周至少运动5次，每次运动中脉搏不超过170−年龄，对您来说就是脉搏不超过116次/分钟，还有要坚持运动，持之以恒。还要改变久坐习惯，增加日常体力活动。	好的，我一定会坚持的。总结一句话，管住嘴，迈开腿。
您总结得非常到位。糖尿病治疗的5个关键点您已经总结了2个，此外还有糖尿病健康教育，血糖监测和药物治疗。下面我就跟您聊聊自我血糖监测。规律的血糖监测有助于您生活方式的改变，能促进您血糖安全达标，也有助于医师了解您的血糖动态变化情况，及时调整治疗。因此，血糖监测是十分重要的。	好的，我会重视监测血糖的，那我一天需要测几次血糖？
目前我建议您监测空腹加三餐后2小时血糖，有助于我们给您制定一个合理的治疗方案。后期再根据您的血糖情况进行调整。	好的，* 医生，看来我得买一个血糖仪。
这个非常有必要。此外，在运动量增加、进食减少或者任何时候如果出现心慌、出冷汗、发抖、饥饿感明显等低血糖症状时，要记得及时监测血糖，如果血糖低于3.9 mmol/L，可以喝一小杯可乐，或者一杯牛奶，或者吃一片面包，或者一个苹果，或者3片苏打饼干等等大约相当于15克糖的食物，15min后再复测血糖。如果当时没有条件监测血糖，也先按低血糖来对待，吃点东西，因此记得随身携带几片苏打饼干、葡萄糖块等食物。	医生你这个提醒特别重要，前天晚上没吃饭去跳了一会广场舞，跳完后就觉得心慌，出冷汗，现在看来是低血糖了，非常感谢。
应该的。您刚才提到了跳广场舞，我在这里还想提醒您一下户外活动一定要穿具有保护作用的鞋，不能穿各种拖鞋，凉鞋的暴露部位也不能过多。穿鞋前要习惯性地检查鞋内是否有异物。袜子要选择浅色、棉质的，袜口也不能过紧，以预防糖尿病足。	好的，我会在选择鞋子和袜子时多注意的。
我看到您进来的时候有些担心，希望通过我们今天的谈话，您能够了解糖尿病可控、可治，回家后能够放松心情，保持心情愉快，这样对控制血糖也是有帮助的。	其实通过和您的谈话我感觉已经放松不少，谢谢 * 医生给我讲得这么详细。我相信我能做到。
我也相信您可以做得很好。请您在注意饮食和运动的同时也要定期来医院随诊。	好的，我明白了，谢谢医生。

医生	患者
您还有什么问题吗？	暂时没有了。
好的，那这是我们社区做的关于糖尿病一些常见问题的健康教育的宣传手册，送给您一份，您回去结合我今天讲的再看看，有什么不明白再过来。	好的，我会仔细读的，谢谢 * 医生。
那您现在到这边来，我给您量个身高、体重和腹围，再和您一起共同制订一份详细的饮食计划。	好的。非常感谢！

6. 评分表

评估项目	评估要点	分值	得分
任务完成情况（60 分）	自我介绍	4	
	确认患者信息	4	
	介绍患者目前病情及诊断	4	
	解释高血糖恰当的药物治疗	6	
	介绍糖尿病的医学营养治疗	8	
	介绍运动治疗	8	
	介绍糖尿病病情监测	8	
	宣讲糖尿病足的健康教育	8	
	恰当回答患者咨询的相关问题	6	
	总结确认	4	
综合表现（40 分）	传达消息分布合理	4	
	表达共情（同情）	4	
	适度等待，给患者说话的时间和机会	4	
	提供正面信息，与患者讨论健康生活方式	4	
	没有复杂难懂的专业术语，避免诱导式 / 命令式提问	4	
	没有不符合实际的承诺	4	
	患者参与病情、治疗方案的讨论，考虑患者意见	4	
	承诺给患者提供持续的支持	4	
	语速、语音、语调恰当，使人舒适	4	
	用心倾听，适当的目光接触及肢体语言	4	
总分		100	

总体评价：

评分人签名：

年　　月　　日

（张彦芬）

案例 4：特殊药物使用（包括药物不良反应）

1. 病例摘要 患者，王茹，女，37 岁，大学学历，公务员。因“双下肢皮肤紫癜 1 周，鼻衄 1 天”入院。患者 10 天前受凉后出现咽痛、流涕，体温正常，无咳嗽咳痰，未行诊治。1 周前发现双下肢鲜红色出血点，约小米粒大小，无痒感，压之不褪色，无发热，无乏力，无腹痛，无关节肿痛。1 天前无明显诱因出现鼻出血，不易止血，遂就诊于我院急诊，查血常规示白细胞计数 $5.10\times10^9/L$，血红蛋白：125 g/L，血小板计数 $12\times10^9/L$。急诊以“血小板减少”收入院。病程中，患者精神饮食可，睡眠可，二便正常，近期体重无明显减轻。

【既往史】无特殊。

【入院查体】发育正常，神清语利，查体合作，贫血征（–），出血征（+），巩膜无黄染，浅表淋巴结未触及肿大，伸舌居中，咽不红，扁桃体无肿大，颈软，气管居中，无颈静脉怒张，甲状腺未触及；胸廓对称，无畸形，胸骨压痛（–），呼吸 18 次 / 分，节律规整，触觉语颤双侧对称，无胸膜摩擦感，肺部听诊呼吸音清，未闻及干、湿啰音；心前区无隆起，心尖搏动不弥散，心率 78 次 / 分，律齐，未闻及附加音，各瓣膜听诊区未闻及病理性杂音，桡动脉 78 次 / 分，搏动有力，腹平软，无压痛反跳痛，肝脾肋下未触及，全腹叩诊呈鼓音，肠鸣音 4 次 / 分，无增强及减弱；脊柱呈生理弯曲，四肢活动自如，双下肢无水肿。

【入院后检查及治疗】入院后复查血常规白细胞计数及分类正常，红细胞正常，血小板计数 $9\times10^9/L$；肝功能、肾功能、血糖正常；凝血功能正常；甲状腺功能检查正常；幽门螺杆菌抗体阴性；抗核抗体谱阴性；腹部超声肝胆胰脾未见异常。入院给予预约血小板、卡络磺钠止血等对症治疗。骨髓形态结果回报骨髓增生活跃，红系、粒系及单核系、淋巴细胞数量及形态未见异常，巨核细胞数量正常，产板型巨核细胞显著减少。现诊断“原发免疫性血小板减少症”，需要糖皮质激素治疗。

2. 任务 请你作为主治医师向患者交代病情，使其了解因病情需要须使用糖皮质激素并介绍糖皮质激素不良反应。

3. 沟通要点

（1）患者听说过紫癜，但不了解原发性免疫性血小板减少症。

（2）患者因担心糖皮质激素不良反应，开始不愿意使用糖皮质激素。

（3）鼓励患者一起探讨病情、积极参与诊疗方案的制定，避免患者因不良反应导致自行停药影响疗效。

4. 准备事项

（1）安排一段尽可能不被打扰的时间，并将手机调成静音模式。

（2）创造一个舒适、安静、相对隐私的环境，比如谈话室。

（3）掌握与疾病相关知识，如疾病治疗方案、预后、预期花费、医保报销政策。

（4）准备糖皮质激素使用知情同意书。

5. 脚本

医生	患者
您好！请坐。请问您是王茹吗？	是的。谢谢！
我是您的主治医师，我叫 ***，您可以称呼我 * 大夫。	你好，* 大夫。
您住院以来做的一些检查、化验结果都已经回来了，目前考虑诊断是“原发性免疫性血小板减少症”，我们经常简称为 ITP。我想和您聊一下这个病的诊断和治疗，主要是治疗方面。您还有其他家属想了解您的病情吗？	跟我说就行，我自己做主。医生，这是个什么病？严重吗？我这几天都不敢活动，就怕出血。
原发性免疫性血小板减少症属于良性病，是血液系统的常见病，发病的人还是很多的，并且大部分患者预后良好。但您目前血小板计数偏低，有皮肤和黏膜出血，如果血小板进一步下降可能会有重要脏器出血，比如脑、肺、肠道。所以您还是要注意避免情绪激动，多休息，少活动，吃软食，避免磕碰，避免大便用力，尽可能减少出血的风险。	好的，我会注意的，但是医生，我为什么会得这个病，是因为我总吃外卖吗？
那倒不是，这个病的发病机制仍不明确，目前认为得这个病主要是因为您自身免疫紊乱，导致血小板破坏过多和血小板生成受到抑制，因此血小板数量减少。您这次 10 多天前出现过咽痛、流涕，考虑上呼吸道感染是这次发病的一个重要诱发因素。	是免疫系统的问题啊，那这个病怎么治疗？
这也是我想和您聊的重点。目前原发性免疫性血小板减少症的一线治疗首选糖皮质激素。结合您目前的病情，您可以选择口服泼尼松治疗。	* 医生，你说的泼尼松是激素吗？以前就听人说过吃激素对身体不好，我能选择其他的药物吗？
泼尼松是激素的一种，对这个病来说它治疗的近期有效率为 70%～80%，也就是绝大部分 ITP 患者用药是有效的，所以治疗指南推荐为首选方案，而且泼尼松属于医保可报销，价格也很便宜。就像您说的口服泼尼松确实会有一些副作用，但大部分严重的不良反应是由于长期口服泼尼松导致，对您这个病来说，您血小板恢复至正常或接近正常时会开始快速减少泼尼松的用量，通常会在一个月内减至小剂量，继续维持治疗。	哦，我还是有点介意，人家说一吃激素就会发胖，我还挺在意身材的。
激素会使人长胖是因为吃了激素后会有饥饿感，然后就会不断进食，这样就摄入了过多的热量，导致肥胖。您可以吃一些热量比较低的食物比如黄瓜、西红柿增加饱腹感，减少热量的摄入。此外，除了您说的发胖以外，激素还容易导致离子代谢紊乱，水钠潴留，引起水肿、高血压、低钾等。因此在服用激素期间还需要注意低盐、低糖、高蛋白饮食，适当增加含钾比较丰富的食物，如香蕉、橘子。当然在您治疗起效后血小板会上涨，血小板涨到一定程度可适量运动，增加热量消耗。	好的，医生，我会在治疗期间多注意饮食的。还有其他的副作用吗？
还有就是口服激素期间比较容易诱发和加重感染，建议您不要去人群聚集的地方，外出戴好口罩，家里保持卫生，注意开窗通风。	好，这个我会多注意防护的，那我什么时候吃药，饭前还是饭后？

医生	患者
我建议您在饭后服用泼尼松。但是还是会有些患者在口服泼尼松期间有胃部不适，比如胃疼、反酸、烧心等，严重者可能会出现呕血、便血。我会给您开一些保护胃黏膜的药物，您吃药期间尽量避免同时服用布洛芬、阿司匹林、对乙酰氨基酚等药物。	好的，* 医生，我记住了。那我激素一共需要吃多长时间呢？
这得根据您的治疗效果来看，有些人在减激素的过程中可能会出现病情反复，这样激素量就会减得慢一些，使用时间延长，长期使用糖皮质激素治疗会引起骨质疏松，严重者可引起股骨头坏死。	要是出现骨质疏松是不是很麻烦，有没有预防的方法？
有的，我想问一下，您吸烟、喝酒吗？	我倒是没有这样的爱好。
这是非常好的习惯，希望您继续坚持。在用药期间要避免吸烟、酗酒、饮咖啡、负重，可以适当运动。我会同时给您开点钙片和骨化三醇，可以预防骨质疏松发生。	医生，激素治疗这么多副作用，我还要继续用吗？是不是应该换其他药？
咱们说"是药三分毒"，有副作用也很正常，您不用过于担心。您是属于新诊断的原发性免疫性血小板减少症，目前的首选治疗就是糖皮质激素。目前治疗指南推荐在糖皮质激素治疗无效或效果比较差时才推荐使用重组人血小板生成素、艾曲波帕、利妥昔单抗等二线药物，这些药物普遍价格昂贵，部分还没有纳入医保报销，每个月的治疗费用大概是 4000～10 000 不等，此外像重组人血小板生成素需要每天皮下注射，使用也不是很方便。所以我们还是建议您首选泼尼松治疗。如果泼尼松治疗 4 个星期之内血小板仍不涨，我们也会给您快速减停泼尼松并换用其他药物。	好的，医生。那我就用泼尼松吧。除了你说的这些之外，我还有什么需要注意的问题吗？
有呢，在泼尼松治疗期间一定要遵照我们的嘱托用药，不能自己随意加减药物剂量，或者自行停药，否则容易使病情反复，而且后期再次应用激素治疗会效果欠佳，增加激素的依赖性和副作用，造成后续治疗的困难。	好的，医生。我会按您的嘱托按时吃药，不会自己减量，停药的。
目前您要注意的就是这些，我也相信您一定可以做得很好，关于病情和治疗方面您还有其他什么问题吗？	暂时没有了。
好的，那您有什么问题随时都可以来找我。	好的，谢谢 * 医生。

6. 评分表

评估项目	评估要点	分值	得分
任务完成情况（60 分）	自我介绍	4	
	确认患者信息	4	
	了解患者其他家属是否参加	4	
	介绍患者目前病情及诊断	6	
	介绍 ITP 的一线治疗方案	8	

评估项目	评估要点	分值	得分
任务完成情况（60分）	介绍泼尼松治疗的不良反应	8	
	介绍减少泼尼松治疗不良反应的措施	8	
	介绍 ITP 的其他治疗方法	6	
	恰当回答患者咨询的相关问题	6	
	总结确认	6	
综合表现（40分）	传达消息分布合理	4	
	表达共情（同情）	4	
	适度等待，给患者说话的时间和机会	4	
	提供正面信息，与患者讨论健康生活方式	4	
	没有复杂难懂的专业术语，避免诱导式 / 命令式提问	4	
	没有不符合实际的承诺	4	
	患者参与病情、治疗方案的讨论，考虑患者意见	4	
	承诺给患者提供持续的支持	4	
	语速、语音、语调恰当，使人舒适	4	
	用心倾听，适当的目光接触及肢体语言	4	
总分		100	

总体评价：

评分人签名：

年　　月　　日

（张彦芬）

案例 5：告知坏消息

1. 病例摘要 患者，李彬彬，女，20 岁，大学生，因“乏力、发热 1 周，双下肢皮肤瘀斑 2 天”入院。患者 1 周前无明显诱因出现乏力，活动耐力较前明显下降，发热，最高体温 38 ℃，伴咽痛，无寒战，无咳嗽咳痰，无腹痛腹泻，无尿频、尿急、尿痛，自行口服“感康片”，体温可降至正常，后复又升高，未予重视，未行诊治。2 天前发现双下肢红色瘀斑，无瘙痒，压之不褪色，遂就诊于我院门诊，查血常规提示白细胞计数 54.1×10^9/L，血红蛋白 79 g/L，血小板计数 12×10^9/L。门诊以“白血病？”收入院。病程中，患者精神饮食一般，睡眠可，二便正常，近期体重未见明显变化。

【既往史】无特殊。

【个人史】因为少年白，经常染发烫发，余无特殊。

【家族史】无特殊。

【入院查体】发育正常，神清语利，查体合作，贫血征（+），出血征（+），巩膜无黄染，浅表淋巴结未触及肿大，伸舌居中，咽红，扁桃体无肿大，颈软，气管居中，无颈静脉怒张，甲状腺未触及；胸廓对称，无畸形，胸骨压痛（+），呼吸 18 次 / 分，节律规整，触觉语颤双侧对称，无胸膜摩擦感，肺部听诊呼吸音清，未闻及干湿啰音；心前区无隆起，心尖搏动不弥散，心率 94 次 / 分，律齐，未闻及附加音，各瓣膜听诊区未闻及病理性杂音，桡动脉 94 次 / 分，搏动有力，腹平软，无压痛反跳痛，肝脾肋下未触及，全腹叩诊呈鼓音，肠鸣音 4 次 / 分，无增强及减弱；脊柱呈生理弯曲，四肢活动自如，双下肢无水肿。

【入院检查及化验】患者入院行抽血化验及骨髓穿刺术，结果回报：CRP、PCT 升高，肝功能、肾功能、血糖、离子正常，凝血正常。心脏超声结果回报：未见异常。骨髓形态学结果回报：急性髓系白血病（M2）。白血病免疫分型：急性髓系白血病。基因：ETO 融合基因阳性。染色体：46，XX，t（8；21）[20]。

2. 任务 请你作为主治医师向患者家属交代病情，并沟通化疗相关事宜。

3. 沟通要点

（1）家属不能接受患者得了白血病这个事实，甚至质疑诊断。

（2）患者及家属认为化疗对于身体伤害大，想要尝试其他治疗。

（3）患者家属了解病情并接受化疗后，希望尽快开始治疗，但是担心掉头发等副作用受到其他人异样的眼光。

4. 准备事项

（1）安排一段尽可能不被打扰的时间，如下班后，并将手机调成静音模式。

（2）选择一个安静、相对隐私的环境，比如示教室。

（3）准备一些物品，包括水、纸巾等。

（4）准备病历资料，包括化验单、骨穿报告单及其他相关资料等。

（5）掌握与疾病相关的知识，包括疾病治疗方案、预后、预期花费、医保报销政策等。

5. 脚本

医生	患者
您好！请坐。我是彬彬的主治医师 -***，您可以称呼我 * 医生。请问您是彬彬的什么人？	* 医生，您好！我是孩子的父亲（母亲）。
我找您来主要想跟您谈一下彬彬的病情和接下来的治疗，您还有其他家属想一起了解一下吗？	我可以做主，你和我说就行。
好的，李先生（李太太），您看过彬彬的血常规单子没有？门诊医生应该告诉过您彬彬的情况比较严重，所以当时就收她住院了。	看过了，当时医生说情况不好。
想过是什么病吗？	我上网查了一下，可能会是白血病（哭或者表情悲伤，沉默）。
（递纸巾给患者，如果是同性别的医师可以采用适当的非语言沟通，动作自然，真情流露，如轻握患者的双手，或轻拍患者肩头。适当停顿，安慰患者家属。让患者家属有一个感情宣泄的机会。）	
	* 医生，我姑娘的检查结果出来了吗？真的是急性白血病吗？

医生	患者
您姑娘的骨穿报告、白血病免疫分型等结果都已经出来了，很遗憾，目前诊断是急性髓系白血病 M2，是属于急性白血病的一种，为血液系统的恶性肿瘤，俗称血癌（停顿）。	（沉默、悲伤、哭泣）医生，确定了吗？需不需做其他检查再看看？我姑娘平时身体很好的，感冒都很少。
彬彬之前有乏力，有皮肤瘀斑，血常规提示有白细胞升高，贫血、血小板减少，入院后复查了血常规仍然提示白细胞高、血小板和血红蛋白低，也做了骨穿，骨髓形态和白血病免疫分型均提示是急性髓系白血病，而且基因和染色体也支持，现在诊断方面没有问题，可以确诊了（同时出示骨穿和白血病免疫分型报告等给患者家属）。	医生，我姑娘年纪还这么小，怎么就得这个病？
现在急性白血病的病因还不十分清楚，但可能和您姑娘在染发、烫发过程中接触到的一些化学试剂有一定的关系。	我们也劝说过让她不要经常染头发，可小姑娘正是爱美的年纪，也不听，这可怎么办呀，医生，你一定要救救她呀！
我能理解您的心情，如果是我，我也会崩溃。我理解这不是您想要的结果，我也不希望结果是这样的，但是我很抱歉，我们不得不一起去面对它。我们一定会竭尽全力去救治彬彬的，这个您可以放心。我今天找您来的目的就是想和您来谈一下您孩子的下一步治疗，您看可以吗？	当然，越详细越好。医生，这个病能不能治好？
急性白血病属于癌症的一种，进展很快，需要尽快开始治疗。目前急性髓系白血病治疗的方法主要是化疗。通过初始的诱导化疗会有约 70%～80% 的病人能够达到白血病的完全缓解，经过规范的巩固治疗急性髓系白血病的 5 年的生存率为 40%～60%。	* 医生，人们都说化疗会把身体打垮，我们孩子还这么小，化疗哪能受得了啊，有没有别的方法，吃中药管用吗？
您先冷静一下，我们说关于肿瘤，目前主要有手术、放疗和化疗三种治疗手段，白血病是属于全身性的肿瘤，手术和放疗主要是对局部病灶进行治疗，至于您说的吃中药，不仅可能会耽误病情，还可能引起肝、肾等重要脏器的损伤，所以化疗目前是唯一的选择。	可是好多人化疗化的最后身体都垮了，我们孩子怎么能受得了这种罪。化疗很痛苦吧？我不太了解化疗是怎样一个过程，你能说得再具体些吗？
我理解您对孩子的心疼，化疗的过程其实没有你想象的那么痛苦，它就是通过静脉输液将治疗白血病的药物输入体内，发挥杀灭白血病细胞的作用。我给您打个比方，咱们把骨髓比作一片农田，现在这片农田生病了，到处长满了杂草（杂草就像是白血病细胞），正常的农作物（就像是正常的造血细胞）就不像以前生长的那么茂盛了，甚至是都不能生长了，化疗就好像是打除草剂，通过打除草剂我们要把杂草除掉，起到治疗的效果。	这些杀白血病细胞的药物会不会把正常的细胞一起杀死？这样不会身体更差吗？

医生	患者
您说的是对的，就像用除草剂除草，这期间正常的农作物也会受到一定的影响。我们把这个称为化疗后的骨髓抑制，白细胞、血小板、血红蛋白都会比较低，我们会输红细胞、输血小板，并给予保护性隔离等预防感染，如果出现发烧会给予消炎治疗等，帮她度过骨髓抑制期。	那化疗会掉头发吗？她才 20 岁，正是爱美的年纪，要是头发都没了，她可怎么见人啊？
化疗会掉头发，但是停止化疗后头发还会长出来的，而且还有一部分可能性彬彬的头发会变成漂亮的自然卷发，以后都不用再烫头发了。	医生，听您说完我觉得化疗也不是不能接受，那关于化疗还有其他需要注意的吗？
化疗过程中可能会有一些不舒服，程度也因人而异，用药过程中最常见的就是恶心呕吐，也许彬彬并不会觉得难受，当然在用化疗药物之前我们会预防给予止吐药物来尽可能降低恶心呕吐发生的概率及程度。此外，化疗药物可能会对心、肝、肾等重要脏器有一定的毒性，在住院这几天已经完善了肝功、肾功、心脏超声等相关方面的检查，没有化疗禁忌，在化疗过程中、化疗结束后会监测肝功、肾功等化验指标，也会给予保护心脏、肝脏等的药物，尽可能减轻这种脏器损伤可能。	这些都不是大问题吧？只要用上化疗药我们孩子就有救了是不是？
化疗的效果因人而异，化疗结束以后我们会复查骨穿，看看骨髓的形态有没有缓解，以此来评估治疗效果，如果有效，可以定期规律化疗，如果效果不好，或者化疗以后的副作用太大不能耐受，我们就会更换方案。白血病的治疗是一个很漫长的过程，您作为家属要有耐心，要有治疗的决心，要多鼓励彬彬，让她有积极的治疗态度，好好配合治疗。在接下来的日子里，咱们医护、家属和病人共同努力，来对抗病魔。	好的，医生，我们一定会认真配合治疗，那化疗如果不行的话，能不能移植？网上说白血病可以做造血干细胞移植。
根据目前资料来看彬彬的这个分型属于预后良好组，可以先化疗，暂时不需要做造血干细胞移植。少部分人化疗效果不好或者是后期复发再选择异基因造血干细胞移植，彬彬这种情况我们可以边治疗边观察，如果有需要，我们后续再沟通，您也要照顾好自己的身体，将来如果需要干细胞移植，您也可以作为干细胞移植的供者。	好的，我们一定保护身体，全力配合。
您还有什么问题吗？	暂时没有了。
好的，那我们近日就要开始初始诱导化疗了。后续如果您和其他家人还有什么问题，随时都可以来医生办公室咨询我。	好的，谢谢医生。
感谢您的信任。	

6. 评分表

评估项目	评估要点	分值	得分
任务完成情况（60分）	自我介绍	4	
	确认患者信息	4	
	了解患者其他家属是否参加	4	
	介绍患者目前病情及诊断	8	
	介绍白血病治疗方案	8	
	介绍化疗的不良反应	8	
	介绍减少化疗不良反应的措施	6	
	介绍预后及下一步治疗方案	6	
	恰当回答患者咨询的相关问题	6	
	总结确认	6	
综合表现（40分）	传达消息分布合理	4	
	表达共情（同情）	4	
	适度等待，给患者说话的时间和机会	4	
	提供正面信息	4	
	没有复杂难懂的专业术语，避免诱导式 / 命令式提问	4	
	没有不符合实际的承诺	4	
	患者参与病情、治疗方案的讨论，考虑患者意见	4	
	承诺给患者提供持续的支持	4	
	语速、语音、语调恰当，使人舒适	4	
	用心倾听，适当的目光接触及肢体语言	4	
总分		100	

总体评价：

评分人签名：

年　　月　　日

（张彦芬）

案例6：危重情况告知

1. 病例摘要　患者，张国强，男，62岁，退休，因“车祸外伤致昏迷1小时”入院。患者1小时前过马路时不慎被车撞击，飞出约3 m，致头部、胸部受伤，当即昏迷，呼之不应，头皮裂开出血，肇事司机急呼120送医院急诊科。

【查体】T，36.5 ℃；P，120次 / 分；R，26次 / 分；BP，106/65 mmHg。深昏迷，皮肤苍白，头颅枕部头皮裂开出血，加压包扎，双侧瞳孔散大固定，d≈5 mm，对光反射不存在，颈部颈托固定，呼吸急促，双侧胸廓对称，双肺呼吸音粗，可闻及湿啰音，心音弱，心率 120 次 / 分，律齐，各瓣膜听诊区未闻及病理性杂音，腹平坦，未见胃肠型及蠕动波，腹软，全腹部压痛、反跳痛无法判断，移动性浊音（–），肠鸣音弱，2 次 / 分。脊柱呈生理性弯曲，四肢未见畸形及异常活动。病理反射未引出。

【既往史】不详。

【检查及化验】血常规：白细胞，11×10^9/L；中性粒细胞计数，8.5×10^9/L；中性粒细胞比率，76.1%；血红蛋白，101 g/L；血小板，222×10^9/L。头颅、胸部、腹部 CT 报告提示：双侧硬膜下血肿；蛛网膜下腔出血；脑多处挫裂伤；颅骨骨折；左侧多发肋骨骨折；左侧胸腔积液。肝、胆、胰腺、脾未见异常。目前诊断：①重度颅脑损伤：脑干损伤；双侧硬膜下血肿；蛛网膜下腔出血；脑多处挫裂伤；颅骨骨折。②胸部损伤：左侧多发肋骨骨折；左侧胸腔积液。

【入院后诊疗过程】①完善相关检查、化验，给予抗炎、止血、补液等对症治疗。②相关科室会诊协助治疗。脑外科会诊：格拉斯评分 3 分（创伤指数 TI：26），患者目前病情危重，不具备手术指征、预后极差，就地抢救治疗。胸外科会诊：患者左侧胸腔积液暂可以不行胸腔闭式引流术，密切观察病情变化。目前建立静脉通路，进行抗炎、补液等对症治疗。

2. 任务　患者家属收到消息已赶来医院急诊科，你作为接诊医生向家属交代病情，告知病情危重并介绍治疗方案，最后签署病情危重知情同意书。

3. 沟通要点

（1）告知家属患者目前的诊断并进行必要的解释。

（2）告知家属患者目前治疗方案。

（3）简要向家属解释患者目前不能手术的原因。

（4）告知家属患者病情危重并让其签署病情危重知情同意书。

（5）简要介绍患者后续的治疗方案。

4. 准备阶段

（1）急诊抢救室医生办公室。

（2）准备一些物品，包括水、纸巾等。

（3）准备病历资料，包括化验单、CT 报告单及其他相关资料等。

（4）掌握与疾病相关知识，包括疾病治疗方案、预后、预期花费等。

5. 脚本

医生	患者家属
您好！我是患者张国强的主治医师 ***，请坐。	好的（坐下）。
您叫什么名字？和患者张国强是什么关系呀？	我是他的女儿，张瑞英。
您还有其他家属想一起了解一下吗？	我可以做主，你和我说就行。
我想您应该知道您父亲发生车祸了吧？	知道了，警察联系我们，得知我爸出了车祸就马上赶过来了。我父亲现在情况怎么样（表情焦急）？
您父亲被车撞得很严重，全身多处损伤，病情危重，生命体征不稳定（沟通过程中多进行眼神交流）！	大夫，能说得具体点儿吗（双手紧握）？

医生	患者家属
我们已经为您父亲做了全面的检查，目前颅脑损伤严重、多处肋骨骨折、左侧胸腔积液。	这么多伤啊！哪个最危险啊（神情紧张）?
目前最首要的是重度颅脑损伤、脑干损伤，严重威胁他的生命。为什么颅脑损伤最致命呢，因为大脑是高级生命中枢，尤其是脑干，控制着人的呼吸、循环等功能，您父亲现在头颅 CT 结果显示脑内有多发脑挫裂伤、脑干损伤、蛛网膜下腔出血。现已经进入深昏迷状态。	大夫，那该怎么办呀？要不要赶紧做手术啊？
患者入院后我们及时进行了全院会诊，脑外科医生考虑：您父亲目前没有手术指征，暂时只能保守治疗，必要时我们会及时再复查头颅 CT，了解颅内情况。	难道我父亲一点儿手术机会也没有了吗？
您父亲目前生命体征不平稳，双侧瞳孔散大，说明脑损伤特别重，已累及了脑干，目前不能手术，只能对症抢救，稳定生命体征治疗。	大夫，能再请其他专家过来看看吗？要不要转上一级医院？
我们医院的专家已经会诊了，疾病目前的诊断比较明确，这个疾病的治疗原则也是统一的。而且现在您父亲病情不平稳，转院途中风险非常大。	那现在该怎么办（哭）?
（递纸巾）目前，我们已经处理了伤口，并且执行了脑外科、胸外科的会诊意见。现在使用止血、营养脑神经药物以及预防应激性消化道溃疡出血的药物。接下来需要继续密切监测您父亲的生命体征，和相关的化验室指标，尤其是脑内出血的变化。	医生，目前的治疗能不能让我父亲的病情稳定下来？
脑出血病情是随着时间发展变化的，患者接下来还可能出现其他状况，会有好几关要闯呢。	有哪些关呢？
第 1：脑出血是否继续增多； 第 2：出血后脑组织会发生水肿，脑水肿加重会引发颅压持续增高； 第 3：逐渐会出现多种并发症的可能（包括肺感染、下肢静脉血栓、消化道出血等）。 当然抢救治疗期间任何一关都有可能随时危及生命，发生死亡的风险。	医生，这么多危险，那该怎么办呀？
后期针对每种情况，我们都会做出相应的处理，必要的时候可能需要做气管切开、气管插管呼吸机辅助呼吸、深静脉穿刺、亚低温治疗等。这些都是有创治疗，当然也会面临高额的医疗费用。	这些费用医保可以报吗？
您父亲是交通事故中受伤，属于意外伤害，医保一般是不给报销的。你们可以寻求第三方赔偿或者其他商业保险。	医生，那我父亲假如能闯过那些关，是不是还能醒过来（期盼）?
即使您父亲能闯过那么多关，醒来的概率还是很低的，患者有可能长期处于昏迷状态，需要长时间陪护，后期也会有因为长期卧床的并发症而死亡的可能。请您做好最坏的心理准备。	我父亲才 60 多岁，请你们一定救救我父亲。

医生	患者家属
请您放心，患者如果出现危急情况，我们肯定会尽全力抢救的。另外，如果抢救过程中可能需要气管插管、胸外按压等您能接受吗？	只要能保命，我们都能接受（握住医生的手，心情激动）。
您先平复一下您的情绪。我们都希望您的父亲能够挺过这一关，我们的医疗团队也会尽最大努力救治您的父亲，同时也希望家属能够积极配合（眼神动作交流）。	还需要我们怎么配合您尽管说。
好的，目前需要您家属能够理解我上面解释的全部内容，并且积极配合我们工作。生命体征稳定后家属要做到身边不离人，加强护理，也可以多和他讲话、聊天，多接触外界的声音，也是促进他意识恢复的办法。	理解了大夫，我们会积极地去鼓励他，我相信我父亲能闯过这一关。拜托您了大夫。
咱们共同的目标就是希望他的病情逐渐好转，请您放心，我们尽力而为，感谢您的理解和配合。这个病危通知书需要您签字。	好的（签字）。

6. 评分表

评估项目	评估要点	分值	得分
任务完成情况（60分）	自我介绍	4	
	确认患者信息	4	
	引入话题（如询问患者目前病情状态）	3	
	告知患者目前疾病诊断	5	
	对一些难以理解的诊断给予解释	5	
	告知本疾病的全部治疗手段并提出目前最适宜的治疗手段	6	
	解释患者目前暂不可以手术的原因	6	
	告知此疾病的治疗原则的统一性以及转院的风险	6	
	对疾病的发展及出现的风险进一步介绍	6	
	强调本疾病的危重性、随时有难以抢救成功、死亡的风险	6	
	告知患者治疗的费用问题	4	
	简单介绍后期出现抢救可能用到的措施	5	
综合表现（40分）	传达消息分布合理	4	
	表达共情（同情）	4	
	谈话的语言通俗易懂，少用专业术语，态度耐心细致；避免诱导式/命令式提问	4	
	适度等待，给患者说话的时间和机会	4	
	提供正面信息	4	

续表

评估项目	评估要点	分值	得分
综合表现（40分）	应充分尊重患者的知情同意权和选择权，避免强迫患者或其家属选择某个手术或者治疗方案（选择权应掌握在患者和其家属手中，医生应遵循医学治疗原则尽量多解释利弊，让患者及其家属充分理解和知情）	4	
	没有不符合实际的承诺	4	
	承诺给患者提供持续的支持	4	
	语速、语音、语调恰当，使人舒适	4	
	用心倾听，适当的目光接触及肢体语言	4	
总分		100	

总体评价：

评分人签名：

年　　月　　日

（刘补报）

主要参考文献

[1] 万学红，卢雪峰．诊断学［M］. 9 版．北京：人民卫生出版社，2018.

[2] 万学红，陈红．临床诊断学［M］. 3 版．北京：人民卫生出版社，2015.

[3] 葛均波，徐永健，王辰．内科学［M］. 9 版．北京：人民卫生出版社，2018.

[4] 王吉耀，葛均波，邹和建．实用内科学［M］. 16 版．北京：人民卫生出版社，2022.

[5] 陈孝平，汪建平，赵继宗．外科学［M］. 9 版．北京：人民卫生出版社，2018.

[6] 吴孟超，吴在德．黄家驷外科学［M］. 8 版．北京：人民卫生出版社，2021.

[7] 谢幸，孔北华，段涛．妇产科学［M］. 9 版．北京：人民卫生出版社，2018.

[8] 王卫平，孙锟，常立文．儿科学［M］. 9 版．北京：人民卫生出版社，2018.

[9] 王天有，申昆玲，沈颖．诸福棠实用儿科［M］. 9 版．北京：人民卫生出版社，2022.

[10] 贾建平，陈生弟．神经病学［M］. 8 版．北京：人民卫生出版社，2018.

[11] 郝伟，陆林．精神病学［M］. 8 版．北京：人民卫生出版社，2018.

[12] 陆林．沈渔邨精神病学［M］. 6 版．北京：人民卫生出版社，2018.

[13] 李兰娟，任红．传染病学［M］. 9 版．北京：人民卫生出版社，2018.

[14] 陈金水．中医学［M］. 9 版．北京：人民卫生出版社，2018.

[15] 吴勉华，石岩．中医内科学［M］. 北京：中国中医药出版社，2021.

[16] 张志愿．口腔科学［M］. 9 版．北京：人民卫生出版社，2018.

[17] 张志愿．口腔颌面外科学［M］. 8 版．北京：人民卫生出版社，2021.

[18] 孟焕新．牙周病学［M］. 5 版．北京：人民卫生出版社，2020.

[19] 陈谦明．口腔黏膜病学［M］. 5 版．北京：人民卫生出版社，2020.

[20] 周学东．牙体牙髓病学［M］. 5 版．北京：人民卫生出版社，2020.

[21] 王县成．标准化病人培训系列教材［M］. 人民卫生出版社，2019.

[22] 王以朋，管以志北京协和医院．标准化病人培训手册［M］. 人民卫生出版社，2013.

[23] PEGGY W. 标准化病人辅导：临床能力评价方法［M］. 唐健，译．北京：北京大学医学出版社，2015.

[24] 王锦帆，尹梅．医患沟通［M］. 2 版．北京：人民卫生出版社，2018.

[25] 周晋，尹梅．医患沟通［M］. 北京：人民卫生出版社，2014.

[26] 王岳，官锐园．医患沟通艺术［M］. 北京：北京大学医学出版社，2020.

[27] 刘惠军．医学人文素质与医患沟通技能教程［M］. 北京：北京大学医学出版社，2011.

[28] 郑哲，左秀丽．医患沟通技能训练［M］. 2 版．北京：人民卫生出版社，2020.